Bärbel Fendrich
Sprachauffälligkeiten im Vorschulalter

Grundlagentexte
Soziale Berufe

Bärbel Fendrich

Sprachauffälligkeiten im Vorschulalter

Kinder mit Sprach- und Sprechstörungen und Möglichkeiten ihrer pädagogischen Therapie

Juventa Verlag Weinheim und München 2000

Die Autorin
Bärbel Fendrich, Jg. 1962, Dipl. Pädagogin, Dipl. Sozialpädagogin, staatlich anerkannte Logopädin und Erzieherin, unterrichtet seit 1995 an der Fachschule für Sozialpädagogik und ist seit 1998 an der Helene-Lange-Schule in Tuttlingen tätig. Ihre Unterrichtsfächer sind Heilpädagogik, Erziehungswissenschaft, Didaktik und Methodik der Sozialpädagogik und Kinder- und Jugendliteratur/ Medienpädagogik.

Die Deutsche Bibliothek - CIP-Einheitsaufnahme

Ein Titeldatensatz für diese Publikation ist bei
Der Deutschen Bibliothek erhältlich.

Umschlaggestaltung: Atelier Warminski, 63654 Büdingen
Umschlagfoto: B. Fendrich
Printed in Germany

ISBN 3-7799-0725-9

Für Michael, Bastian und Malte

Vorbemerkung

Sprachauffälligkeiten bei Kindern im Vorschulalter sind für mich ein wichtiges Thema. Mit den Möglichkeiten ihrer pädagogischen und therapeutischen Förderung habe ich mich schon oft beschäftigt.

Als Erzieherin im Kindergarten hatte ich es in vier Jahren Berufstätigkeit immer wieder mit sprachauffälligen Kindern zu tun. Da ich über einzelne sprachliche Störungsbilder und über gezielte Hilfsangebote nur wenig wußte, befaßte ich mich zunehmend mit der Materie. Nach einer Ausbildung zur Logopädin arbeitete ich überwiegend mit sprachauffälligen Kindern im Vorschulalter. Die Falldarstellungen und die praktischen Anregungen, die in das vorliegende Buch miteingegangen sind, resultieren aus meiner Logopädinnentätigkeit.

Anhand der vielen Impulse durch mein Studium der Sozialpädagogik und Pädagogik, begann ich zunehmend, meine logopädische Arbeit nicht nur praktisch zu reflektieren, sondern auch theoretisch zu hinterfragen. So entstand die Idee, mich im Rahmen dieser Arbeit nicht nur mit der therapeutischen Praxis zu beschäftigen, sondern auch mit den Theorien, aus denen sich das therapeutische Vorgehen ableitet.

Dabei ist es mir wichtig, ein therapeutisches Förderkonzept vorzustellen, das sich auch für die pädagogische Arbeit im Kindergarten eignet. Als Logopädin habe ich bei Elternabenden und Fortbildungsveranstaltungen oft über das Thema Spracherwerb, Sprachentwicklung und Sprach- und Sprechförderung im Kindergarten referiert. Vor dem Hintergrund dieser Erfahrungen sehe ich die Notwendigkeit, nicht nur allgemeine Hinweise, sondern ganz konkrete Anregungen zum Thema weiterzugeben.

Bedanken möchte ich mich bei allen mir anvertrauten Kindern und deren Eltern, von denen ich sehr viel lernen konnte, sowie bei Herrn Privatdozent Dr. B. Fichtner für die hilfreichen Anregungen zu diesem Buch.

Ganz herzlich danke ich Susanne Ahner, Michael Fendrich und Eberhard Fendrich, die mir mit Rat und Tat zur Seite standen.

Bärbel Fendrich
Oberndorf-Aistaig, September 1999

Inhalt

I. Einleitung 11

II. Rahmenbedingungen für den Spracherwerb und seine Störungen 15

1. Biologische und neurophysiologische Prozesse 15
   - 1.1 Das System der Sprachverarbeitung 16
   - 1.2 Die Entwicklung des Zentralen Nervensystems 18
   - 1.3 Hemisphärendominanz und Lateralität 19
   - 1.4 Soziale Prädispositionen 21
   - 1.5 Wahrnehmung und Motorik 24
2. Kognitive Prozesse 26
   - 2.1 Auffassungen über den Zusammenhang zwischen Sprache und Denken 27
   - 2.2 Die geistige Entwicklung aus der Sicht von Jean Piaget 31
3. Sozial-emotionale Prozesse 36
   - 3.1 Die emotionale Entwicklung des Kindes 36
   - 3.2 Kommunikativ-interaktive Prozesse 37
4. Lebens- und Umweltbedingungen im sozio-kulturellen Umfeld 46
5. Zusammenfassung 48

III. Sprachauffälligkeiten im Vorschulalter 49

1. Die Ebenen und Phasen der normalen Sprachentwicklung des Kindes 50
   - 1.1 Die Ebenen des Spracherwerbs 50
   - 1.2 Die Phasen der normalen Sprachentwicklung 58
2. Störungen der kindlichen Sprache 66
   - 2.1 Probleme der Systematisierung 66
   - 2.2 Erscheinungsbilder kindlicher Sprach- und Sprechstörungen 67
   - 2.3 Zum möglichen Bedingungshintergrund von Sprach- und Sprechstörungen 78
3. Stammeln 86
   - 3.1 Die Einteilung des Stammelns 87
   - 3.2 Formen des Stammelns 91
4. Zusammenfassung 102

IV. Die pädagogische Sprach- und Sprechtherapie 105

1. Begriffsbestimmung und Zielsetzungen 105

2. Zum Konzept der pädagogischen Sprach- und Sprechtherapie 108

3. Allgemein ausgerichtete sprach- und sprechtherapeutische Förderung 110
   - 3.1 Wahrnehmungsförderung 113
   - 3.2 Psychomotorik 117
   - 3.3 Konstruierende und darstellende Spiele 127
   - 3.4 Finger-, Kreis- und Sprechspiele 132
   - 3.5 Rhythmik 134
   - 3.6 Bilderbücher 138

4. Spezifische Sprach- und Sprechtherapie 140
   - 4.1 Grundgedanken und Therapieprinzipien zur spezifischen Therapie des Stammelns 141
   - 4.2 Die Therapie des Stammelns 144

5. Einbeziehung des sozialen Umfeldes 159
   - 5.1 Elternarbeit 159
   - 5.2 Kindergarten 163

6. Zusammenfassung 166

Literaturverzeichnis 169

I. Einleitung

Das wichtigste Ausdrucksmittel des Menschen ist die Sprache. Sie dient nicht nur dem Austauch von Informationen und Sachverhalten, sie ermöglichst es, in ihren impliziten und expliziten Anteilen, Aussagen über die Beziehungen zu anderen, über die momentane Befindlichkeit und über die eigene Person zu machen. Sie erlaubt es Absichten, Emotionen, Bedürfnisse und physische Zustände auszudrücken, andere zu beeinflussen und Ziele zu erreichen.

Wegen ihrer umfassenden Bedeutung für den Menschen wurde sie zum gemeinsamen Anliegen vieler Fachdisziplinen, so z.B. der Linguistik, der Psycholinguistik, der Psychologie, der Pädagogik, der Sprachsoziologie, der Medizin u.a.

Um sprechen zu können sind intakte Sprechwerkzeuge, eine gute Atem-und Stimmführung sowie ein geregelter Sprechrhythmus Voraussetzung. Die Sprache reduziert sich jedoch nicht auf den physikalischen Vorgang der Modulation ausströmender Atemluft oder auf den physiologisch-neurologischen Prozeß der Sprachspeicherung, des Sprachabrufs und der Lauterzeugung. Die menschliche Sprache ist Ausdruck der komplexen Austauschprozesse zwischen Individuum und Umwelt und der Wechselwirkungen zwischen biologisch-neurophysiologischen, kognitiven, sozial-emotionalen und soziokulturellen Komponenten.

Aufgrund ihrer Komplexität und Multidimensionalität ist die Sprache, insbesondere in ihrer Entwicklungsphase, leicht störbar. Bei Kindern im Vorschulalter können verschiedene Schwierigkeiten beim Sprechen beobachtet werden. Sie reden undeutlich oder verwaschen, können bestimmte Laute nicht bilden, sich oft gar nicht richtig ausdrücken, sie stottern oder verweigern die Kommunikation völlig.

Störungen der Sprache und des Sprechens wirken sich dabei nicht nur negativ auf die Kommunikation aus. Die gesamte Entwicklung, die Entfaltung der Persönlichkeit, der Kontakt zu anderen Kindern und die Beziehungen in der Familie sind betroffen. Beeinträchtigungen in der Entwicklung der Sprache stellen hohe Barrieren für die Individuation und die Enkulturation dar.

Für Eltern, Sozialpädagogen/-innen, Erzieher/-innen, Logopäden/-innen und alle, die mit Sprachauffälligkeiten bei Kindern konfroniert sind, stellt sich die Frage, wie die betroffenen Kinder sinnvoll gefördert werden können.

Aufgrund der Begleit- und Folgestörungen muß die therapeutische Förderung möglichst früh, also schon im Vorschulalter, einsetzen. Die Fördermaßnahmen sollen vielschichtig orientierte Lernprozesse in Gang setzen und die auffälligen, d.h. normabweichenden, sprachlichen Leistungen im Zusammenhang mit möglichen Bedingungshintergründen sehen.

Der Spracherwerb und seine Rahmenbedingungen stellen für die Analyse der individuellen Bedingungsfaktoren einen wichtigen Hintergrund dar. Verschiedene Komponenten können für die Entstehung und Aufrechterhaltung sprachlicher Störungen verantwortlich sein.

Die Auffassung, daß sprachauffällige Kinder möglicherweise komplexe Beeinträchtigungen haben und deshalb einer mehrdimensional ausgerichteten ganzheitlichen Förderung, einer pädagogischen Sprach- und Sprechtherapie bedürfen, hat sich in letzter Zeit mehr und mehr durchgesetzt.

Vor diesem Hintergrund werden in dem vorliegenden Buch drei eng miteinander verbundene Teilbereiche dargestellt:

Der erste Teil ‚Rahmenbedingungen für den Spracherwerb und seine Störungen' beschreibt einzelne Teilfunktionsbereiche, die als Voraussetzungen für das Erlernen von Sprache gegeben sein müssen. Wenn Probleme in einem Teilbereich oder in mehreren Bereichen vorliegen, können Sprach- und Sprechstörungen eine mögliche Folge sein. Dabei handelt es sich um biologisch-neurophysiologische, sensorische, motorische und kognitive Prozesse, um die soziale und emotionale Entwicklung des Kindes sowie um seine Lebens- und Umweltbedingungen.

Aus den Rahmenbedingungen für den Spracherwerb leiten sich zum einen die Bedingungs- und Entstehungsfaktoren für Sprach- und Sprechstörungen ab, zum anderen beziehen sich die ganzheitlich orientierten Ansätze der pädagogischen Sprach- und Sprechtherapie darauf. Jahrelang herrschte eine ausschließlich symptom- bzw. defektorientierte Sicht vor, bei der die Rahmenbedingungen für den Spracherwerb und die Komplexität und Mehrdimensionalität sprachlicher Störungen kaum berücksichtigt wurden. Um zu einem umfassenden Verständnis sprachlicher Auffälligkeiten bei Kindern zu gelangen, ist es wichtig, sich mit den Rahmenbedingungen zu beschäftigen.

Im zweiten Teil ‚Sprachauffälligkeiten im Vorschulalter' werden verschiedene Erscheinungsbilder sprachlicher Störungen dargestellt. Um Auffälligkeiten der kindlichen Sprache erkennen und beschreiben zu können, ist es notwendig, sich mit der normalen Sprachentwicklung des Kindes zu befassen.

Deshalb erfolgt zuerst eine Beschreibung der linguistischen Ebenen und zeitlichen Phasen der normalen Sprachentwicklung, bevor unterschiedliche sprachliche Störungsbilder im Zusammenhang mit ihren Bedingungsfaktoren vorgestellt werden.

Im dritten Teil ‚Die pädagogische Sprach- und Sprechtherapie' wird zunächst der Begriff der pädagogischen Sprach- und Sprechtherapie näher bestimmt, bevor ein mögliches Förderkonzept, bestehend aus allgemein ausgerichteten sprach- und sprechtherapeutischen Fördermaßnahmen, der spezifischen Sprach- und Sprechtherapie und der Einbeziehung des sozialen Umfeldes, vorgestellt wird.

Allgemein ausgerichtete sprach- und sprechtherapeutische Fördermaßnahmen dienen dem Aufbau der sprachlichen Basisfunktionen und der allgemeinenen Förderung der sprachlichen Fähigkeiten des Kindes. Die spezifische Sprach- und Sprechtherapie richtet sich insbesondere auf die Förderung der individuellen sprachlichen Probleme des Kindes. Dieser Bereich wird am Beispiel des Stammelns als die häufigste Sprechstörung bei Kindern in Vorschulalter dargestellt. Die Einbeziehung des sozialen Umfeldes schließlich umfaßt die Elternarbeit und die Zusammenarbeit zwischen Erziehern/-innen und Sprachtherapeuten/-innen.

Das übergreifende Ziel dieser Arbeit ist es, unter Verwendung von neueren wissenschaftlichen Erkenntnissen, die Komplexität und Mehrdimensionalität sprachlicher Störungen im Zusammenhang mit den Rahmenbedingungen für den Spracherwerb und der normalen Sprachentwicklung darzustellen.

Zudem soll ein ganzheitlich interaktionales Förderkonzept vorgelegt werden, das nicht nur Ansatzmöglichkeiten für Logopäden/-innen und Sprachpädagogen/-innen bietet, sondern auch Anregungen für die Arbeit von Erziehern/-innen, Sozialpädagogen/-innen, Pädagogen/-innen u.a. Berufsgruppen, die in pädagogischen Einrichtungen arbeiten, enthält.

II. Rahmenbedingungen für den Spracherwerb und seine Störungen

Der Spracherwerb ist ein komplexer Prozeß, der auf einzelnen Teilfunktionsbereichen basiert, die ihren jeweiligen Beitrag zum Ganzen leisten und auch als Ganzheit ablaufen. Noch bevor das erste Wort gesprochen wird, ist ein eng ineinander verflochtenes Zusammenspiel von biologischen, neurophysiologischen, motorischen, sensorischen, kognitiven und sozial-emotionalen Prozessen erforderlich. Eine störungsfreie Sprachentwicklung kann nur erfolgen, wenn die normale Entwicklung der genannten Teilfunktionen gewährleistet ist. Störungen einzelner Funktionsbereiche können das gesamte Zusammenspiel beeinträchtigen und sich in Sprachauffälligkeiten[1] niederschlagen.

Sprach- und Sprechstörungen müssen immer in Verbindung mit den Rahmenbedingungen für die normale Sprachentwicklung gesehen werden. In diesem Kapitel sollen deshalb die Rahmenbedingungen für den Spracherwerb genauer beleuchtet werden.

Dabei bezieht sich der erste Abschnitt auf biologische und neurophysiologische Prozesse, der zweite beschäftigt sich mit kognitiven Prozessen, im dritten Abschnitt wird der Zusammenhang zwischen der Sprachentwicklung und dem sozialemotionalen Bereich dargestellt und abschließend werden Lebens- und Umweltbedingungen im soziokulturellen Umfeld als spracherwerbsbestimmende Prozesse berücksichtigt.

1. Biologische und neurophysiologische Prozesse

Wesentliche Vorbedingungen für die Ausbildung von Spracherwerbsprozessen sind aus biologischer und neurophysiologischer Sicht die Funktionsfähigkeit der Sinnes- bzw. Wahrnehmungsorgane und des motorischen und sprechmotorischen Apparates, die fortschreitende postnatale Entwicklung des Zentralnervensystems und die Entwicklung der Lateralität in Verbindung mit der Hemisphärendominanz.

Bei der Beschäftigung mit neurophysiologischen und biologischen Prozessen trifft man in der Literatur schnell auf die Empirismus - Nativismus Debatte. Die

1 Den Begriff ‚Sprachauffälligkeiten' verwende ich für die Störungen der Sprache und des Sprechens. Ulrike Franke (1984, S. 157 u. 159) unterscheidet Sprach- und Sprechstörungen wie folgt: Sprachstörungen: Störungen des Sprachaufbaus oder des Sprachvermögens. Sprechstörungen: Störungen der Lautbildungsmotorik durch Störungen am Sprechorgan selbst oder an dessen Innervation.

Therapie mit sprachauffälligen Kindern kann von dem Standpunkt, den man dazu einnimmt, entscheidend beeinflußt werden. Es ist nicht unerheblich, ob man den Spracherwerb als genetisch vorprogrammiert betrachtet (vgl. Clahsen 1988, S.9) und sich auf den nativistischen Standpunkt stellt, wie dies Chomsky (1975,1978,1983) und Lenneberg (1972) tun, oder ob man der Interaktion und dem Einfluß der Umwelt die größere Bedeutung zuweist. Ich möchte jedoch nicht in die Empirismus - Nativismus Diskussion einsteigen und die verschiedenen Positionen aufrollen.

Die folgenden Ausführungen dienen dazu, die Sprachentwicklung in Verbindung mit der Entwicklung des Zentralnervensystems, der Hemisphärendominanz/ Lateralität, der Ausbildung der Wahrnehmung und der Motorik und den sozialen Prädispositionen zu sehen. Als erstes soll gezeigt werden, wie Sprachaufnahme-, Sprachverarbeitungs- und Sprachproduktionsvorgänge physiologisch ablaufen und welche Regionen der Hirnrinde (Cortex) daran beteiligt sind.

1.1 Das System der Sprachverarbeitung

Aus neurophysiologischer Sicht ist Sprache ein komplexes System, das sich aus einem Netz von Untersystemen zusammensetzt.

Um die Komplexität zu verdeutlichen, möchte ich die Aufnahme, Auswertung und Verarbeitung sprachlich-akustischer Information, beginnend von der Aufnahme der Signale über das Ohr bis hin zur cortikalen Auswertung, anhand der Ausführungen von Schlote (1988, S. 22ff.) kurz beschreiben.

Zunächst werden die Signale im Innenohr (Schnecke) durch Sinneszellen (Rezeptoren) aufgenommen, in Impulse umgewandelt und auf das erste Neuron der Hörbahn übertragen. Die Neuriten dieser Zellen bilden den Hörnerv, dessen Zellkörper sich im Ganglion cochleare befindet. Über den Hörnerv werden die Impulse nach der Umschaltung im Mittelhirn auf das zweite Neuron der Hörbahn übertragen. Die Neuriten dieser Nervenzellen kreuzen zu 80% auf die Gegenseite und schalten im Zwischenhirn auf das dritte Neuron der Hörbahn um. Sie verlaufen dann durch das Großhirn zum primären Hörzentrum (Heschl'sche Querwindung), das in der oberen Schläfenlappenwindung der beiden Hirnhälften liegt. Etwa 80% der vom rechten Ohr aufgenommenen akustischen Informationen werden im Schläfenlappen der linken Hirnhälfte, 80% der vom linken Ohr aufgenommenen Information im Schläfenlappen der rechten Hirnhälfte rezipiert. Sprachliche Informationen, die im Hörzentrum eintreffen, sind aber noch nicht erkannt. Erst die Weitergabe dieser Informationen an benachbarte Bezirke des Temporallappens führt zur Erfassung der Bedeutung dieser Signale. Die angeschlossenen Bezirke in der Mitte der oberen Schläfenlappenwindung werden als sensorisches Sprachzentrum *(Wernicke-Region)* bezeichnet. Es dient dem Sprachverständnis (Sprachrezeption). Der sprachliche Input wird in Einzelphoneme und Phonemgruppenfolgen (Sätze, Worte) aufgegliedert.

Im unteren Teil des Schläfenlappens liegt ein wesentlicher Teil des Wortgedächtnisses und die Fähigkeit, syntaktische Verknüpfungen zu erkennen und damit die Bedeutung von Worten und Sätzen zu erfassen *(Gyrus angularis)*. Hier erfolgt auch die Konzeptbildung über das Gehörte und die Entstehung eines jeweils individuellen Konzeptes zur Vorbereitung der eigenen sprachlichen Äußerung. Dieser Bereich wird als Wortgedächtnisfeld oder Konzeptzentrum (mentales Lexikon)[2] bezeichnet.

Das dritte wichtige Zentrum der Sprachregion liegt im unteren Stirnlappen. Es dient der unmittelbaren Vorbereitung der Sprachbildung und wird als motorisches Sprachzentrum *(Broca-Region)* bezeichnet. Hier wird die in den übrigen Zentren der Sprachregion in einer dekodierten Form vorbereitete, intendierte, sprachliche Äußerung rekodiert und in Sprechmotorik umgesetzt. Dies geschieht, indem die zur sprachlichen Äußerung erforderlichen Phoneme in einer bestimmten Reihenfolge und syntaktischen Verknüpfung aktiviert werden. Durch reziproken Signalaustausch des motorischen Sprachzentrums mit den beiden anderen Sprachzentren wird das Ziel erreicht, eine für den Gesprächspartner verständliche sprachliche Äußerung zu produzieren, die der Intention entspricht.

Die Veröffentlichungen des Chirurgen Paul Broca 1861 und wenige Jahre später des Neurologen Carl Wernicke 1874 trugen im wesentlichen zu der Annahme bei, daß einzelne Unterfunktionen von Sprach- und Sprechleistungen an bestimmten Stellen im Gehirn lokalisiert sind (Lokalisierungstheorien[3]). Die Lokalisierung und Zuordnung spezifischer Hirnregionen für bestimmte Sprachaufnahme-, Sprachverarbeitungs- und Abrufprozesse sagt allerdings nicht allzuviel über die Frage aus, wie diese spezifischen Hirnregionen mit anderen Hirnregionen zusammenarbeiten. Graichen (1987, S. 132) betont, daß einzelne Hirnareale sehr eng miteinander verknüpft sind, und daß an der Verarbeitung von sprachlichen Informationen gleichzeitig auch andere hirnorganische und psychische Prozesse entscheidend beteiligt sind. Er spricht von einer Polyvalenz einzelner Hirnregionen in den funktionellen Systemen. Bei der Verarbeitung von sprachlicher Information handelt es sich um hochkomplexe Prozesse

2 Flores D'Arcais (1986, S. 133ff.) hat sich mit konzeptuellen Strukturen und dem mentalen Lexikon beschäftigt. Er nimmt an, daß es im mentalen Lexikon drei Organisationsebenen gibt: 1. Wortebene: Durch ein akustisch oder visuell dargebotenes Wort wird eine bestimmte Wortgedächtniseinheit auf der Wortebene gesucht und aktiviert. 2. Konzeptuelle Ebene: Sie aktiviert eine konzeptuelle Einheit, eine Art Verbindungsglied zwischen Worteinheit und semantischer Merkmalsrepräsentation. 3. Die Ebene der semantischen Information und Merkmalsrepräsentation: In ihr sind die einzelnen Konzepte netzwerkartig in verschiedenen semantischen Feldern angeordnet und miteinander verbunden.
Gipper (1985, 1987) fand bei Kindern bis zum dritten Lebensjahr über zwanzig verschiedene semantische Felder (wie z.B. Tiere, Möbel, Pflanzen etc.).

3 Die Lokalisierungstheorien gehen in ihrer extremsten Formulierung davon aus, daß sämtliche Sprachfunktionen im Gehirn klar voneinander abzugrenzen sind und sich bestimmten Zentren zuordnen lassen (vgl. Bleidistel 1992, S. 37).

mit vielschichtigen variablen neuronalen Verschaltungen. Demnach muß das System Sprache als Ergebnis des Wechselspiels zahlreicher Subkomponenten betrachtet werden.

Abb. 1: Sprachregionen in der linken Großhirnhemisphäre

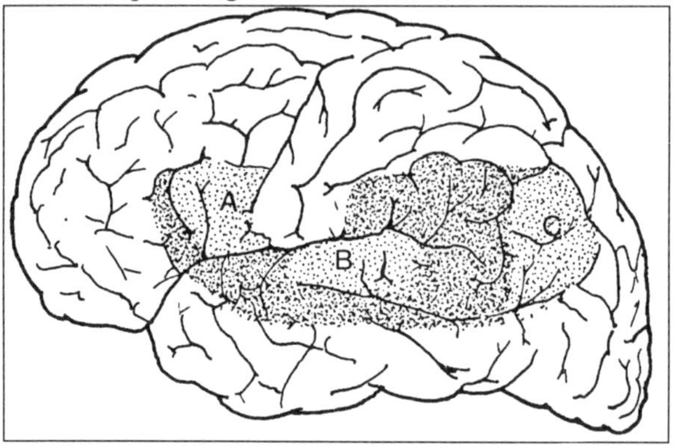

A = Broca-Region, B = Wernicke-Region, C = Gyrus angularis (aus Poeck1994, S. 143)

1.2 Die Entwicklung des Zentralen Nervensystems

Sprache entsteht auf der strukturellen Grundlage von Nervennetzen innerhalb des Gehirns, die für die Aufnahme, Verarbeitung und Weitergabe sprachlicher Informationen geeignet sind. Mit dem Wachstum und der Reifung des Gehirns haben sich verschiedene Autoren beschäftigt (vgl. Bleidistel 1992, S. 11ff.), (vgl. Schlote 1988, S. 13ff.), (vgl. Schwarz 1985, S. 32 ff.), (vgl. Vester 1994, S. 13ff.).

Die neuronalen Strukturen beim Menschen entwickeln sich verstärkt erst nach der Geburt. Bei der Geburt hat das menschliche Gehirn lediglich 20% seines endgültigen Gewichts. Es erreicht in der Substanzzunahme bis zum Ende des ersten Lebensjahres einen Wert von ca. 50% und bis zum Ende des dritten Lebensjahres einen Wert von etwa 80% des Zuwachses während des gesamten postnatalen Lebens (vgl. Pechstein 1975, S. 22).

Da Neuronen sich nicht reproduzieren, sich die Zahl der Zellen also nicht vermehrt, erfolgt diese Gewichtszunahme ausschließlich aufgrund des Wachstums der Verbindungen zwischen den einzelnen Zellen sowie der isolierenden Myelinfasern. „Dies bedeutet, daß das genetische Material zwar die groben spezies-spezifischen Strukturen des Gehirns festlegen kann, nicht aber die einzelnen Verbindungen zwischen den Neuronen.

Die Entstehung dieser Verbindungen erfolgt also während des Wachstums in einem Wechselspiel zwischen genetischen und umweltbedingten Faktoren" (Bleidistel 1992, S. 20). Damit kommt der Umwelt bei der Entwicklung des zentralen Nervensystems eine entscheidende Bedeutung zu. Das Kind muß von

Geburt an durch adäquate Reize stimuliert werden, damit sich das Zentralnervensystem optimal ausbilden kann. Zuwenige oder zuviele Reize unter- bzw. überfordern das Kind und können zu Störungen oder Entwicklungsverzögerungen führen.

Selbst wenn man annimmt, daß sich neuronale Strukturen nach einem erworbenen genetisch fixierten Programm entwickeln, zeigt die Forschung (vgl. Poeck 1994), daß das Gehirn bei Hirnläsionen in der frühen Kindheit zu enormen Kompensationsleistungen fähig ist und Ausfälle durch anderweitige Verschaltungen kompensieren kann.

Demnach sind die Verschaltungsprozesse, auch wenn genetische Positionen angenommen werden, noch flexibel und damit auch beeinflußbar.

Für die Therapie von Sprach- und Sprechstörungen sind diese Forschungsergebnisse von höchster Relevanz. Durch gezielte Anregungen aus der Umwelt können Nachreifungsprozesse der Hirnstrukturen stimuliert werden. Bei Sprachauffälligkeiten, die auf Reifungsverzögerungen des Zentralnervensystems basieren, ist es demnach möglich, durch entsprechende Interventionen die Entwicklung des Zentralnervensystems zu unterstützen.

1.3 Hemisphärendominanz und Lateralität

Durch verschiedene Veröffentlichungen, insbesondere durch die von Paul Broca, entstand das Konzept der cerebralen Dominanz, der Annahme, daß die linke Hemisphäre, „da sie der Ort für die Lokalisation von Sprachfunktionen und damit vermutlich auch anderer höherer Funktionen sei, der ‚sprachlosen' rechten Hemisphäre überlegen sei" (Bleidistel 1992, S. 43).

Ein direkter Bezugswert für die Hemisphärenspezialisierung und damit auch für die Gehirnreifung ist die Lateralität „die Bevorzugung einer Körperseite beim Einsatz der Hand, des Ohres, Auges und Beines" (Franke 1984, S. 100). Da die Nervenfasern sich größtenteils im Cortex überkreuzen, nimmt man an, daß bei den meisten rechtshändigen Menschen das Sprachzentrum in der dominanten linken Hemisphäre liegt. Bei Linkshändern hingegen wird die Tendenz zu einer weniger ausgeprägten Lateralisierung beobachtet (vgl. Bleidistel 1992, S. 54). Die Versuchspersonen zeigen beidseitige Repräsentationen von Sprache.

Die ursprünglich bekannteste, meist zitierte - und kritisierte - Theorie zur Entwicklung der Hemisphärendominanz stammt von Lenneberg (1972).

Er geht davon aus, daß in den ersten zwei Lebensjahren die cerebrale Dominanz noch nicht ausgeprägt ist. Erst wenn das Kind bis zu der Stufe gereift ist, auf der Spracherwerb möglich ist, wird die meist linksseitige cerebrale Dominanz bei Kindern manifest (vgl. Lenneberg 1972, S. 188). Lenneberg meint, daß sich durch die langsam verminderte Dominanz der rechten Hemisphäre die Dominanz der linken entwickeln kann. Der Zeitpunkt der vollständigen Lateralisierung wird seiner Meinung nach erst mit der Pubertät erreicht.

Seit einigen Jahren ist man in der Neurophysiologie der Auffassung, daß es eine anatomische Grundlage für Sprache im Gehirn gibt (Asymmetrie der beiden Hemisphären), und eine genetische Disposition für Sprache besteht.

> „Da diese Asymmetrie z.T. bereits schon ab der 13. Woche beim Fötus zu sehen ist, kann man vermuten, daß die überlegenen Sprachleistungen der linken Hemisphäre sich aus anatomischen Verhältnissen ergeben“ (Stachowiak 1987, S. 395).

Bei den Menschen, die eine seitenbetonte Ausbildung der Sprachregion aufweisen, kann man demnach davon ausgehen, daß eine Prävalenz für die Sprachverarbeitung auf der jeweils voluminöseren Seite vorprogrammiert ist.

Bleidistel (1992, S. 18) gibt jedoch zu bedenken, daß genetisches Material immer in die Umwelt eingebettet ist und seine strukturierende Potenz nur in Wechselwirkung mit dem umgebenden Milieu entfaltet. Deshalb kommt der Umwelt sowohl für die Ausbildung der Hemisphärendominanz als auch für die Ausprägung der Lateralität eine große Bedeutung zu; und zwar unabhängig davon, ob und in welchem Umfang anatomische Grundlagen im Gehirn vorhanden sind.

Die ausgeprägte funktionelle Spezialisierung der meist linken Hemisphäre für Sprachleistungen gilt durch die Erkenntnisse der Aphasieforschung als hinreichend gesichert (vgl. Poeck 1982). Poeck (1982, S. 33ff.) und List (1982, S. 566) nehmen an, daß eine komplementäre funktionelle Spezialisierung der linken Hemisphäre für die Verarbeitung spezifisch sprachlich-phonetischer Information und der rechten Hälfte für die Verarbeitung nichtsprachlicher akustischer Strukturen vorliegt.

Neuere Untersuchungen haben zudem gezeigt, daß die Fähigkeit der rechten Hemisphäre, Sprache zu verstehen (Kontextverständnis), ebenfalls erstaunlich groß ist (vgl. Springer/Deutsch 1987, S. 27ff.). Gut dokumentiert ist inzwischen der hohe Grad der rechten Beteiligung an prosodischen Elementen wie Betonung und Intonation (vgl. Bleidistel 1992, S. 50). Das bedeutet aber, daß die linke Hemisphäre nur noch mit Einschränkungen als verbal-dominantere bezeichnet werden kann.

Barbara Zollinger (1991, S.20) kommt in ihrem Buch „Spracherwerbsstörungen“ zu dem Schluß:

> „Indem die rechte Hemisphäre die Verarbeitung extralinguistischer Variablen (bspw. des Kontextes) übernimmt, bildet sie eine wichtige Unterstützung der linken Hemisphäre, im speziellen bei der Entwicklung des Sprachverständnisses. Die Funktion der rechten Hemisphäre scheint in der Altersphase zwischen fünf und sieben Jahren momentan zurückzutreten, zugunsten von analytischen, systematischen, digitalen Verarbeitungsweisen, welche von der linken Hemisphäre kontrolliert werden. Erst wenn die Funktionen der rechten Hemisphäre wieder integriert werden und das Zusammen-

spiel beider Hemisphären automatisch verläuft, ist das Kind fähig, Sprache im kommunikativen Austausch adäquat zu verarbeiten und zu produzieren."

Das Zusammenspiel der Hemisphären und die Hemisphärenspezialisierung sind wichtige Voraussetzungen für die Aufnahme, Verarbeitung und Produktion von Sprache. Störungen dieses Zusammenspiels, z.B. in Form von Interferenzen im Bereich der Reizverarbeitung, können zu Sprachauffälligkeiten führen. Die mangelnde Koordination der Hemisphären, die auf eine noch nicht ausgebildete Lateralität hinweisen kann, muß in der sprach- und sprechtherapeutischen Förderung mitberücksichtigt werden. In Therapieansätzen zur Förderung der sensorischen Integration (vgl. Kap. IV.3.2.1.) finden sich Übungen und Anregungen zur Verbesserung der Zusammenarbeit der beiden Hemisphären.

1.4 Soziale Prädispositionen

In den 70er Jahren machte die Entwicklungspsychologie eine interessante Entdeckung: Der neugeborene Mensch ist mit beobachtbaren, angeborenen, vorsprachlichen Fähigkeiten ausgestattet, die als genetische Prädispositionen für den sozialen Kontakt mit seiner Umwelt aufgefaßt werden können. Diese spezifischen Reaktionen des Kindes erleichtern den kommunikativen Austausch zwischen Eltern und Kind und stellen eine Basis für kommunikativ-interaktive Prozesse dar.

Folgende Verhaltensweisen wurden bei Säuglingen beobachtet:

Bereits in den ersten Lebenstagen zeigt das Neugeborene mimische Verhaltensweisen, die als spontan endogen ausgelöstes *Lächeln* bezeichnet werden und auf die Existenz von sozialen Prädispositionen hinweisen. Dieses Lächeln wird zunehmend von einem exogen ausgelösten Lächeln abgelöst, dem sozialen Lächeln, einer auf die Außenwelt gerichteten Verhaltensweise. Ab der dritten Woche ist eine erhöhte menschliche Stimme und das menschliche Gesicht ein besonders guter Auslöser für dieses Lächeln (vgl. Rauh 1987, S. 176). Das soziale Lächeln hat eine starke und gefühlsmäßige Wirkung auf die meisten Erwachsenen. Sie reagieren liebevoll und verlängern die soziale Interaktion mit dem Baby (vgl. Szagun 1993, S. 247).

Auch die Reaktion auf das menschliche *Gesicht* läßt soziale Prädispositionen vermuten. Das Neugeborene reagiert schon in der ersten Woche auf das menschliche Gesicht, egal, ob es echt ist oder aus einer Zeichnung besteht. Dabei ist allerdings noch nicht endgültig geklärt, „ob es die Gesichtsähnlichkeit oder ein spezifischer Grad der Komplexität des Reizes ist, der die Aufmerksamkeit der Kinder auf sich lenkt" (Rauh 1987, S. 178).

Rauh (ebd.) bezieht sich auf die Untersuchungen von Fantz (1961/1967), der soziale Prädispositionen bei zwei bis drei Monate alten Babys nachgewiesen hat.

Abb. 2:

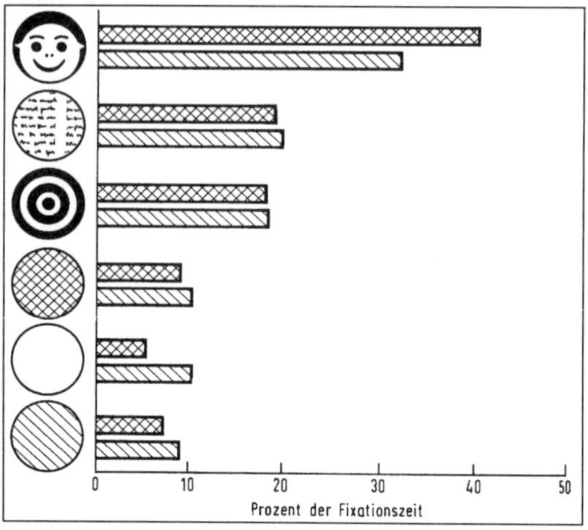

Die Abbildung zeigt die deutliche Präferenz von 2-3 Monate alten Babys (karierte Balken) für das schematische Gesicht im Vergleich zu anderen Mustern oder Farben; bei den über drei Monate alten Kindern (schraffierte Balken) ist der Unterschied nicht mehr ganz so ausgeprägt (aus Fantz 1961/1967).

Stern (1993, S. 77f.) beschreibt, daß Babys bereits im Alter von sechs Wochen *audiovisuelle Entsprechungen* erkennen können. In zwei Experimenten wurden den Säuglingen die Gesichter von zwei Personen gezeigt. Im ersten Experiment lautierte eine Person und die andere sagte nichts. Die Säuglinge betrachteten das Gesicht der sprechenden Person aufmerksamer als das der Nichtsprechenden. Im zweiten Experiment wurden wieder beide Gesichter gezeigt. Diesmal bildeten beide einen Laut. Die Säuglinge konnten aber nur einen der beiden Laute hören. Es wurde nachgewiesen, daß die Säuglinge das Gesicht länger anschauten, das einen für sie hörbaren Laut gebildet hat.

Auch zu den Reaktionen auf *Sprache und Stimme* gibt es interessante Ergebnisse.

Vater & Bondzio (1994, S. 10f.) berichten, daß der Embryo schon ab dem vierten bis fünften Schwangerschaftsmonat auf die Stimme der Mutter reagiert. Zudem scheint es, „als ob sich Säuglinge bei der Geburt durch die Stimme der Eltern beruhigen lassen" (Stachowiak 1987, S. 393). Stern (1993, S. 97) resümiert aus einem Vergleich verschiedener Untersuchungen: „Überzeugende Belege sprechen dafür, daß das Neugeborene die Stimme der Mutter von der Stimme einer anderen Frau unterscheiden kann, wenn beide genau den gleichen Text vorlesen". An anderer Stelle beschreibt Stern (1992, S. 136), daß Säuglinge fähig sind, einen Text, den ihnen die Mutter in den letzten drei Schwangerschaftmonaten mehrmals täglich vorgesprochen hat, kurz nach der Geburt wiederzuerkennen. Es zeigte sich, daß den Säuglingen die Passagen vertraut waren.

Condon & Sander (vgl. Oksaar 1987, S. 62) fanden heraus, daß Säuglinge ihre Körperbewegungen an den Rhythmus, die Prosodie und die Intonation der mütterlichen Stimme anpassen.
Graichen (1989, S. 119) weist darauf hin, daß Säuglinge bereits im Alter von 4-6 Wochen in der Lage sind, sehr feine akustische Unterschiede wahrzunehmen. Sie verfügen bereits im ersten Lebensjahr über erstaunliche Fähigkeiten akustisch-phonetische Unterscheidungen zu treffen und Laute zu kategorisieren. So gelingt es ihnen z.B. zwischen synthetischen Silben, wie /ba/ und /pa/, zu unterscheiden (vgl. Hacker 1992, S. 16), (vgl. Bleidistel 1992, S. 74 f.).

Es gibt zwischenzeitlich eine ganze Fülle von Experimenten und Beobachtungen, die sich mit dem Verhalten des Embryos, des Neugeborenen und des Säuglings beschäftigen. Ich habe nur einige ausgewählt, von denen ich meine, daß sie in bezug auf die Sprache besonders interessant sind.

Die Ergebnisse verdeutlichen, daß Kinder aufgrund der vorgeprägten Präferenzen schon ziemlich bald nach der Geburt auf die kommunizierende Umwelt reagieren können. Sie erkennen das menschliche Gesicht, nehmen wahr, ob mit ihnen gesprochen wird, können schon bald mit Blickkontakt lächeln, sie erkennen die Stimme der Bezugspersonen und stimmen ihre Körperbewegungen auf die ihrer Vorbilder ab.

Aber nicht nur die Kinder, auch die Erwachsenen scheinen auf die Interaktion vorbereitet zu sein. Die soziale Gegenwart eines Säuglings löst im Erwachsenen Verhaltensvarianten aus, die den angeborenen Wahrnehmungspräferenzen des Kindes optimal entgegenkommen. Bezugspersonen nähern sich dem Säugling in der Regel bis auf jene kurze Distanz an, die für ihn am besten geeignet ist, um sie im Auge zu behalten und sich ausschließlich auf ihr Verhalten zu konzentrieren. Sie verändern ihre Stimme und Sprache (vgl. Kap. II.3.2.4.) und sie berücksichtigen die Vorliebe der Säuglinge für Laute in höheren Stimmlagen, wie sie für die Babysprache typisch sind. Wenn Erwachsene sich so benehmen, ist die Folge eine maximale Beachtung ihres Verhaltens durch das Kind.

Hanus Papousek (1991, S. 76) betont, daß solche Bereitschaften und Fähigkeiten nicht nur bei den biologischen Eltern des Kindes zu finden sind. Man findet sie universell, in jedem Alter der Betreuer, bei beiden Geschlechtern und in ganz unterschiedlichen Kulturen. Dabei weisen ihr unbewußter und intuitiver Charakter und ihre Universalität auf einen biologischen Ursprung hin.

Die dargestellten Ergebnisse aus der Säuglingsforschung zeigen, daß der Organismus des Kindes so angelegt ist, daß Reize aus der Umwelt unterschieden, eingeordnet und kategorisiert werden können. Soziale Prädispositionen ermöglichen es dem Kind, von Anfang an ein aktiver sozialer Interaktionspartner zu sein. Sie haben als Basis für die vorsprachliche Eltern-Kind-Kommunikation und für die Entwicklung des Kindes eine entscheidende Funktion.

1.5 Wahrnehmung und Motorik

Für den Erwerb von Sprache sind intakte Sinnesfunktionen ebenso wichtig wie die Entwicklung der Wahrnehmung und Motorik.

a.) Intakte Sinnesfunktionen - Wahrnehmung

Die Sinnesleistungen beziehen sich auf die Aufnahme der Reize; Wahrnehmung bedeutet „sinngebende Verarbeitung von Reizen" (Schmidtke 1990, S. 50). Nicht nur die Sinnesfunktionen, sondern auch die einzelnen Wahrnehmungsfunktionen sind wichtig, da ausgesandte Impulse verarbeitet und in sinnvolle Zusammenhänge gebracht werden müssen. Liegen im Bereich der visuellen, auditiven und taktil-kinästhetischen[4] Sinnes- und Wahrnehmungsleistungen und/ oder Kontrollmechanismen Störungen vor, hat dies Auswirkungen auf die gesamte und damit auch auf die sprachliche Entwicklung des Kindes.

Fehlt, wie bei geburtsblinden Kindern, das Mundbild und die visuelle Erfassung des situativen Kontextes (z.B. die Mutter zeigt dem Kind etwas und benennt es) so ist ein verspäteter Sprachbeginn feststellbar. Aber nicht nur Sehbehinderungen führen zu Sprachentwicklungsstörungen.

Weitaus gravierender sind Funktionsbeeinträchtigungen des Hörorgans. Sie werden an der Situation von Kindern, die von Geburt an hörgeschädigt sind, offensichtlich. Ihre Sprachentwicklung weist, je nach Hörverlust, typische Störungen auf allen Sprachebenen auf. Hinzukommen können unkontrollierte Stimmhöhen- und Lautstärkevariationen.

Nach van Riper & Irwin (1984) stehen auditive Rückkopplungsprozesse beim Spracherwerb des Menschen am Anfang. „Zuerst muß er seine Äußerung hören und mit den Lauten vergleichen, die aus dem Mund seiner Eltern kommen. Wenn sie richtig sind, werden die kinästhetischen oder taktilen Echos oder Informationen seiner Zungenstellung wach und bedeutsam. Bald ist die kinästhetische oder taktile Rückkopplung genügend gefestigt, um als dominierende Sprachkontrolle zu dienen" (van Riper & Irwin 1984, S. 127).

Das Hören eigener Lautgebilde und die akustische Differenzierung sprachlich vorgegebener Muster sind Grundvoraussetzungen für den Spracherwerb. Auch bei Spätertaubten reicht die taktil-kinästhetische Kontrolle im allgemeinen nicht aus, so daß durch den Wegfall der auditiven Rückkopplung die Sprache zunehmend verwaschener wird.

Affolter (1983, 1987, 1988) befaßt sich insbesondere mit taktil-kinästhetischen Wahrnehmungsstörungen. Ihr therapeutisches Konzept basiert auf den Gedanken von Jean Piaget.

---

4 Die Bezeichnung taktil-kinästhetische Wahrnehmung bezieht sich sowohl auf das Fühlen als auch auf die Tiefensensibilität (Kinästhetik), die Wahrnehmungen aus den Muskeln, Sehnen, Gelenkstellungen und Gelenkbewegungen (vgl. Brand 1988, S. 58).

Affolter & Bischofberger (1989, S. 215ff.) weisen auf eine andersartige Entwicklung der allgemeinen und sprachlichen Leistungen bei Kindern mit taktil-kinästhetischen Wahrnehmungsstörungen hin. Sie gehen davon aus, daß das Erkennen von Ursachen-Wirkungszusammenhängen in Verbindung mit interaktiven Prozessen eine Voraussetzung für das Lösen von alltäglichen Problemen und für das gezielten Einwirken auf die Umwelt sind. Dabei können Ursachen-Wirkungszusammenhänge nur über sensomotorische Erfahrungen, also die Bewegung und Berührung durch Hände, Füße und Mund, erfaßt werden. „Ich berühre Etwas - Ursache, das Berührte bewegt sich - Wirkung! Erfahrungen mit solchen Ursachen-Wirkungsbeziehungen werden durch die Regeln des Wirkens geordnet" (Affolter 1987, S. 82). Die Information, die durch die Ausführung der Bewegung und die Veränderung des Widerstandes entsteht, ist taktil-kinästhetischer Art. Das taktil-kinästhetische System übermittelt die für den Kausalbezug wesentlichen Informationen (vgl. Affolter 1983, S. 298).

b.) Bewegungsfähigkeit - Motorik

Sprechen ist ein feinmotorischer Prozeß, bei dem hochkomplizierte Koordinationsmuster in den beteiligten Muskelpartien ablaufen. Das Zusammenwirken von Atmung, Stimmgebung, Gaumensegel, Zunge und Lippen, sowie die dadurch veränderten Resonanzverhältnisse im Rachen-, Mund- und Nasenraum, bewirken eine spezifische Stimm- und Lautbildung.

Die Fähigkeit einer derartigen ‚Feinmotorik' kann vom Kind allerdings erst erworben werden, wenn es vorher seine gesamte Muskulatur trainieren konnte und zur Entfaltung seiner Grobmotorik gekommen ist: „Säuglinge bewegen sich ständig, zappeln, strampeln, drehen sich, der gesamte Körper wird fortlaufend in unterschiedliche Körperpositionen gebracht. Noch lange bevor die Kinder ihr erstes Wort sprechen, krabbeln sie, richten sich auf, machen Lauf- und Kletterversuche - sie entwickeln Kraft und trainieren ihre Muskulatur und die Beweglichkeit ihrer Gelenke" (Wendlandt 1992, S. 11).

Durch den größeren Bewegungsradius, den die Kinder mit zunehmender Entwicklung ihrer Grobmotorik erhalten, sind sie in der Lage, die Gegenstände zu erreichen, die sie interessieren. Sie beginnen gezielt nach Dingen zu greifen, sie zu umfassen, zu berühren, zu bewegen und in den Mund zu stecken - ihre Feinmotorik und ihre Mundmotorik entwickeln sich ebenso wie ihre Wahrnehmungsfähigkeit und Wahrnehmungsverarbeitung.

Zwischen der Entwicklung von Wahrnehmung und Motorik bestehen enge Zusammenhänge. Die beiden Systeme können nicht getrennt voneinander gesehen werden. Die Verflechtung zwischen Sensorik und Motorik, die Piaget beschreibt, wird am Beispiel der Auge-Hand-Koordination des Säuglings beim Greifen deutlich - das Kind sieht etwas und greift gezielt danach. „Die Begriffe ‚Sensomotorik' und ‚Psychomotorik' sind Ausdruck dieser Auffassung, daß Wahrnehmung und Bewegung als Einheit zu verstehen sind, die sich mit den jeweiligen Umweltbedingungen ändert" (Grohnfeldt 1993, S. 22).

Frühe sensomotorische Schemata werden bedeutsam für die Entwicklung der Kognition, d.h. für Prozesse der Wahrnehmungsverarbeitung, Aufmerksamkeit, Speicherungsfähigkeit von Sinneseindrücken und des Denkens. Dabei ändern sich die Informationen nicht, aber die Art und Weise, wie wir sie interpretieren und miteinander in Beziehung setzen, variiert. Nicht nur das Funktionieren der Sinne, der Wahrnehmungsleistungen und der Motorik ist wichtig, die unterschiedlichen Eindrücke und Reize müssen auch miteinander verbunden, integriert werden.

Jean Ayres (1979, 1984) betrachtet die Integration der sich entwickelnden sensomotorischen Prozesse als Fundament der Sprache. „Unter sensorischer Integration versteht man das Zusammenführen, Ordnen und Strukturieren der Informationen, die uns über unsere Wahrnehmungsorgane bzw. Rezeptoren erreichen (...). Im Rahmen unserer Wahrnehmung, die aus Aufnahme, Weiterleitung, Speicherung, Vergleichen, Koordinieren besteht und ihren Abschluß in der Reaktion auf Reize findet, ist der Prozeß der Integration ein wichtiger Bestandteil. Ohne sensorische Integration sind wir nicht in der Lage, Empfindungen aus verschiedenen Wahrnehmungsbereichen miteinander in Verbindung zu bringen" (Doering & Doering 1990, S. 11).

Bezogen auf die Sprache wird das Kind beispielsweise nur dann wissen, was ‚Birne' bedeutet, wenn es über folgende Fähigkeiten verfügt und sie miteinander in Verbindung setzt:

- es nimmt die für das Wort charakteristische Sprachmelodie und den Rhythmus wahr (Hören),
- es erkennt die Form und Farbe der gelben rundlichen Frucht (Sehen),
- es greift nach der Frucht und weiß, daß sie wegrollen kann (Motorik),
- es befühlt mit Fingern, Lippen und Zunge Form und Konsistenz der Birne (Tasten),
- es riecht das typisch fruchtige Birnenaroma (Riechen),
- es schmeckt die Süße der Frucht (Schmecken).

Ein intaktes Sinnes- und Wahrnehmungssystem, das fähig ist, den Input zu integrieren, bildet in Verbindung mit der Entwicklung der Motorik die Grundlage für die affektive, soziale und kognitive und damit auch für die sprachliche Entwicklung.

2. Kognitive Prozesse

Die Frage nach der Beziehung zwischen kognitiver und sprachlicher Entwicklung ist eines der Hauptthemen der Entwicklungspsycholinguistik. Ob und in welchem Ausmaß ein Kausalbezug zwischen Sprachgebrauch und kognitiver Entwicklung besteht, bleibt auch heute noch eine offene Frage.

2.1 *Auffassungen über den Zusammenhang zwischen Sprache und Denken*

Über das Verhältnis von Sprache und Denken finden sich in der Literatur verschiedene Auffassungen (vgl. Gipper 1985, S. 54f.).

1. Die erste behauptet, Sprache und Denken sind voneinander abhängig und bilden von ihrer Funktionsweise her eine untrennbare Einheit. Forscher verschiedener Richtungen haben diese Auffassung vertreten, u.a. der Behaviorist Watson und Whorf (1984). Demnach wäre Sprechen lautes Denken und Denken stilles Sprechen und - ein großer Entwicklungsrückstand im Sprechen würde mit einem geistigen Rückstand einhergehen (vgl. Richter 1984, S. 14). Diese Auffassung halte ich für problematisch, da meines Erachtens von den aktiven expressiven Sprachäußerungen des Kindes nicht einfach auf seine rezeptive Sprache und seine geistige Entwicklung geschlossen werden kann.

2. Nach der zweiten Auffassung sind Sprache und Denken völlig getrennte Vorgänge. Das Denken wird als primär erachtet und die Sprache dient lediglich sekundär der Verlautbarung und Mitteilung des zuvor Gedachten. Gipper (1985, S. 54) nennt als Vertreter dieser Auffassung den Mathematiker van der Waerden, der meint, ein Mathematiker könne mit Zirkel, Lineal und Bleistift neue geometrische Formen denkend konstruieren, ohne dabei sprachlicher Unterstützung zu bedürfen. Erst wenn er die neue Konstruktion bezeichnen und benennen will, braucht er die Sprache. Van der Waerden läßt jedoch unberücksichtigt, daß Sprache nicht nur ein Prozeß der Benennung ist - Denkvorgänge erfolgen auch in Verbindung mit innerer Sprache.

3. In der dritten Auffassung werden Sprache und Denken zwar als grundsätzlich getrennt verstanden, beim sprachbesitzenden Menschen tritt aber ein so enger Wechselbezug auf, daß völlig sprachfreies Denken kaum vorstellbar und nachweisbar ist (vgl. Slama-Cazacu 1984, S. 6), (vgl. Lurija & Judowitsch 1973). Schon Humboldt (1903, S. 56) war davon überzeugt, daß Sprache auch zum Denken „in abgeschlossener Einsamkeit" unverzichtbar ist. Engelkamp (1986, S. 127f.) formuliert den Wechselbezug zwischen Sprache und Denken so: „Sprache beeinflußt durch die Wahl der Bezeichnung, wie wir Objekte erkennen und im Gedächtnis repräsentieren. Sie beeinflußt durch die Wahl der syntaktischen Struktur von Sätzen, wie wir Ereignisse gliedern. Beide Arten von Einfluß sind auch beim Lösen von Problemen im Spiel. Die kognitiven Prozesse, die beim Versuch ein Problem zu lösen, ablaufen, werden sowohl durch die Wortwahl bei der Problemstellung als auch durch die dort verwendete Satzstruktur beeinflußt".

Diese dritte Auffassung ist meines Erachtens die plausibelste. Sie wird von vielen Forschern, wenn auch in teilweise sehr unterschiedlicher Ausprägung, vertreten.

In der Literatur findet man zu der Auseinandersetzung mit dem Verhältnis von Denken und Sprache die Forschungsansätze von drei Wissenschaftlern besonders häufig zitiert, die von Jean Piaget, Lew S. Wygotski und die von Aleksandr R. Lurija. Sie vertreten kontroverse Standpunkte über die Beziehung zwischen kognitiver und sprachlicher Entwicklung, stimmen jedoch insofern überein, als daß sie Denken und Sprache weder als völlig getrennte, noch als völlig identische Prozesse verstehen.

a.) Jean Piaget

Piaget (1983) vertritt die Ansicht, daß die Entwicklung der Sprache weitgehend von der Entwicklung des Denkens abhängt und dieses wiederum von der Entwicklung der Handlungschemata und Strukturen, die in der sensomotorischen Phase erworben werden. Dabei ist es die Symbolfunktion, die Fähigkeit Erkanntes durch Symbole zu repräsentieren, die für die Ausbildung des Denkens von entscheidender Bedeutung ist. Das Denken strukturiert den Sprachgebrauch und nicht umgekehrt. Sprache unterstützt das Denken lediglich als Repräsentationsmittel. So schreiben Piaget & Inhelder (1972, S. 69) über Sprache, daß sie „eine Fülle kognitiver Hilfsmittel für Denkprozesse bereitstellt". Wie das Denken geht die Sprache auch auf die Ausbildung der allgemeinen Symbolfunktionen[5] zurück (vgl. auch Sinclair-DeZwart 1975, S. 117), (vgl. Furth1972).

Piaget (1969) bezeichnet die sprachlichen Äußerungen des Kindes zunächst als egozentrisch: Die Wiederholung aus reiner Sprechfreude (Echolalie), der Monolog (lautes Denken des Kindes) und der kollektive Monolog (jeder läßt den anderen an seinem augenblicklichen Tun oder Denken teilhaben, ohne sich darum zu kümmern, ob er überhaupt verstanden wird) steht der sozialisierten Sprache gegenüber.

Die sozialisierte Sprache äußert sich in angepaßter Information, Kritik, Befehlen, Bitten, Drohungen und schließlich in adäquaten Antworten (vgl. Piaget 1975a, S. 22).

Der sprachliche Egozentrismus entwickelt sich aus dem vorlogischen egozentrischen autistischen Denken des Kindes (vgl. Piaget 1975a, S. 49). Die egozentrische Sprache ist nach Piagets Einschätzung nicht sozial, denn sie ist nicht darauf ausgerichtet den Zuhörer zu aktivieren, also sich mitzuteilen und verstanden zu werden. Das Kind lebt in einer Art ich-bezogener Traumwelt, die vorwiegend auf Wunschbefriedigung und nicht etwa auf Wahrheitserkenntnis ausgerichtet ist. Die kindliche Psyche ist in diesem Zustand im Grunde asozial, logische und rationale Denkweisen sind ihr noch fremd. Erst mit dem Hineinwachsen in die menschliche Gesellschaft wird das egozentrische Denken, und

5 Die Symbolfunktion versteht Sinclair-De-Zwart (1975, S. 115) als Mitarbeiterin Piagets so: „Die Symbolfunktion kann im wesentlichen als die Fähigkeit definiert werden, Wirklichkeit durch die Vermittlung von Zeichen, die von dem was sie bezeichnen, unterschieden sind, darzustellen".

damit die egozentrische Sprache, allmählich überwunden - sie sozialisiert sich zunehmend.

b.) Lew. S. Wygotski

Wygotski (1986) unterscheidet zwischen einem vorintellektuellen Stadium des kindlichen Sprechens und einem vorsprachlichen Stadium der Denkentwicklung. Beide entwickeln sich bis zu einem gewissen Zeitpunkt unabhängig voneinander. Etwa um das zweite Lebensjahr fallen die Entwicklungslinien des Denkens und Sprechens dann zusammen: Sprache wird intellektuell und das Denken wird sprachlich.

Im Unterschied zu Piaget weist Wygotski der Sprache eine zentrale Rolle in der Entwicklung des Denkens zu. Für ihn differenziert sich Sprache in eine kommunikativ-äußere und eine innere Sprache. Dabei hilft die innere Sprache beim Denken und die äußere bei der sprachlichen Kommunikation. Wygotski (1986, S. 93ff.) unterscheidet sprachliches Denken von instrumentellem Denken und sieht die Sprache als Medium, aus dem sich das ‚eigentliche Denken' entwikkelt.

Wygotski kritisierte an der Auffassung Piagets, daß dieser die sprachliche Entwicklung des Kindes vom Egozentrischen zum Sozialen hin auffaßt, statt sie von vornherein als sozialen Prozeß zu charakterisieren[6]. Die ursprüngliche Funktion der Sprache ist die der Mitteilung, der Einwirkung des Menschen auf die Umgebung. „Demzufolge ist die ursprüngliche Sprache des Kindes eine rein soziale" (Wygotski 1986, S. 42f.). Nach Wygotskis Einschätzung entsteht die egozentrische Sprache erst dadurch, daß das Kind soziale Verhaltensformen der kollektiven Zusammenarbeit in den persönlichen Bereich überträgt. Auf der Basis der egozentrischen Sprache des Kindes, die sich von der sozialen gelöst hat, entwickelt sich dann die innere Sprache des Kindes. Die innere Sprache, das gedankliche Verfügen über Sprachmuster, wird die Grundlage seines logischen Denkens.

c.) Aleksandr R. Lurija

Lurija greift die Gedanken des früh verstorbenen Wygotskis auf. In seinem gemeinsamen Buch mit Judowitsch (1970) ‚Die Funktion der Sprache' weist er darauf hin, daß menschliche Geistestätigkeit immer unter den Bedingungen aktueller Kommunikation mit der Umwelt stattfindet. Er sieht die geistigen Vorgänge im Kind als Produkt der Kommunikation mit der Umwelt.

Lurija (1970, S. 39) versteht, in Übereinstimmung mit Wygotski, die Beziehung zwischen Denken und Sprache als wechselseitige Verknüpfung. „In dem Maße, wie das Wort im Sprachgebrauch des Kindes Einfluß gewinnt, vertieft und bereichert es dessen Wahrnehmung unermeßlich und formt sein Bewußt-

---

6 Lindner (1983, S. 253) und Hildebrand-Nilshon (1980, S. 269) stimmen dieser Kritik Wygotskis an Piaget zu.

sein. Der Sprachgebrauch wird als das grundlegenste Mittel der Kommunikation gesehen und damit auch zu einem Instrument der Wirklichkeitsanalyse und Synthese" (Lurija 1970, S.43).

Wie Wygotski betont auch Lurija die Bedeutung der Kommunikation für die sprachliche Entwicklung des Kindes. Im Vorgang der Übertragung von Wissen und der Bildung von Begriffen sieht er den grundlegenden Weg der Beeinflussung des Kindes durch den Erwachsenen. Darin konstituiert sich der „zentrale Prozeß der intellektuellen Entwicklung des Kindes. So sind die geistigen Vorgänge im Kind ein Produkt der Kommunikation mit seiner Umwelt (. . .). Das Wort wird so zu einem extrem wichtigen Gestaltungsfaktor der geistigen Aktivität, der die Reflexion der Wirklichkeit vervollkommnet und neue Formen der Aufmerksamkeit, des Gedächtnisses und der Einbildungskraft, des Denkens und Handelns hervorbringt" (Lurija 1970, S. 40).

Die Auseinandersetzung mit den beschriebenen Theorien läßt mich zu folgendem Standpunkt kommen: Sprachliche und kognitive Fähigkeiten des Kindes entwickeln sich in engem Zusammenhang, die Beziehungen zwischen Denken und Sprache sind jedoch während der gesamten Entwicklungsdauer nicht konstant. Sie weisen je nach Alter spezifische Besonderheiten auf. Elementare Formen des Denkens gehen der Sprache zwar voraus, aber das Kind profitiert für seine Fähigkeit zu abstrahieren und zu denken auch von der Sprache, wenn es erst einmal Sprache besitzt.

Die Kritik von Wygotski an Piagets Darstellungen zum sprachlichen Egozentrismus[7] halte ich für berechtigt. Ich meine, daß Sprache von Anfang an eine soziale Funktion hat. Der Interaktion mit der Umwelt kommt ein hoher Stellenwert sowohl für die Entwicklung der Sprache als auch für die Entwicklung des Denkens zu, da Sprache und Denken miteinander verflochten sind.

Piaget berücksichtigt die Bedeutung der kindlichen Interaktion meines Erachtens zu wenig. Man wird Piaget jedoch nicht gerecht, wenn man unterstellen würde, daß er die kommunikative Interaktion unbeachtet läßt. Er weist an verschiedenen Stellen darauf hin, daß das Kind nicht isoliert sein sollte und auf andere Personen ebenso ausgerichtet ist wie auf die Dinge seiner Umwelt.

Zusammenfassend kann gesagt werden, daß sowohl Piaget, als auch Wygotski und Lurija für die Spracherwerbsforschung ein grundlegendes Theoriefundament geschaffen haben, auf dem viele Erklärungsansätze zum Spracherwerb basieren. Der Erwerb der Wortbedeutungen (vgl. Bloom 1975), (vgl. Clark 1985), (vgl. Nelson 1985), (vgl. Sinclair-De-Zwart 1975) und der Erwerb grammatischer Strukturen (vgl. Slobin 1974) muß im Zusammenhang mit der

---

7 Daß es die egozentrische Sprache gibt, wird auch von den Kritikern des Piagetschen Modells nicht bestritten. Der hohe Anteil der egozentrischen Sprache von 50% bei Kindern im Alter von 3-6 Jahren (Piaget 1975a, S. 70) konnte jedoch nicht bestätigt werden (vgl. Oksaar 1987, S. 84).

geistigen Entwicklung des Kindes gesehen werden, denn er erfordert kognitives Wissen über Dinge, Merkmale, Regeln, Ereignisse und Personen.

Die bisher geführte Diskussion über den Zusammenhang zwischen Sprache und Denken sagt allerdings noch nicht viel über konkrete Entwicklungsphasen und Voraussetzungen für den Erwerb der Sprache, der Begriffe, Bedeutungen und Repräsentationen im Rahmen der kognitiven Entwicklung des Kindes aus. Da insbesondere auf Piaget viele Erklärungsansätze und Therapiekonzepte zurückgehen (vgl. Affolter 1987, 1986, 1989), (vgl. Kondering & Kowalski 1991), (vgl. Zollinger 1991) möchte ich aus Piagets sehr umfassenden Überlegungen zur geistigen Entwicklung des Kindes einige Elemente vorstellen.

2.2 Die geistige Entwicklung aus der Sicht von Jean Piaget

Piaget ging davon aus, daß alle psychologischen Voraussetzungen des Erkennens, z.B. die sinnliche Wahrnehmung, die Kategorien Raum und Zeit, die Mengen und Zahlenkonzepte, die logischen Verknüpfungen, die Strategien der Induktion und Deduktion und die Kausalitätskonzepte, eine Entwicklung haben (vgl. Montada 1987, S. 413).

Jedes Verhalten ist dabei das Resultat zweier Prozesse - der Assimilation und der Akkomodation:

- Unter Assimilation versteht Piaget die Aufnahme von Umweltreizen (Input) und deren Einordnung (Integration) in bereits vertraute Schemata. Die Person bewertet hierbei Ergebnisse in der Umwelt so, daß sie für ihre Strukturen passend werden.
- Mit Akkomodation meint Piaget den Prozeß der aktiven Anpassung an die jeweiligen Umweltsituationen. Die Person modifiziert ihre Struktur als Reaktion auf die äußere Notwendigkeit.

Beide Prozesse ermöglichen ein immer flexibler werdendes Verhalten. Je nach Situation kann der Prozeß der Akkomodation oder der Assimilation überwiegen. Piaget (1964) betont, daß die Entwicklung mit dem Gleichgewichtsbegriff operieren muß, da jegliche Verhaltensweisen auf das Gleichgewicht zwischen den inneren und äußeren Faktoren oder - allgemeiner ausgedrückt - zwischen Assimilation und Akkomodation eingerichtet sind.

Für Piaget vollzieht sich die kognitive Entwicklung des Kindes in vier aufeinander aufbauenden Hauptstadien[8].

---

8 Heidtmann (1992, S.171) weist im Zusammenhang mit der Medialisierung der Kindheit auf eine Beschleunigung der kognitiven Entwicklung bei Kindern hin: „Gegenüber den von Piaget vor wenigen Jahrzehnten vorgenommenen Stufungen kognitiver Entwicklung läßt sich heute eine etwa einjährige ‚Verständnisverfrühung' feststellen, zwischen dem 5. und 6. Lebensjahr sogar ein stärkerer Entwicklungssprung".

a.) Das sensomotorische Stadium (0 - 2 Jahre)
Piaget nimmt an, daß es intelligente Auseinandersetzungen mit der Umwelt gibt, bevor Denken im Sinne des inneren Operierens mit Vorstellungen, Symbolen oder sprachlichen Zeichen möglich ist.

Sensomotorisch heißt bei Piaget: Das Kind erkennt seine Welt über die sinnliche Wahrnehmung und die motorische Tätigkeit. Es entwickelt die Fähigkeit, wahrnehmende und motorische Funktionen zu koordinieren und Kausalzusammenhänge[9] zwischen sich selbst und äußeren Objekten festzustellen (vgl. Oksaar 1987, S. 85).

Piaget (1975c) beschreibt in seinem Buch ‚Erwachen der Intelligenz' innerhalb der sensomotorischen Entwicklung sechs Stufen. Darin werden die Bezeichnungen ‚Schema' und ‚Struktur' als Abstraktionen und als kategorisierte Zusammenfassungen von Handlungen gebraucht. Unter Objektpermanenz versteht Piaget (1975c) das Wissen, daß Objekte auch außerhalb der eigenen Wahrnehmung und Tätigkeit Realität haben.

Der Entwicklung der Objektpermanenz[10] kommt eine Schlüsselrolle im Spracherwerb zu. Die Ausführungen dazu sind deshalb durch Kursivschrift gekennzeichnet.

1. Stufe: *Übung/ Betätigung angeborener Reflexmechanismen (0 - 1 Monat)*
Schon bei der Geburt ist der Säugling mit einer Anzahl funktionsbereiter Reflexmechanismen ausgerüstet (z.B. Saug-, Greif-, Schluckreflexe). Er kann Dinge anschauen, neue Reize von gewohnten unterscheiden, Geräuschen lauschen, lächeln, sich zu- und abwenden.
Anfangs sind Objekt und Handlung noch nicht getrennt, das Kind verfolgt das Objekt langsam, sucht es aber nicht.

2. Stufe: *Primäre Kreisreaktionen (1 - 4 Monate)*
Das Kind zeigt erste erworbene Reaktionen, es bildet Fähigkeiten und Gewohnheiten aus. Eine Handlung, die zu einem angenehmen Ergebnis geführt hat, wird wiederholt. Dies nennt Piaget, in Anlehnung an biologische Prozesse, die generalisierende Assimilation, die ‚Einverleibung' von Umweltgegebenheiten in die eigenen Handlungsorgane.
Das Objekt hat noch keine selbständige Existenz, es entsteht aus der Handlung.

3. Stufe: *Sekundäre Kreisreaktionen (4 - 9 Monate)*
Auf dieser Stufe ist eine Unterscheidung zwischen Mittel und Zweck möglich. Der Säugling entdeckt nun, daß eine bestimmte Handlungsweise immer wieder zu einem Ergebnis führt, daß sie ein Mittel zur Erreichung eines bestimmten Zweckes ist.

---

9 Piaget (1974, S. 212ff.) versteht Kausalität als Fähigkeit des Kindes, zwischen Mitteln und Zielen zu unterscheiden, wobei für das konkrete Erreichen eines Zieles immer neue Mittel eingesetzt werden können.
10 Eine zusammenfassende Darstellung findet sich bei Ginsburg & Opper (1991).

Jetzt kristallisieren sich Anfänge der Objektpermanenz heraus (vgl. Piaget 1974, S. 24ff.). Das Kind versucht ein kurz verschwundenes Objekt durch visuelle und taktile Anstrengungen aktiv zu finden, sucht jedoch nicht länger, wenn es den Gegenstand nicht gleich findet. Das Objekt hat noch keine selbständige Existenz.

4. Stufe: *Koordinierung erworbener Handlungsschemata und ihre Anwendung auf neue Situationen (9 - 12 Monate)*
Verschiedene Schemata können gleichzeitig miteinander koordiniert werden. Typisch für diese Stufe ist auch die systematische Anwendung mehrerer Handlungsschemata auf den gleichen Gegenstand.
Das Kind kann jetzt aktiv und erfolgreich nach vollständig versteckten Objekten suchen. Die Permanenz des Gegenstandes besteht allerdings nur, wenn das Kind sein Verschwinden verfolgen konnte. Das Kind sucht das Objekt noch in der bevorzugten Position, am ersten Ort, wo es versteckt und wiedergefunden wurde . Das Objekt hat eine eigene Existenz, unabhängig von der Handlung des Kindes (vgl. Piaget 1974, S. 56).

5. Stufe: *Tertiäre Kreisreaktionen (12 - 18 Monate):*
Die Entdeckung neuer Handlungsschemata erfolgt durch aktives Experimentieren. Das Kind probiert systematisch verschiedene Möglichkeiten aus, um sich neuen Situationen anzupassen. Piaget beschreibt in dieser Phase schon den Gebrauch von einzelnen Worten. Diese sind aber noch als Handlungschemata aufzufassen und haben keine repräsentative Funktion. Erst wenn sich Wörter auf vergangene Situationen oder nichtanwesende Gegenstände beziehen, kann ihnen Symbolwert zugeschrieben werden (vgl. Piaget 1969).
Das Kind lernt bei aufeinanderfolgenden Verlagerungen das Objekt nicht mehr in einer bevorzugten Raumposition zu suchen. Es sucht ausschließlich in der Position, die aus der letzten sichtbaren Verlagerung resultiert (vgl. Piaget 1974, S. 71).

6. Stufe: *Übergang vom sensomotorischen Intelligenzakt zur Vorstellung (18 - 24 Monate)*
Spätestens in der Mitte des zweiten Lebensjahres kann ein Kind in der Vorstellung die Ergebnisse seiner Handlungen antizipieren.
Auf dieser Stufe ist die volle Objektpermanenz erreicht. Das Kind kann eine Reihe räumlicher Positionsveränderungen nachvollziehen (z.B. an drei Gegenständen). Es weiß, daß Gegenstände auch außerhalb der eigenen Wahrnehmung existieren. Das Objekt hat einen substantiellen Dingcharakter, unabhängig davon, ob man es sieht. Das Vorstellungsbild repräsentiert nun einen Gegenstand. Dies ist die erste Form von Symbolen, die das Kind erwirbt (vgl. Piaget 1974, S. 82).

Spätestens Ende des zweiten Lebensjahres kann das Kind in der Vorstellung die Ergebnisse seiner Handlung antizipieren. Diese Verinnerlichung von Handlungen charakterisiert den Übergang zum Denken.

In der sensomotorischen Phase erarbeitet das Kind die kognitiven Strukturen, welche ihm als Ausgangspunkt seiner Wahrnehmung und Intelligenz dienen. Durch das Berühren, Umfassen und die Mundexploration wird das Kind mit verschiedenartigsten Dingen vertraut, es erhält mannigfaltige Informationen über seinen Körper und über die es umgebende Welt. Zunächst ahmt das Kind Laute und Bewegungen direkt vom Erwachsenen nach[11]. Zunehmend erfährt es Ursachen-Wirkungszusammenhänge, so beispielsweise auch die Wegnehmbarkeit eines Gegenstandes. Es entwickelt Repräsentationen und die Symbolfunktion.

Für Piaget (1969 S. 348) entspringt die Repräsentation „einer Verbindung von Zeichen, die es ermöglichen, abwesende Objekte zu erinnern, und einem System von Bedeutungen, das die abwesenden Objekte auf die vorhandenen Elemente bezieht". Die Objektpermanenz ist dabei die erste und grundlegendste Voraussetzung für die Ausbildung der Repräsentationen und Symbolfunktionen insgesamt und damit auch für die Ausbildung des Symbolsystems Sprache. Gegen Ende der sensomotorischen Phase ist das Kind fähig zur verzögerten, aufgeschobenen Nachahmung[12], die ein inneres Bild beim Kind voraussetzt.

Die Entwicklung der Vorstellungs- und Symbolfähigkeit wird von vielen Autoren bereits als primäre Voraussetzung für den Spracherwerb postuliert. Das Kind muß eine Vorstellung von der Realität haben, bevor es Wörter gebrauchen kann, die sich auf diese beziehen.

b.) Das präoperationale Stadium (2 - 4 Jahre)

Dieses Stadium ist gekennzeichnet „durch die Entwicklung des organisierten symbolischen Verhaltens" (Oksaar 1987, S. 85). Das zweijährige Kind befindet sich im Übergang von der sensomotorischen zur operativen Intelligenz. Sensomotorische Aktivitäten werden zunehmend durch kognitive Leistungen, vor allem durch Symbolsysteme, wie das Symbolspiel und die Sprache, mitgetragen.

Piaget (1969, S. 148) weist auf die Bedeutung der Symbolspiele für die kindliche Entwicklung hin. Symbolspiele zeichnen sich durch ein ‚So-tun-als-ob' aus. Individuell gewählte Spielsymbole haben, ebenso wie Sprache, eine Symbolfunktion (z.B. wird ein Holzklötzchen zu einem Auto), sie resultieren aus verinnerlichten Repräsentationen.

Im präoperationalen Stadium kommt es jedoch noch zu:

- unangemessenen Generalisierungen (z.B. sagt das Kind ‚Glas' für alle Trinkgefäße)

---

11 Furth (1972) betont, daß es jede sensorische Modalität, die visuelle, auditive und taktil-kinästhetische nachgeahmt wird.

12 Hildebrand-Nilshon (1980, S. 296) nimmt an, daß die aufgeschobene Nachahmung durch Langzeitgedächtnisleistungen möglich wird. Bleidistel (1992, S. 90) bezieht sich in diesem Zusammenhang auf Epstein (1979), der festgestellt hat, daß die Wachstumsschübe des menschlichen Gehirns im wesentlichen mit den von Piaget beschriebenen Stadien der allgemeinen kognitiven Entwicklung korrelieren.

- animistischen Deutungen (Deutung der Gegenstände als Lebewesen)
- finalistischen Erklärungen (die Existenz von Gegenständen wird über ihren Zweck für den Menschen erklärt ‚Bäume sind da, um Schatten zu spenden')
- artifizialistischen Naturdeutungen (drücken sich z.B. in der Frage aus: ‚Haben starke Leute den Berg gemacht?') (vgl. Piaget 1969, S. 311ff.).

Denken und Sprache sind in dieser Entwicklungsphase noch überwiegend egozentrisch, wobei sich das egozentristische Denken darin wiederspiegelt, daß das Kind zunächst unfähig ist, verschiedene Rollen einzunehmen.

Im Zusammenhang mit der Entwicklung vom egozentrischen Denken hin zum sozialen betont Piaget die Wichtigkeit der sozialen Interaktion für die kognitive Entwicklung.

c.) Das Stadium der konkreten Operationen (7 - 11 Jahre)
Das Kind ist nicht mehr abhängig von unmittelbaren Situationen. Es operiert mit einem Symbolgebrauch, der auf vergangene, gegenwärtige und zukünftige Situationen gerichtet ist, und mit der Umkehrbarkeit.

d.) Das Stadium der formalen oder abstrakten Operationen (ab 11 Jahre)
Erst im Alter von 11-12 Jahren tritt das Kind in dieses Stadium ein, das durch Fähigkeiten zum hypothetischen Denken gekennzeichnet ist und sich bis zum Erwachsenenalter hin weiterentwickelt[13].

Piaget beschäftigt sich primär mit der geistigen Entwicklung des Kindes. Seiler & Wannenmacher bezeichnen ihn dennoch als „unbestrittenen Mentor und Bezugspunkt", der zwar keine Theorie der Sprachentwicklung formuliert und sich in seinen Forschungen vorwiegend auf die Kognitionsentwicklung konzentriert hat, der aber eine Theorie der Entstehung erster Begriffs- und Bedeutungssysteme lieferte, „die in ihrer Weite und ihrem Detailreichtum bis heute beispiellos geblieben ist" (Seiler & Wannenmacher 1987, S. 504).

Aus den theoretischen Überlegungen von Piaget geht hervor, daß die Entwicklung der Repräsentationen und der Symbolfunktionen als Errungenschaften aus der sensomotorischen Phase gesehen werden können. Sie stellen eine erste Form bewußter Vorstellungen und Bilder dar. Für die Entwicklung des Symbolsystems Sprache sind diese inneren kognitiven Repräsentationen eine Voraussetzung. Sie werden durch Nachahmung und Spiel im Zusammenhang mit einem adäquaten Sprachangebot und wechselseitigen Sprachspielen erworben und mit sprachlichen Symbolen, mit Wörtern, verbunden.

Da therapeutische Interventionen bei der Aufarbeitung sprachlicher Auffälligkeiten an der physiologischen, normalen Entwicklung des Kindes ansetzen,

---

13 Die Stadien c.) und d.) sind für den Spracherwerb nicht so bedeutend. Sie wurden deshalb nur kurz beschrieben. Eine zusammenfassende Darstellung findet sich in Montada (1987, S. 427-449).

sind insbesondere das Spiel, die Nachahmung und die Sensomotorik therapeutisch relevante Bereiche.

Piagets Gedanken ziehen in vielerlei Hinsicht praktische Konsequenzen nach sich. Auch für die sprach- und sprechtherapeutische Arbeit gaben sie wichtige Impulse.

3. Sozial-emotionale Prozesse

3.1 Die emotionale Entwicklung des Kindes

Die soziale und emotionale Interaktion zwischen Mutter und Kind ist eine Voraussetzung für den Spracherwerb. Das Kind braucht den Kontakt und Dialog mit den Bezugspersonen, es benötigt Wärme, Angenommensein und Akzeptanz für seine Entwicklung.

Die emotionale Beziehung zwischen Kind und Bezugspersonen wird als Basis für die sprachliche Kommunikation angesehen. Über die Art, wie der Säugling gepflegt und versorgt wird, wie sich die Mitmenschen mit ihm beschäftigen, ob sie ihn streicheln und zärtlich zu ihm sind, mit ihm spielen und reden, seine Bedürfnisse erkennen und erfüllen, seinen Wunsch nach Kontakt berücksichtigen, über die Art wie befriedigend all diese zwischenmenschlichen Begegnungen stattfinden, entwickeln sich beim Säugling seine Grundhaltungen zur Umwelt und zu seinen Mitmenschen: Er wird Urvertrauen entwickeln (vgl. Erikson 1980, S. 69ff.), den Menschen Vertrauen entgegenbringen und die Welt aktiv mitgestalten können, wenn er sich in den ersten Lebensmonaten und Lebensjahren emotional angenommen fühlen konnte und Vertrauen und Geborgenheit erfahren hat. Kinder brauchen vom Zeitpunkt der Geburt an konstante Bezugspersonen, die mit ihnen in Kontakt treten und einen ‚Dialog' aufnehmen.

Spitz (1977, S. 25) betont die Bedeutung des Dialoges in seinem gleichnamigen Buch für die Entstehung, Entwicklung und schließlich Festigung des Ich, Selbst, des Charakters und der Persönlichkeit des Kindes.

Verschiedene Autoren (vgl. Kroppenberg 1983, S.74ff.), (Wohlfarth 1985, S. 108ff.) u.a. haben die Gedanken von Spitz über den Dialog als „wechselseitig aufeinander bezogener Austausch von Aktion und Reaktion, Geben und Nehmen, passiven und aktiven Verhaltensweisen" (Wohlfarth, 1985, S. 109) aufgegriffen.

Sie betonten, daß die Rolle des Affektes, die aus psychoanalytischer Sicht besonders hervorgehoben wird, als Organisator des wechselseitigen Austausches zwischen Eltern und Kind und als Voraussetzung für die vorsprachliche Kommunikation ausschlaggebend ist.

Daniel Stern (1993) beschreibt in seinem Buch ‚Die Lebenserfahrung des Säuglings' die Entwicklung des kindlichen Selbst in Interaktion mit der Umwelt. Er berücksichtigt dabei viele Perspektiven und Ansätzen aus der Säuglingsforschung und zieht Rückschlüsse auf die subjektiven Empfindungen des Säuglings.

In seinen Ausführungen wird deutlich, daß sich die Entwicklung des Selbst vom auftauchenden Selbst über das Kern-Selbst, zum subjektiven Selbst bis hin zum verbalen Selbst in wechselseitiger Bezogenheit mit den anderen, der Gemeinschaft, den Eltern, den Bezugspersonen vollzieht. Die emotionale Entwicklung des Kindes kann nicht losgelöst von ihrem sozialen Kontext und von kommunikativ-interaktiven Prozessen gesehen werden. Das kommunikative Wechselspiel zwischen Kind und Bezugspersonen stellt eine wichtige Voraussetzung für die störungsfreie Entwicklung der Sprache dar. Dies geht aus dem folgenden Abschnitt (3.2.) hervor.

Basieren Sprachauffälligkeiten auf sozial-emotionalen Störungen, erscheint es logisch, daß spezifische sprach- und sprechtherapeutische Übungen keine oder nur wenige Verbesserungen mit sich bringen, wenn die Bezugspersonen nicht in die Therapie miteinbezogen werden. Sprache dient dem Austausch des Kindes mit seiner Umwelt. So liegt es nahe, die kommunikativ-interaktiven Prozesse zwischen Kind und Bezugspersonen zu berücksichtigen. Dies war in der Sprach- und Sprechtherapie über eine lange Zeit hinweg bei weitem nicht selbstverständlich.

3.2 Kommunikativ-interaktive Prozesse

Ohne eine sprechende Umwelt entwickelt das Kind keine Sprache. Dies wurde am Beispiel der ‚wilden Kinder' in der Literatur[14] eindrücklich dargestellt.

Das Kind benötigt eine Umwelt, es umgebende Menschen, die mit ihm kommunizieren, sich auf kommunikativ-interaktive Handlungen mit ihm einlassen und bereit sind, sich auf seine Bedürfnisse einzustellen. Motsch (1989, S. 75) betont:

> „Sprechen und Sprache fangen nicht mit dem ersten Wort des Kindes an, sondern mit dem sozialen Wechselspiel zwischen Kind und Mutter (Synonym für wichtige Bezugsperson). Im Frühdialog, d.h. in den ersten Mutter-Kind-Interaktionen des ersten Lebensjahres, werden die Grundlagen für die spätere linguistische und kommunikative Kompetenz gelegt".

Soziale Interaktionen erzeugen Affekte, Wahrnehmungen, sensomotorische Vorgänge, Erinnerungen und andere kognitive Prozesse.

---

14 Die wichtigsten bekannten Aufzeichnungen seit dem Mittelalter sind eingehend referiert von Malson & Itard & Mannoni (1972) und Stern & Stern (1928). Die Zuverlässigkeit der verschiedenen Berichte läßt sich, so meint Lenneberg (1972, S. 176), jedoch kaum überprüfen. Man kann mit Gewißheit nur schließen, „daß das Leben in dunklen Kammern, im Bau von Wölfen in Wäldern oder in Hinterhöfen sadistischer Eltern nicht zu guter Gesundheit und normaler Entwicklung führt" (ebd.)

Jerome Bruner (1975, 1980, 1987) beobachtete kommunikativ-interaktive Prozesse zwischen Eltern und Kindern im Zusammenhang mit dem Spracherwerb und wertete sie empirisch aus. Er hat zu diesem Themenkomplex grundlegende theoretische Überlegungen angestellt. Ich werde mich deshalb in den folgenden Ausführungen verstärkt auf Bruner beziehen.

3.2.1 Unterstützungsrahmen für den Spracherwerb

Bruner (1987, S. 16ff.) geht davon aus, daß das Kind vier Grundfähigkeiten hat, die ihm beim Spracherwerb helfen:

Mittel-Zweck-Bereitschaft

Bruner setzt sich mit der Wahrnehmung, den Fertigkeiten und Problemlösefähigkeiten des Kindes schon im vorsprachlichen Bereich auseinander. Er stellt fest, daß ein großer Teil der beim Kleinkind ablaufenden Prozesse von zielgerichtetem Handeln begleitet und unterstützt ist. So sucht das Kind von Anfang an die Regelmäßigkeiten der es umgebenden Welt heraus (Bruner 1987, S. 17ff), zeigt sich aktiv bei der Suche nach einem Mittel-Zweck-Zusammenhang und wandelt Erfahrungen in artspezifische Mittel-Zweck-Strukturen um. Dabei ist das wichtigste Mittel des Kindes zur Erreichung seiner Ziele ein vertrauter anderer Mensch, der seinerseits fähig ist, die Strukturen von Handlungen zu erkennen und kooperativ auf das Kind einzugehen.

Transaktionalität

Ein großer Anteil der Aktivitäten, die das Kind in den ersten anderthalb Jahren vornimmt, ist sozial und kommunikativ. Anfänglich angeborene soziale Reaktionen gehen bald in ein sehr komplexes gemeinsames Antizipationssystem über. Damit wird die ursprüngliche biologische Bindung zwischen Mutter und Kind in ein gegenseitiges Verhältnis verwandelt, in welchem individuelle Eigenheiten und kulturelle Regeln aufeinander abgestimmt werden. Bruner bezeichnet dies als Tansaktionalität.

Systematik

Viele frühen Handlungen des Kindes weisen in umgrenzten familiären Situationen einen erstaunlich hohen Grad an Ordnung und Systematik auf. Bruner schließt daraus, „daß das Kind bei seinem Eintritt in die Welt der Sprache und der Kultur bereit ist, systematische Bewältigungsstrategien hinsichtlich sozialer Erfordernisse und linguistischer Formen zu finden oder zu erfinden" (Bruner 1987, S. 22). Das Kind und seine Bezugspersonen beginnen schon früh Elemente zu kombinieren und zu variieren, Bedeutungen zu finden und Absichten zu erschließen. Gerade die Kombination dieser Elemente, die in strukturierten Situationen stattfindet, führt zur Kommunikationsfähigkeit.

Abstraktheit

Bruner (1987, S. 22f.) untersucht die Wahrnehmungswelt des Kindes und findet sie von Anfang an geordnet, organisiert und durch Regeln strukturiert. Das Kind begegnet in der Sprache nicht zum ersten Mal einem abstrakten Regelsystem. Abstrakte Unterscheidungen haben schon zuvor seine Erfahrungswelt geordnet. Die Sprache dient dazu die Unterscheidungen, die das Kind machen kann, genauer zu bezeichnen und auf andere Bereiche zu übertragen.

Diese vier dargestellten Grundfähigkeiten Mittel-Zweck-Bereitschaft, Systematik, Transaktionalität und Abstraktheit stellen aus Bruners Sicht den Unterstützungsrahmen für den Spracherwerb dar.

Der Spracherwerb beginnt, bevor das Kind seine erste Äußerung von sich gibt - dann nämlich, wenn sich Bezugspersonen und Kind einen Interaktionsrahmen schaffen, welcher als Handlungsrahmen für die Kommunikation und die Definition einer gemeinsamen Realität dienen kann. „Die Transaktionen, welche in einem solchen Rahmen oder Format ablaufen, sind die ‚Lernmatrix', in welcher das Kind zum Hinweisen und Meinen, zur kommunikativen Verwirklichung seiner Absichten und zu grammatischen Formen gelangt" (Bruner 1987, S. 83). So ist es Aufgabe der Bezugsperson sich auf die Kommunikation mit dem Kind einzulassen und einen positiven Unterstützungsrahmen in Feinabstimmung mit dem Kind zu schaffen. Beobachtbar ist, daß Säuglinge schon in den ersten Lebenswochen in soziale Interaktion mit ihren Bezugspersonen treten und mit ihnen kommunizieren. Diese einfachsten Akte der Verständigung vollziehen sich durch Gesten, durch Lautäußerungen und durch den Blickkontakt (vgl. Kap. II.1.4.).

Bruner weist darauf hin, daß die angeborene Fähigkeit Sprache zu erwerben, die Chomsky (1975) ‚Language Acquisition Device (LAD)' nennt, nur funktionieren kann, wenn sich ein Erwachsener mit dem Kind in einen Transaktionsrahmen begibt. Dieser Rahmen stellt nach Bruner (1987, S. 15) eine Art Hilfssystem dar, das ‚Language Acquisition Support System (LASS)'. Es strukturiert die Art und Weise, wie Sprache und Interaktion auf das LAD des Kindes treffen und bringt dadurch das System der Sprechlernfähigkeiten zum Funktionieren. Sprechen lernen ist also nicht die Leistung des Kindes allein, Sprachentwicklung ist ein dialogisches Geschehen, an dem die Bezugspersonen und die Kinder gleichermaßen einen wichtigen Anteil haben.

Wie aber sieht dieses dialogische Geschehen aus? Wie baut es sich auf, welche kommunikativ-interaktiven Elemente beinhaltet es und wie kommt das Kind zum Benennen also vom vorsprachlichen zum verbalen intentionalen Sprachgebrauch? Bei der Klärung dieser Fragen sollen einige Forschungsergebnisse herangezogen und die Überlegungen verschiedener Autoren in Verbindung mit den Gedanken von Bruner aufgegriffen werden. Es gilt die für den Spracherwerb relevanten Elemente der Eltern-Kind Interaktion herauszuarbeiten.

3.2.2 Vorsprachliche Kommunikation

Die Mutter-Kind-Interaktion zeichnet sich durch eine Anpassung aneinander aus, die ein hohes Maß an Synchronie und Reziprozität beinhaltet. Mütter (und mit dieser Bezeichnung für die Bezugsperson des Kindes möchte ich die Väter nicht ausschließen) orientieren ihr eigenes Verhalten an den Verhaltensäußerungen ihrer Kinder - sie agieren und reagieren.

Das Baby ist dabei kein passiver Partner, es greift aktiv in das Wechselverhältnis ein, bestimmt sogar streckenweise die Richtung und das Tempo der Handlungen. Durch hörbare und sichtbare Signale in Stimme, Händchensprache (vgl. Papousek & Papousek 1991), Mimik und allgemeiner Motorik, drückt der Säugling aus, ob er lernbereit ist, wie er die Lernsituation bewältigt und wo seine Toleranzgrenzen liegen. Bruner (1987, S. 57) bezeichnet die Interaktion zwischen Mutter und Kind deshalb als hochgradig reziprok.

Synchronie und Reziprozität zwischen Mutter und Kind zeigen sich in verschiedenen Situationen und wurden bei unterschiedlichen Verhaltensweisen beobachtet:

Das Wechselspiel des Gebens und Nehmens beim *Stillen* führt zu ersten Antizipationen gegenseitigen Verhaltens (Transaktionalität) und kann als Vorläufer des sprachlichen Dialoges betrachtet werden. Vater & Bondzio (1994, S. 13f.) beschreiben die Wechselspiele zwischen Mutter und Kind beim Stillen so: Das Kind saugt und schaut die Mutter an, die Mutter ihrerseits verhält sich passiv. Sobald das Kind mit dem Saugen innehält wird die Mutter aktiv - sie erzählt dem Kind etwas, wiegt es, streichelt es. Sowie das Kind wieder zu saugen beginnt, werden die Rollen getauscht - das Kind ist wieder der aktive Partner, die Mutter verhält sich ruhig.

Das Suchen eines anhaltenden *Blickkontaktes* ist für Bruner (1987, S. 58) die erste und elementarste Phase der wechselseitigen Bezogenheit bzw. der gemeinsamen Aufmerksamkeit. Stern (1993, S. 39) bezeichnet den Blickkontakt als die wichtigste Form sozialer Kommunikation.

Papousek und Papousek (1977) beobachteten, daß die Mutter schon in einem Stadium, wo sie nicht einmal erwartet, daß das Neugeborene sie sehen kann, ungezählte Versuche unternimmt, einen Blickkontakt zu erreichen. Dabei bewegt sie sich so oft als möglich im visuellen Feld des Babys, die optimale Distanz von 20-25 cm in den ersten zwei Wochen einhaltend. Hat sie den Blickkontakt erreicht, zeigt sie eine Art ‚Grüßverhalten', d.h. sie neigt den Kopf, hebt die Augenbrauen und ruft das Kind beim Namen. Darauf folgt meist ein Lächeln.

Bevor das Kind in das Stadium kommt, in dem es alles ergreift, ist der Sammelpunkt seiner ganzen Aufmerksamkeit das Gesicht der Mutter (vgl. Kap. II.1.4.) Hanus Papousek (1991, S. 77) beobachtete, daß die Zuwendung des kindlichen Blicks Interesse an elterlicher Anregung signalisiert, während Abwendung das Bedürfnis nach einer Ruhepause oder Abwechslung in den Anregungen andeutet.

Bereits mit vier Monaten kann das Kind dem Blick der Mutter in die unmittelbare Umgebung hinaus folgen und seine Orientierung darauf ausrichten. Wenn das Kind Gegenstände ergreifen kann, sinkt der Blickkontakt von 80% auf etwa 15% (vgl. Bruner 1977, S. 834f.).

Säuglinge zeigen das intensive Bedürfnis mit ihren Bezugspersonen zu kommunizieren auch dadurch, daß sie deren *Bewegungsmuster* imitieren. Mit dem Mund ahmen sie Artikulationsstellungen nach und ihre Mimik und Gestik schwingt oft ganz mit derjenigen der Mutter mit. Thevarthen (vgl. Stachowiak 1987, S. 394) konnte ihr Imitationsverhalten mit photographischen Studien belegen. So dient der Blickkontakt auch dem Einüben der artikulatorischen Mundbewegungen für die Lautproduktion.

Die wechselseitige Bezogenheit zwischen Mutter und Kind drückt sich außerdem in dem Austausch von *Vokalisationen* aus. Grimm (1977a, S. 39) beobachtete, daß Vokalisationen des Babys häufig Lächeln, Hinsehen und Berühren bei der Mutter bewirken. Sie ahmt unbewußt Bewegungen, den Gesichtsausdruck und die stimmlichen Äußerungen des Kindes nach und bietet dem Kind damit einen ‚biologischen Spiegel' (vgl. Papousek & Papousek 1981). Durch die Prosodie und Intonation ihrer Stimme vermitteln Eltern dem Säugling erste sinnvolle Botschaften. Je nachdem, ob die elterliche Äußerung mit hoher oder tiefer, heller oder dunkler Stimme, fallender, ansteigender oder steigend-fallender Melodik gesprochen wird, gewinnt die Äußerung den Charakter einer animierenden Frage, einer tröstenden Beruhigung oder eines beständigen Lobes. Eltern verwenden dabei Vokalisationselemente, die der Säugling selbst als erstes zu modulieren und nachzuahmen vermag. So entsteht durch den Wechsel und Austausch von Lauten, Bewegungsmustern, Lächelreaktionen und Blicken eine wechselseitige Interaktion, die kommunikative Formen annimmt.

Im Rahmen ihrer alltäglichen Zwiegespräche mit dem Säugling schaffen Eltern eine Vielzahl kleiner Lernsituationen, die sehr fein auf die Entwicklungsstufe der kindlichen Wahrnehmungsfähigkeit und die Kommunikationsfähigkeit abgestimmt sind. Die Eltern bemühen sich, die Aufmerksamkeit des Säuglings anzuregen und für die Dauer des Zwiegesprächs aufrecht zu erhalten. Zudem dosieren sie ihre Anregung entsprechend der Aufnahmebereitschaft des Kindes. Die elterlichen Anregungen sind meist in regelmäßigen Sequenzen angeordnet und wiederholen sich viele Male, so daß sich der Säugling bereits in den ersten Monaten mit ihnen vertraut machen, ihren Ablauf voraussagen und sie antizipatorisch beantworten kann (vgl. Papousek & Papousek 1989).

Die beschriebenen Beobachtungen zeigen, daß durch reziproke und synonyme Handlungsmuster in Alltagssituationen, wie z.B. beim Füttern und Baden, Referenzbezüge entstehen und fein abgestimmte vorsprachliche Kommunikationsformen zwischen Bezugspersonen und Kind möglich werden.

Bruner (1977) sieht in der vorsprachlichen Kommunikation des Kindes den Vorläufer zu späteren sprachlichen Formen. Sprache ist für ihn die Fortführung des gemeinsamen Handelns von Mutter und Kind. Steinsträter (1990) kommt anhand ihrer Untersuchungen zu dem Ergebnis, „daß kommunikative Fähigkeiten von Kindern im gemeinsamen Handeln mit den Bezugspersonen erworben werden" (Steinsträter 1990, S. 16).

Dabei stellen die Interaktionen zwischen Eltern und Kindern nicht nur eine Voraussetzung für den Spracherwerb dar. Sie dienen auch dem Einüben basaler kognitiver Prozesse und fördern die Gesamtentwicklung der kindlichen Persönlichkeit in den verschiedensten Bereichen.

3.2.3 Von der vorsprachlichen Kommunikation zur Sprache

Der Übergang von der vorsprachlichen zur sprachlichen Kommunikation vollzieht sich in mehreren Zwischenstufen.

a.) Die Annahme der Intentionalität

Die Annahme der Mutter, daß ihr Kind kommunikative Absichten hat und diese durch vorsprachliche Symbole wie Schreien, Gesten, Mimik oder Vokalisationen ausdrückt, ist für die Entwicklung der sprachlichen Referenz, der Bezugnahme „auf äußere Ereignisse mit Worten" (Szagun 1993, S. 236), ein wesentlicher Einflußfaktor.

Bruner (1977, 1987) weist darauf hin, daß Erwachsene den Äußerungen eines Babys bewußt oder unbewußt Intentionalität unterstellen. Er zeigte anhand der von ihm beobachteten Kinder ‚Richard' und ‚Jonathan', daß Mütter die Lautäußerungen ihrer Kinder als bedeutungshaltig auffassen, „als könnte ihr Kind tatsächlich Wörter und nicht nur Gebabbel hervorbringen" (Bruner 1987, S. 70).

Mütter interpretieren also in die vorsprachlichen Handlungen oder Äußerungen ihres Kindes intentionale Absichten hinein und reagieren entsprechend darauf. Wenn das Kind beispielsweise die Arme in Richtung eines Balles ausstreckt oder ‚Ba' lautiert, denkt die Mutter, es will den Ball haben und holt ihn. Auf diese Weise macht das Kind die Erfahrung, daß sein Verhalten eine Reaktion beim Interaktionspartner bewirkt. Es lernt anhand der verschiedenen Interpretationen und Reaktionen der Bezugsperson, erfolgreiche und weniger erfolgreiche Stategien zur Realisierung seiner Absichten zu unterscheiden. So erkennt das Kind, was ‚Ba, bedeutet und in welchem Zusammenhang es diese Äußerung intentional einsetzen kann (vgl. Bruner 1987, S. 62f.).

Lübbe (1984) kommt anhand seiner Forschungen mit einem Zwillingspaar zu dem Schluß: Indem Eltern „die spontanen Aktivitäten des Kindes als intentionale Handlungen interpretieren, weisen sie dem Kind innerhalb der von ihnen selbst strukturierten Interaktion die Rolle eines kommunikationsfähigen Subjektes zu, die das Kind anfangs objektiv nicht beherrscht" (Lübbe 1984, S. 158).

b.) Die Bedeutung des Spiels

Dem Spiel kommt für die Einübung interaktiver und sprachlicher Grundmuster eine besondere Bedeutung zu (vgl. Bruner 1987, 1978):

- Das Spiel bietet Gelegenheit zur gegenseitigen Imitation und zum Rollentausch.

- Es liefert die Motivation zum ständigen gegenseitigen Bemühen, das eigene Verhalten an das Verhalten des Kommunikationspartners anzupassen.
- Es bietet durch seine systematisierte standartisierte Struktur Gelegenheit zum Erwerb von Regeln und Konventionen.
- Durch den Einbezug von Sprache im Spiel wird dem Kind häufig die erste Gelegenheit geboten, zu erfahren, wie Dinge mit Worten bewirkt werden können.

Spiele sind im allgemeinen dadurch gekennzeichnet, daß die Mutter bei einzelnen Handlungssequenzen übertriebene Gesten und Ausrufe einsetzt. Das gemeinsame Spiel lenkt die Aufmerksamkeit des Kindes auf die Kommunikation und auf die Struktur der Handlungen, in denen Kommunikation stattfindet. Vorsprachliche Routinespiele wie Handspiele, Kitzelspiele, Guck-guck-da-Spiele, Neckspiele, Gebe-Nehme-Spiele sind Bestandteil jeder Eltern-Kind-Interaktion. Sie bewirken ein Selbsterleben des Kindes von hoher Erregtheit, voller Freude und Spannung und bieten nicht nur eine gute Gelegenheit die Aufmerksamkeit der Kinder über eine geordnete Sequenz von Ereignissen zu verteilen. Sie ermöglichen es auch, den Kindern durch die Zuweisung von Rollen, die im Turnus gewechselt werden, das Prinzip des Rollentausches, das in der sprachlichen Kommunikation zwischen Hörer und Sprecher ständig stattfindet, zu erfahren (vgl. Bruner & Sherwood 1978, S. 158ff.) So sind Spiele Teilhandlungen, die durch ihr Regelsystem und die Zuweisung von Rollen dem Bauprinzip der Sprache entsprechen.

Während Piaget aus kognitiver Sicht die Entwicklung des Symbolspiels im Zusammenhang mit der Entstehung der Repräsentationen sieht, betonen Bruner & Sherwood (1978) und Lübbe (1984) die interaktionistische Bedeutung des Spiels für die Sprache.

c.) Das Zeigen und Benennen

Wie bereits erwähnt, erlernen Kinder schon ab dem zweiten bis dritten Monat Formen kommunikativer Verständigung, z.B. indem sie dem Blick der Mutter folgen. Eine entscheidende Phase setzt im Alter von neun bis dreizehn Monaten mit dem ‚Zeigen' ein. In dieser Phase hebt das Kind durch die Zeigegeste Dinge heraus, die es beachtenswert findet. Es ‚bezeichnet' sie damit und stellt erste Referenzbezüge her. Das Zeigen geht mit Lautäußerungen und dem Blickkontakt zum Gesprächspartner einher. Die Zeigegeste dient dem Kind dazu, „Annahmen und Hypothesen zu prüfen und Gegenstände - reale oder hypothetische - in den Bereich kommunikativer Verständigung hineinzubringen" (Bruner 1977, S. 836).

Die Mutter nimmt das Zeigen und die Benennfunktion in ihren Dialog auf. Durch Anrede ‚Schau mal', Frage ‚Was ist das' und Benennung motiviert sie das Kind hinzuschauen und dann etwas zu ‚sagen'. Etwa mit 18 Monaten oder etwas früher fängt sie an, strenger zwischen unannehmbaren und annehmbaren Lautäußerungen zu unterscheiden. Sie verschärft die Kriterien der Annehmbarkeit der Wörter, die das Kind zu bilden versucht (vgl. Bruner,1977, S. 838).

Dabei gibt sie dem Kind Rückmeldungen, indem sie das vom Kind gemeinte Wort stark betont.

Den zweiten Referenzbezug stellt das Beherrschen der deiktischen Ausdrücke wie ‚da' und ‚dort' dar. Durch Spiele wird diese Fähigkeit offensichtlich.

Als dritten Referenzbezug nennt Bruner (1987, S. 83) dann das Benennen, das sich zunächst auf Substantive bezieht. Bruner beschreibt die weitere Entwicklung des Wortschatzes und der Grammatik nicht genauer.

Das gemeinsame Handeln und der Dialog zwischen Kind und Bezugsperson werden von Bruner als Ausgangspunkt für den Erwerb von sprachlichen Fähigkeiten betrachtet, aus denen heraus sich Begriffe und syntaktische Strukturen entwickeln. Wichtig ist der Unterstützungsrahmen für den Spracherwerb, die Entstehung der Transaktionalität zwischen Mutter und Kind, ein hoher Grad an Geordnetheit und Systematik, beispielsweise im Spiel oder in gemeinsamen Handlungen in Verbindung mit einer organisierten, durch Regeln strukturierten Umgebung und einer Mittel-Zweck-Bezogenheit. Das Kind lernt den Gebrauch von Sprache nach der Ansicht Bruners durch ihren kommunikativen Einsatz. Dabei erwirbt es Sprache und ihre Vorläufer nicht, weil es die Fähigkeit dazu hat, sondern weil Sprache ein Symbolsystem ist, das als Mittel der kulturellen Gemeinschaft dazu dient, sich auszutauschen und Ziele zu erreichen.

3.2.4 Die sprachliche Mutter-Kind-Interaktion

Nachdem das Kind im Frühdialog des ersten Lebensjahres mit Hilfe seiner Bezugspersonen Vorläufer sprachlicher Formen erlernt hat, bleibt es auch weiterhin beim Spracherwerb auf Hilfe angewiesen. Die Bedeutung der sprachlichen Mutter-Kind-Interaktion wird von Bruner (1977, 1980, 1987), Füssenich (1992), Füssenich & Schoor (1989), Grimm (1987, 1986), Motsch (1989), Szagun (1993), Weigl (1987,1989, 1990) u.a. immer wieder herausgestellt.

Die Sprache der Erwachsenen, die an das spracherwerbende Kind gerichtet ist, ‚Motherese' oder ‚baby talk' genannt, unterscheidet sich in vielfacher Weise von der Erwachsenensprache in Gesprächsmustern, der Grammatik, dem Wortschatz und den prosodischen Elementen.

Die Motherese orientiert sich an den aktuell vorhandenen linguistischen und kommunikativen Fähigkeiten des Kindes. „Das Kind gibt durch Verstehens- und Nichtverstehenssignale, durch Aufmerksamkeits- und Unaufmerksamkeitssignale, durch Eingehen und Nichteingehen, durch Befolgen und Nichtbefolgen, später auch durch Fragen Rückmeldung darüber, ob das Niveau oder die Qualität der an es gerichteten Sprache richtig ist" (Motsch 1989, S. 77). Damit ist die Motherese eine dynamische rückkoppelnde Kommunikationsform, die sich mit zunehmender Kompetenz des Kindes an die Erwachsenensprache annähert.

Szagun (1993 S. 270) hat bei der Darstellung des Wissensstandes zu diesem Bereich unter Berücksichtigung der Ausführungen von Ferguson & Snow (1977) folgende Merkmale der Motherese herausgearbeitet:

Merkmale der Prosodie:

- Langsame Sprechgeschwindigkeit
- Erkennbarkeit der Segmentation
- größere Flüssigkeit im Sprechen
- Sprechen in höherer Tonlage
- größerer Frequenzbereich der Tonhöhe

Komplexitätsmerkmale:

- erhöhte Anzahl der Äußerungen
- geringere durchschnittliche Äußerungslänge (MLU)
- weniger komplexe Sätze
- weniger Modifikationen
- weniger Vergangenheitsformen der Verben
- weniger Wörter vor dem Hauptverb
- Teile von Äußerungen
- weniger Konjunktionen
- viele Imperative
- viele Fragen
- Einwortäußerungen
- weniger Funktionswörter
- viele Inhaltswörter
- mehr starke als schwache Verben

Charakteristika der Redundanz:

- geringerer Abstraktheitsgrad der Nomen
- Wiederholungen von Satzteilen und ganzen Sätzen
- Inhaltliche Wiederholungen

(aus Szagun 1993, S. 270)

Die Merkmale der Motherese zeigen, daß die Mutter-Kind-Beziehung nicht nur eine emotionale und kommunikative, sondern auch eine sprachlehrende Bedeutung hat.

Durch ihre besondere Sprechweise stellt die Mutter einerseits eine positive affektive Beziehung zu ihrem Kind her, andererseits sichert sie die gegenseitige Verständigung. Wenn das Kind in seinem Alter und in seiner sprachlichen Entwicklung schon etwas fortgeschritten ist (2.- 4. Lebensjahr) verwendet die Mutter modellierende Sprechlernstrategien. Bei der Expansion, als selektiv korrigierende Strategie, nimmt die Mutter die grammatisch unvollständige Äußerung des Kindes auf, verändert sie aber inhaltlich nicht, sondern fügt allein die fehlende grammatische Information hinzu; wenn das Kind ‚Auto nicht fahre?' sagt, antwortet die Mutter ‚Nein, das Auto fährt nicht'.

Bei der Umformung transformiert die Mutter ein vorgegebenes Satzmuster in ein anderes Satzmuster. Sagt das Kind ‚Ich will spielen' fragt die Mutter ‚Was willst du spielen?'. Nelson und Mitarbeiter (1983) haben experimentell nachgewiesen, daß Reformulierungen Kinder tatsächlich dazu bringen, die angebotenen Satzmuster schneller zu lernen.

Reaktionen dieser Art werden in der Therapie als Modellier- bzw. Feedbacktechniken aufgegriffen und bei der Sprach- und Sprechförderung gezielt eingesetzt. Im Kapitel zur pädagogischen Sprach- und Sprechtherapie werden sie noch genauer beschrieben (vgl. Kap. IV.3.).

Kommunikativ-interaktive Erfahrungen des Kindes, basierend auf einer emotional stabilen Eltern-Kind-Beziehung, wirken sich auf die grundsätzliche Bereitschaft und Motivation zur Kommunikation und zum Kontakt mit Menschen aus. Ein Austausch zwischen Kommunikationspartnern entsteht nur dann, wenn der Wunsch besteht, andere zu verstehen und ihnen etwas mitzuteilen.

Solange das Kind Kommunikationspartner hat, die Interesse an der Kommunikation mit ihm zeigen, es als Kommunikationspartner ernstnehmen und sich ihm anpassen, wird es den Kontakt als angenehm empfinden. Dadurch entsteht die Bereitschaft, die eigenen kommunikativen Fähigkeiten weiter zu verbessern, d.h. den Gebrauch der Laute, Worte und Sätze weiter zu differenzieren.

Eltern, die Familie und die Bedingungen des soziokulturellen Umfeldes, in welches das Kind hineinwächst, wirken sich auf die Gesamtentwicklung des Kindes und damit auch auf den Spracherwerb aus. Der folgende Abschnitt befaßt sich mit diesen Einflußfaktoren.

4. Lebens- und Umweltbedingungn im sozio-kulturellen Umfeld

Der Einfluß der durch die soziale Situation bedingten Unterschiede wird vor allen durch die sozioökonomischen und sozial-kommunikativen Lebensbedingungen erklärt. Sie wirken sich auf den durchschnittlichen Sprechbeginn, die Schnelligkeit des Spracherwerbs und das Sprachniveau aus. Hat das Kind ein Umfeld, das den Spracherwerb verstärkt, wird es motiviert, Sprache zu erlernen. Ist das Umfeld hingegen uninteressiert oder bemüht sich nicht, sprachlich, im Sinne der Motherese, auf das Kind einzugehen, reduziert das Kind möglicherweise seine Anstrengungen die eigenen sprachlichen Kompetenzen zu erweitern.

Im Rahmen des Sozialisationsprozesses erweist sich die Familie als wesentlicher Faktor bei der Vermittlung von grundlegenden sprachlichen und sozialen Verhaltensformen (vgl. Schneewind 1991).

Die Dialogfähigkeit, die Dominanz- und Autoritätsstruktur in der Familie, die Familien- und Geschwisterkonstellationen (vgl. Schmidt-Denter, 1988, S.

67ff.), (vgl. Klagsbrun 1993), die Familiengröße, die Eltern-Kind-Interaktion, das Sprachvorbild und die sensorische Anregung (vgl. Flehmig 1988, S. 10) haben entscheidenden Einfluß auf die sprachliche Entwicklung des Kindes. Hinzukommen können ökonomische Bedingungen, Arbeits- und Wohnverhältnisse und die Schichtzugehörigkeit (vgl. Baumgartner 1981), (vgl. Schliep 1981).

Dies gilt insbesondere dann, wenn Kinder durch auftretende Komplikationen vor, während oder nach der Geburt einen Entwicklungsrückstand aufweisen. Cohen et al. (1987, S. 60) stellte in einer umfangreichen Längsschnittstudie über die kognitive Entwicklung bei Frühgeborenen fest: „Günstige soziale Umstände (wie z.B. die gute Schulbildung der Mutter, höherer sozialer Status und eine responsive Mutter-Kind-Interaktion) können oft, wenn auch nicht immer, die Schwierigkeiten der neonatalen Periode und die anfänglich schlechte Entwicklung kompensieren. Soziale Faktoren scheinen die biologischen zu überlagern, und Erholen und Aufholen sind möglich".

Aufgrund dieser vielschichtigen Einflußfaktoren folgert Grohnfeldt (1993, S 29):

> „Das individuelle Sprachverhalten ist damit eher als Ausdruck der Bedingungen bestimmter sozialer Strukturen zu deuten, die über den Einfluß auf die Kommunikationsform in der Familie auf die geistige, soziale, emotionale und sprachliche Orientierung des Kindes einwirken".

Aber nicht nur soziale, auch kulturelle Bedingungen wirken auf den Spracherwerb ein. So genügt es nicht, wenn das Kind die Grammatik, die Laute und das Lexikon seiner Sprache entwickelt. Es sollte auch die sprachlichen Ansprüche der verschiedenen Situationen erkennen können und lernen, wie man richtig darauf reagiert. Sprachliche Interaktionen finden immer in einem Situationskontext statt, in dem bestimmte soziokulturell bedingte Verhaltensmuster gelten. Bruner sieht eine enge Verflechtung zwischen Spracherwerb und Kultur.

> „Eine Kultur besteht aus symbolischen Verfahren, Begriffen und Unterscheidungen, die nur durch Sprache möglich werden" (Bruner 1987, S. 116).

Sprachlernen bedeutet für Bruner immer auch die Kultur zu erlernen und so gesehen ist der Spracherwerb ein Nebenprodukt der Weitergabe einer Kultur.

Für den Verlauf der Sprachentwicklung erweisen sich die genannten sozialen und kulturellen Faktoren in der spezifischen einzigartigen Sozialisationsbiographie des einzelnen als beeinflussende Variablen, deren Zusammenspiel zu einen normalen oder abweichenden Spracherwerb führen kann. Addiert man alle die in diesem Kapitel II. beschriebenen spracherwerbsbestimmenden Komponenten, wird deutlich, daß es sich um einen mehrdimensionalen Prozeß handelt.

5. Zusammenfassung

Der Erwerb der menschlichen Sprache ist ein komplexer mehrdimensionaler Prozeß, in dem viele verschiedene Faktoren zusammenwirken. Sowohl kognitive, als auch emotionale und kommunikativ-interaktive Prozesse, die auf physiologischen Voraussetzungen basieren und im Zusammenhang mit soziokulturellen Rahmenbedingungen gesehen werden müssen, sind entscheidende Komponenten für die Entwicklung der Sprache. Die beschriebenen Rahmenbedingungen für den Spracherwerb dürfen nicht isoliert gesehen werden. Sie stellen eine Gesamtheit sich wechselseitig bedingender Faktoren dar.

So ist über neurophysiologisch-biologische Voraussetzungen und genetische Dispositionen im Normalfall gewährleistet, daß Sprache aufgenommen, gespeichert, verarbeitet, abgerufen und produziert werden kann. In der Interaktion mit den Bezugspersonen lernen Kinder kommunikativen Austausch kennen. Es ergeben sich regelhaft strukturierte Dialogsequenzen, in denen sie erste Laute und Worte zu verstehen und zu produzieren lernen. Durch Wechselspiele und die Reaktionen der Bezugspersonen erfahren sie etwas über die dialogische Struktur der sprachlichen Kommunikation und lernen die kulturell definierten Bedeutungen ihrer Handlungen kennen.

Die Fähigkeit zur sprachlichen Symbolisierung erwerben Kinder über sensorische, interaktive und kognitive Prozesse. Dabei kommt der Handlung eine besondere Bedeutung zu. Sensomotorische Erfahrungen erlauben es, den repräsentativen Aspekt der Wörter und die Regelhaftigkeit und Sequenz von Abläufen erst in handelnder, dann in sprachlicher Weise zu entdecken. Diese Fähigkeiten bilden sich alle im sozialen Austausch, in der Interaktion des Kindes mit seiner Umwelt, in einem bestimmten soziokulturellen Umfeld heraus.

Da die einzelnen Faktoren in der normalen Sprachentwicklung so eng miteinander verbunden sind, müssen auch Sprachauffälligkeiten in diesem Zusammenhang gesehen werden. Bei allen sprachlichen Störungen stellen die Rahmenbedingungen für den normalen Spracherwerb gleichzeitig mögliche Bedingungshintergründe für Abweichungen dar. In der Analyse der Bedingungsfaktoren sollten deshalb biologisch-neurophysiologische, kognitive und sozialemotionale Prozesse ebenso beachtet werden wie die Lebens- und Umweltbedingungen des Kindes. Liegt eine Störung in einem dieser Bereiche vor, so kann sie sich auf die gesamte Sprach- und Persönlichkeitsentwicklung des Kindes auswirken.

Das folgende Kapitel beschäftigt sich mit einzelnen Störungen der Sprache und des Sprechens und ihren Bedingungshintergründen.

III. Sprachauffälligkeiten im Vorschulalter

Unter dem Oberbegriff Sprachauffälligkeiten werden Störungen der Sprache und des Sprechens unterschiedlicher Erscheinungsformen, Entstehungsbedingungen und Entwicklungsverläufe zusammengefaßt, die sich darin zeigen, daß es einem Kind, mit weitgehend intaktem Gehör und ohne dominierende intellektuelle Beeinträchtigung, nicht gelingt, das Regelsystem und den Wortbestand seiner Muttersprache altersgerecht zu erwerben.

Für Gerda Knura (1982, S. 11) kommen Sprachauffälligkeiten zum Ausdruck „in der individuell unterschiedlich verursachten und ausgeprägten Unfähigkeit zum regelhaften, alters- und entwicklungsgerechten Gebrauch der Muttersprache, die sich auf eine, mehrere oder alle Teilfunktionen des Sprachsystems erstreckt und vorübergehend, lang andauernd oder bleibend sein kann" (Knura 1982, S. 3).

Ausgehend von den theoretischen Überlegungen zu den Rahmenbedingungen der Sprachentwicklung und ihren Störungen im ersten Teil dieser Arbeit soll unter dem Thema Sprachauffälligkeiten im Vorschulalter[1] auf die Sprachentwicklung eingegangen werden. Um Auffälligkeiten in der kindlichen Sprache erkennen und beschreiben zu können, ist es zudem notwendig, sich mit der normalen Sprachentwicklung des Kindes zu beschäftigen.

Die folgenden Darstellungen befassen sich deshalb in einem ersten Schritt mit den linguistischen Ebenen und den zeitlichen Phasen der normalen Sprachentwicklung des Kindes.

Anschließend gehe ich in einem zweiten Schritt kurz auf die Probleme der Systematisierung bei sprachlichen Störungen ein, bevor dann die Störungsbilder der häufigsten Sprachauffälligkeiten bei Kindern im Vorschulalter vorgestellt werden. Dabei möchte ich die traditionelle Sicht der Sprach- und Sprechstörungen dahingehend erweitern, daß nicht nur eine Beschreibung der sprachlichen Symptomatik, der üblichen Einteilungskategorien und Formen erfolgt, sondern im Zusammenhang mit dem möglichen Bedingungshintergrund verschiedene sensorische, motorische, kognitive, soziokulturelle und familiäre Faktoren miteinbezogen werden. Sie verdeutlichen den mehrdimensionalen Entstehungshintergrund von Sprach- und Sprechstörungen.

Da Stammeln die häufigste Sprechstörung bei Kindern im Vorschulalter ist, wird in einem dritten Schritt das Erscheinungsbild des Stammelns exemplarisch

1 Der Begriff Vorschulalter bezieht sich hier in Anlehnung an die Definition von Braun (1982, S. 112) auf die Altersgruppe der drei bis sechsjährigen Kinder.

herausgegriffen und ausführlicher dargestellt. Bei den Ausführungen zur Sprach- und Sprechtherapie sollen daran auch spezifische sprach- und sprechtherapeutische Maßnahmen verdeutlicht werden.

1. Die Ebenen und Phasen der normalen Sprachentwicklung des Kindes

Unter normalen Umständen gelingt es kleinen Kindern in der relativ kurzen Zeitspanne ab etwa der Mitte des zweiten Lebensjahres bis zum Alter von vier bis fünf Jahren, einen grundlegenden Bestand semantischer, syntaktischer und morphologischer Prinzipien und Formen ihrer Muttersprache zu erwerben und sprachlich anzuwenden.

Dieser Bestand ermöglicht es ihnen, ihre Intentionen weitgehend fehlerfrei an die Mitgliedern ihrer Sprachgemeinschaft weiterzugeben. Damit ist die sprachliche Entwicklung aber noch nicht endgültig abgeschlossen, das System differenziert sich bis ins Jugend- und Erwachsenenalter weiter aus.

Was Kinder in den ersten Jahren des Spracherwerbs leisten, hat die Kindersprachforscher seit jeher fasziniert. So existieren eine Vielzahl von unterschiedlichen Modellen, Untersuchungen und Erklärungsansätzen (vgl. Chomsky 1975, 1983, 1978), (vgl. Clahsen 1986, 1988, 1990), (vgl. Dannenbauer 1992), (vgl. Grimm 1886, 1987a, 1987b), (vgl. Günther 1980), (vgl. Herrmann 1985), (vgl. Marcu 1992), (vgl. Szagun 1993). Bisher ist es den Linguisten, Neurolinguisten und Sprachpsychologen aber noch nicht gelungen, ein wirklich vollständiges wissenschaftliches Modell[2] auszuarbeiten.

1.1 Die Ebenen des Spracherwerbs

Aus linguistischer Sicht werden vier Sprachdimensionen unterschieden (vgl. Motsch 1986, S.86):

1. Phonematisch-phonologische Ebene
   Phonematische (Lautbildung) und phonologische (Lautgebrauch) Fähigkeiten zur Aufnahme, Unterscheidung, Realisierung und Wiedergabe der Laute und Lautverbindungen der Muttersprache.

2 Hüttemann (1990, S. 7ff.)) kritisiert den Mangel an eigenständigen Konzepten der Sprachwissenschaft und betont, insbesondere für den Bereich der Patholinguistik, daß die Linguistik die Funktion einer Hilfswissenschaft habe, die methodologische Konzeptionen naturwissenschaftlicher Disziplinen umstandslos in die linguistische Arbeit übertrage. Zudem halte sie an völlig überalterten Theoriekonstrukten fest. Er verlangt eine Aktualisierung des Theorieinventars und weist auf den ernormen Nachholbedarf in diesem Bereich in den letzten 10-15 Jahren hin.

2. Pragmatisch-kommunikative Ebene
   Verfügbarkeit von Sprache zur Bewältigung unterschiedlicher Lebenssituationen.

3. Semantisch-lexikalische Ebene
   Bedeutung sprachlicher Zeichen; aktives und passives Sprachverständnis auf Wort-, Satz- und Textebene.

4. Syntaktisch-morphologische Ebene
   Fähigkeit der Anwendung grammatikalischer Regeln auf Wortebene (Morphologie) und auf Satzebene (Syntax) bei Aufnahme und Wiedergabe der Sprache.

Die verschiedenen Sprachebenen sind aufeinander bezogene Teilbereiche, sie „sind offensichtlich nicht unabhängig voneinander und könnten entsprechend auch nicht isoliert gelernt werden" (Bruner 1987, S. 14). Sie vollziehen sich als integrativ und strukturell miteinander verbundene Prozesse, wie in der Darstellung zum zeitlichen Verlauf der Sprachentwicklung noch deutlich wird. Die vier linguistischen Ebenen sollen im folgenden etwas ausführlicher vorgestellt werden, da sich die therapeutischen Interventionen unter anderem aus den darin dargestellten Theorieansätzen und Annahmen ableiten.

1.1.1 Phonematisch-phonologisch Ebene

Die Phonologie beschäftigt sich mit der Funktion der Sprachlaute und dem Lautgebrauch im Sprachsystem. Sie erörtert die Beschaffenheit und Verwendung der Phoneme (vgl. Gellinek 1980, S. 47). „Ein Phonem ist eine Lauteinheit, die bedeutungsunterscheidende Funktion hat" (Pelz 1984, S. 75). In dem Minimalpaar /Tanne/ und /Kanne/, das sich nur durch die Phoneme /k/ und /t/ unterscheiden, drückt sich die bedeutungsunterscheidende Funktion der Phoneme aus.

Die artikulatorische Phonetik beschreibt systematisch Art und Ort der Lautbildung und Lautproduktion.

Wirth (1983, S. 112ff.) hat sich mit der artikulatorischen Phonetik befaßt; er nennt als Inhalte:

- die artikulatorische Bildung der Vokale und Konsonanten,
- die Unterscheidung der stimmhaften, z.B. /b/, und der stimmlosen, z.B. /p/, Laute
- die Beschreibung der einzelnen Lautgruppen: Plosiv- bzw. Verschlußlaute, wie /t/, /d/, /k/, /p/, /b/, /g/, Frikativ- bzw. Reibelaute, wie /s/, /f/, /w/, /sch/, Nasallaute, wie /m/, /n/, /ng/, Schwinglaute /r/, Seitenlaute /l/, Affrikanten /pf/, /z/,
- die Artikulationszonen, in welchen die Laute gebildet werden.

In der Phonetik unterscheidet man drei Artikulationszonen[3] (vgl. Schwarz 1985, S. 139f.):

1. Entsteht ein Konsonant unter Beteiligung der Unterlippe und der Oberlippe oder der oberen Frontzähne wie bei /p/,/b/,/f/, /w/,/m/, so spricht man von Lautbildungen an der ersten Artikulationsstelle.

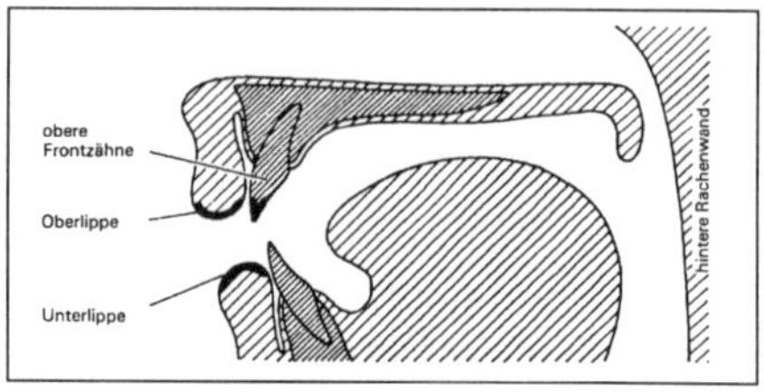

2. Entsteht ein Konsonant unter Beteiligung der oberen und unteren Frontzähne, der Alveolarfortsätze (Zahndämme) von Unterund Oberkiefer und der Vorderzunge, wie bei /t/, /d/, /n/, /l/, so spricht man von Lautbildungen an der zweiten Artikulationsstelle.

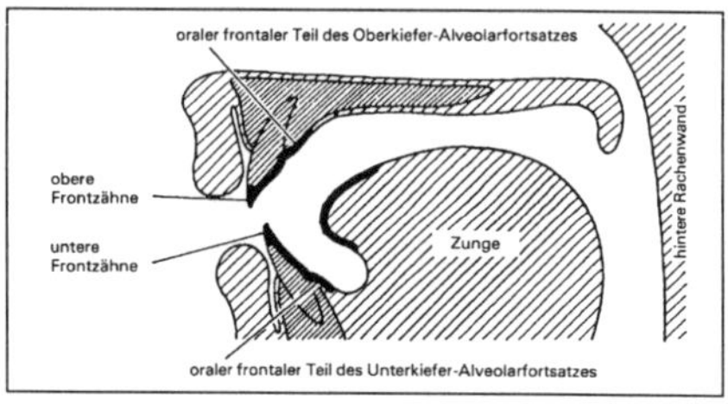

3. Entsteht ein Konsonant unter Beteiligung des harten Gaumens, des weichen Gaumens, der Mittel- oder Hinterzunge wie bei /g/,/k/,/ng/,/ch1/,/r/ so spricht man von der dritten Artikulationsstelle.

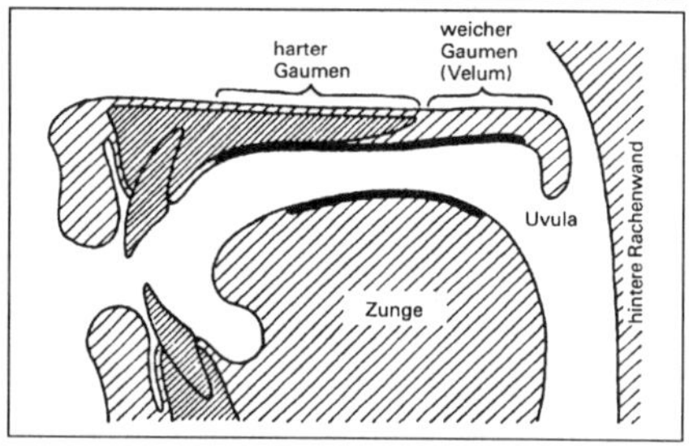

Die Reihenfolge im Erwerb der einzelnen Laute unterliegt einer gewissen Systematik und Abfolge, zu der es unterschiedliche Erklärungsmodelle gibt. Besonders verbreitet ist der Ansatz von Roman Jakobson (1973).

Jakobson vertritt die Ansicht, daß sich die Lautentwicklung in lautlichen Kontrasten vollzieht, und daß dabei eine ganz bestimmte Reihenfolge vorherrscht:

- Der erste Kontrast, den das Kind erwirbt, ist der zwischen einem vorhandenen Vokal und einem Konsonanten. Als erste Konsonanten nennt Jakobson (1973, S. 59ff.) /p/ und /b/, als ersten Vokal[4]/a/. Folglich sind /ba/ und /pa/ (Pa-pa) die ersten willkürlich gebildeten Lautgruppen des Kindes.

---

3 Der stimmlose Hauchlaut /h/ wird glottal, zwischen den Stimmlippen im Kehlkopf direkt gebildet. Er ist deshalb in den drei beschriebenen Artikulationszonen ebensowenig aufgeführt wie der Laut /ch 2/ (z.B. ach), der an Zungengrund und Rachenwand gebildet wird.

4 Jakobson geht davon aus, daß Vokale früh und mühelos vom Kind erworben werden. Romonath (1994, S. 129ff.) kritisiert diese Ansicht, die zu einer Vernachlässigung der Förderung von Vokalen in der Sprach- und Sprechtherapie geführt habe. Sie weist darauf hin, daß Kinder mit einer normalen Sprachentwicklung im zweiten Lebensjahr weniger als 60% der Vokale fehlerfrei in Worten produzieren würden.

- Der zweite Kontrast ist nach Jakobson der zwischen Mund und Nasenkonsonanten. Zu den Plosiven /b/ und /p/ erwirbt das Kind den Nasallaut /m/, der durch den Verschluß der Lippen bei einer Luftstromführung durch die Nase (nasal) gebildet wird. Die Lautgruppe /ma/ tritt in Erscheinung (Ma-ma).

- Als drittes lernt das Kind innerhalb der Mundkonsonanten die Lippenverschlußlaute /p/ und /b / von den hinter den Zähnen gebildeten Verschlußlauten /t/ und /d/ zu unterscheiden; /da/ und /ta/ treten auf.

- Der vierte Kontrast schließlich ist der zwischen /m/ und /n/. Er bezieht sich auf die Nasallaute. Bei beiden Lauten erfolgt die Luftstromlenkung durch die Nase. Während bei /m/ der Verschluß durch die Lippen gebildet wird, erfolgt bei /n/ der Verschluß durch die Zunge, die an den oberen Schneidezähnen liegt.
- Bald kommen Reibelaute wie /w/ und /f/ dazu. Andere Laute, insbesondere solche, die in der dritten Artikulationszone gebildet werden, oder solche, die eine sehr differenzierte Luftführung und Zungen- und Lippenspannung erfordern, wie /s/ und /sch/, folgen später. Dies gilt auch für Affrikanten wie /z/, /pf/ und Konsonantenverbindungen wie /kr/, /bl/, /str/, die höhere Anforderungen an die Artikulationsfähigkeit des Kindes stellen.

Mit diesen Erkenntnissen von Jakobson lassen sich typische Lautersetzungen, die in der normalen Sprachentwicklung beobachtet werden können, erklären (z.B. statt /Zahn/ - /tan/). Laute, die vom Kind zuerst beherrscht werden (vgl. Kap. III.1.2.), treten zunächst an die Stelle von später erworbenen Lauten und Lautverbindungen.

Jakobsons berühmte Theorie ist aufgrund der schmalen Grundlage seiner Daten aber auch kritisiert worden:

Die von ihm geschilderte Hierarchie bei der Anwendung der Einzellaute in Wörtern konnte in der beschriebenen Form nicht immer nachgewiesen werden. Eltern berichten oft, daß ihr Kind zuerst ‚Mama', nicht ‚Papa' gesagt habe.

Oksaar (1987, S. 170) gibt zu bedenken, daß Kinder schwierige Lautkombinationen in Wörtern teilweise schon sehr früh anwenden können, wenn die Wörter etwas symbolisieren, was für das Kind ganz besonders wichtig oder interessant ist. Diese Beobachtung, die Oksaar in seinen Untersuchungen gemacht hat, kann ich aus meiner eigenen Praxis nur bestätigen.

Dennoch, auch wenn bei den einzelnen Detailangaben der Lautabfolge situative und motivationale Faktoren eine große Rolle spielen, ist resultierend aus Jakobsons Gedanken in der Sprach- und Sprechtherapie zwischenzeitlich allgemein anerkannt, daß:

- Laute aus der zweiten und dritten Artikulationszone später in Wörtern verwendet werden,

- Reduplikationen (Ma-ma, Pa-pa, ham-ham) für Kinder in der Vokal-Konsonant-Verbindung artikulatorisch einfacher bildbar sind und deshalb auch früher gesprochen werden,
- in den ersten Globalwörtern der Kinder häufig Lautkontraste vorkommen,
- Konsonantenverbindungen im Laufe der Sprachentwicklung normalerweise erst später gelernt werden.

Für die Entwicklung der phonetisch-phonologischen Sprach- und Sprechkompetenzen des Kindes sind auditive und taktil-kinästhetische Wahrnehmungs- und Rückkopplungsprozesse erforderlich. Über den Vergleich der eigenen und fremden Lautproduktionen werden die Laute im Zusammenhang mit auditiven und taktil-kinästhetischen Rückkopplungsprozessen schrittweise korrigiert.

Indem das Kind alle gemeinsam für einen bestimmten Laut charakteristischen phonetischen Merkmale herausfiltert, erwirbt es ein Standardmuster, „eine Art auditive Normvorstellung des Lautes" (Kilens 1982, S. 185). Das Hören, und hier ist nicht nur das akustische Aufnehmen gemeint, sondern das auditive Erfassen und Verarbeiten des Aufgenommenen, stellt die wichtigste Kontrollinstanz bei der konkreten Bildung eines Wortes dar. „Die Hochleistung präziser Artikulationsmotorik kommt erst zustande durch das Zusammenwirken von Hörfähigkeit, auditiver Wortklangerfassung und Speicherung, der auditiven Kontrolle und einer Korrektur durch Sprachrückkopplung bzw. Sprechkontrolle an der Sprechmotorik" (Westrich 1982, S. 91).

Das Kind muß also nicht nur auf seine Umwelt hören (Fremdhören - interpersonaler Regelkreis), sondern das Gehörte auch mit seiner eigenen Sprachproduktion vergleichen (Eigenhören - intrapersonaler Regelkreis). Dabei kann es sich selber, wenn es erforderlich ist, durch eine Modifizierung der Artikulationsbewegung korrigieren.

1.1.2 Pragmatisch-kommunikative Ebene

Szagun (1993, S. 231) versteht die pragmatisch-kommunikative Kompetenz des Hörers und Sprechers als Fähigkeit, den situativen und sozialen Kontext bei der Kommunikation zu berücksichtigen. Die Pragmatik bezieht sich auf die sozialen Aspekte des Sprachgebrauchs, besonders auf die zwischenmenschliche Bedeutung einer kommunikativen Handlung[5].

Eine der wichtigsten Aufgaben, die ein Kind meistern muß, um handlungsfähiges Mitglied seiner Gesellschaft zu werden, besteht darin, seine Aktivitäten und Handlungen mit denen der anderen Mitglieder zu koordinieren (vgl. Lindner 1983, S. 9). Dabei sollte nicht nur die Handlung, sondern auch die Sprache als Fortführung der Handlung (vgl. Hörmann 1978) in den Koordinationsprozeß

---

5 Die Kommunikation zwischen Sprecher und Hörer ist durch eine Reihe von kommunikativen Handlungen gekennzeichnet, die auch Sprechakte genannt werden. Zu dem Thema „Sprechakte als Interaktionsverhalten" verweise ich auf die Ausführungen von Scherer (1990).

miteinbezogen werden. Kommunikation besteht nicht nur aus verbalen Bestandteilen, auch nonverbale, soziale, emotionale und situative Komponenten müssen beachtet und berücksichtigt werden. Sprachliche Kompetenz im Sinne der Verständigungsfähigkeit umfaßt das Wissen, in welchem sozialen Kontext, auf welche Weise und mit welcher Erwartung welchem Gesprächspartner etwas zu sagen oder auch zu verschweigen ist.

Marco (1992, S. 17) bezeichnet die Pragmatik deshalb als „linguistische Theorie des Dialoges" und versteht Sprache als soziales Zeichensystem, mit dem sich die Mitglieder einer Gemeinschaft aufeinander und auf die Umwelt einstellen.

Kinder benötigen für die sprachliche Kommunikation also nicht nur semantisch-lexikalische, syntaktisch-morphologische und phonologisch-phonematische Kompetenzen. Sie benötigen auch die Fähigkeit Kommunikationsmuster intentional, zielgerichtet und situativ variierend zu verwenden. Grohnfeldt (1993, S. 47) weist darauf hin, daß es bereits zwei bis dreijährigen Kindern möglich ist, sich in die Rolle des Gesprächpartners hineinzuversetzen und situationsspezifisch zu reagieren.

Die Förderung und Entwicklung der pragmatisch-kommunikativen Kompetenz des Kindes beginnt in der vorsprachlichen Zeit mit der Interaktion zwischen Bezugspersonen und Säugling. Pragmatisch-kommunikative Fähigkeiten müssen sich jedoch im Laufe der Sprachentwicklung weiter differenzieren. Insbesondere bei Kindern mit Sprachauffälligkeiten ist es wichtig, pragmatisch-kommunikative Elemente in die therapeutische Förderung zu integrieren.

Sprach- und sprechfördernde Maßnahmen sollten deshalb interaktiv und in wechselseitiger Bezogenheit aufeinander erfolgen und den situativen und sozialen Kontext miteinbeziehen und zwar unabhängig davon, ob am Dysgrammatismus, am Wortschatz, am Redefluß oder an den einzelnen Lauten gearbeitet wird.

1.1.3 Semantisch-lexikalische Ebene

Der Aufbau der Semantik und des Lexikons geht mit der kognitiven und sensomotorischen Entwicklung des Kindes einher. Die Verwendung von sprachlichen Bedeutungen[6] ist eng an die Lautentwicklung und die Begriffsbildung gekoppelt. Durch die Entwicklung der Objektpermanenz, der Repräsentationen und der Symbolfunktion (vgl. Piaget Kap. II.2.2.) lernt das Kind, daß mit gewissen Lautfolgen bestimmte Inhalte verbunden sind. Dabei dehnt sich das lexikalische Verständnis auch auf nicht anwesende Gegenstände aus. Die Ent-

---

6 Seiler & Wannenmacher (1987, S. 466) unterscheiden ‚Bedeutungen' von ‚Begriffen': „Dort wo Dinge, Ereignisse z.B. sprachliche Ausdrücke, als Zeichen für andere Dinge verwendet werden, spricht man von Bedeutung des Zeichens und meint damit den Sachverhalt, der auf Dinge und ihre Merkmale verweist". Begriffe hingegen sind für sie Einheiten des Denken, einfachste Denkakte.

wicklung der Symbolfunktionen und der Repräsentationen ermöglichen es, Handlungen aus ihrer Verbindung zum Gegenstand zu befreien. So gelingt die Verwendung von sprachlichen Symbolen, von Wörtern.

Neben kognitiven und sensomotorischen Prozessen kommt den kommunikativinteraktiven Prozessen für die Entwicklung der semantisch-lexikalischen Kompetenzen des Kindes eine wichtige Funktion zu. Mimik, Gestik, Tonfall und die Verbindung von Sprache und Handlung helfen dem Kind, Begriffe zu bilden und Bedeutungen zu erfassen.

Die semantisch-lexikalische Entwicklung des Kindes drückt sich zuerst in den Einwortsätzen aus. Dabei gibt das Kind mit einem Wort sehr komplexe, nicht genau abgegrenzte Handlungsabläufe wieder. Die Phase der Einwortsätze setzt ein, „indem das Kind in zunehmenden Maße sinntragende Äußerungen in der Form eines Wortes verwendet" (Oksaar 1987, S. 163f.).

Oksaar (ebd.) nimmt an, daß die Kinder schon während der Lallphase Laute und Lautkombinationen konsequent in wiederkehrenden Situationen einsetzen und sie, obwohl sie nicht als Wörter der Erwachsenensprache zu identifizieren sind, in der Kommunikation erfolgreich gebrauchen können. Hacker (1992, S. 24) stellt fest, daß in ersten Wortproduktionen vorrangig Laute verwendet werden, die in der letzten Phase des Lallens dominierten. Die ersten Wörter des Kindes haben situativ unterschiedliche Bedeutungen, wobei Situation und Wort eine grammatische Einheit bilden (vgl. Mc Neill 1975). Das Wort nimmt die Aussagekraft eines ganzen Satzes ein. Je nach Stimme, begleitender Gebärde und Situation bringt das Kind mit einer Bezeichnung (z.B. Auto) zum Ausdruck, daß „der Gegenstand ein Auto ist, oder daß es das Auto haben möchte, oder daß ihm das Auto lieb ist" (Richter 1984, S. 28).

Die ersten Worte symbolisieren eine Gegenstandsbedeutung, stehen jedoch nicht nur für den Gegenstand (vgl. Lührs 1985, S. 64). Sie stellen Verallgemeinerungen dar, die schon Bühler (1934, S. 72f.) als Globaläußerungen bezeichnet hat. Hacker (1992) nennt sie Protowörter und weist darauf hin, daß sie nicht der Erwachsenensprache entlehnt sind und als bloße Vereinfachungen oder Imitationen gehörter Wörter aufgefaßt werden können. „Vielmehr stellen sie sich als Schöpfungen der Kinder selbst dar, die spezifische Lautgestalten mit Bedeutungen verknüpfen. Ihr Auftreten unterstreicht den aktiven und kreativen Umgang von Kindern mit Sprache im Erwerbsprozeß" (Hacker 1992, S. 20). Bezugspersonen gehen auf diese Wortschöpfungen der Kinder ein und greifen sie auf (vgl. Motherese Kap. II. 3.2.4.).

Boving (1985, S. 99f.) weist darauf hin, daß die ersten Protowörter wie /heia/, /mam-mam/, /wau-wau/ sich überwiegend zuerst in den Bereichen Ernährung, Bezugspersonen, Spiel und Tiere finden. Die Autorin hat beobachtet, daß Protowörter unterschiedliche Funktionen erfüllen:

- affektive (Freude, Zufriedenheit)
- instrumentelle (mam,mam - ich will essen)

- demonstrative (da - auf etwas aufmerksam machen, oft in Verbindung mit Zeigen)
- kategorisierende (wau,wau - für alle Tiere)

Die Worte des Kindes sind anfangs durch Übergeneralisierungen charakterisiert. Oksaar (1987, S. 179) orientiert sich an den Merkmalstheorien[7] und beschreibt das Erlernen der semantischen Merkmale als „das Fortschreiten von groben zu immer feineren Unterschieden". Übergeneralisierungen bauen sich dann ab, wenn Worte durch feinere Merkmalsdifferenzierungen semantisch besser unterschieden werden können.

Die Begriffs- und Bedeutungsbildung erfolgt durch „den Prozeß der Kategorisierung, Differenzierung und Transformation" (Grohnfeldt 1993, S. 44). Der Wortschatz des Kindes verfeinert sich im Laufe der Entwicklung, einzelne Wörter werden immer differenzierter erfaßt und sprachlich zunehmend korrekt angewendet.

1.1.4 Syntaktisch-morphologische Ebene

Mit dem Ausbau des phonematisch-phonologischen und semantisch-lexikalischen Systems bilden sich zunehmend syntaktische und morphologische Strukturen heraus. Kinder verwenden anfangs Zwei- und Mehrwortsätze. Es werden Prozesse der Syntax, die sich mit den Anweisungsregeln zur Bildung von Sätzen beschäftigt, sowie der Morphologie wirksam. Die Morphologie[8] geht auf die Formveränderungen ein, denen die Wörter durch Deklination und Konjugation unterliegen. Beide Bereiche sind eng miteinander verbunden, wobei die Syntax bei Zweijährigen weiter entwickelt zu sein scheint als die morphologischen Fähigkeiten (vgl. Oksaar 1987, S. 197).

Für die Erklärung der Prozesse auf syntaktisch-morphologischer Ebene werden unterschiedliche Modelle herangezogen.

Chomsky (1978, 1983) hat die generative Transformationsgrammatik entwikkelt. Es handelt sich um einen bekannten Ansatz, der auch heute noch als Basis für die Diskussion verschiedener Erklärungsansätze zum Syntaxerwerb dient. Chomsky geht davon aus, daß der Sprecher einer Sprache beliebig viele Äußerungen hervorbringen kann, wenn er das Regelsystem beherrscht. So gibt es Regeln, um Wortklassen wie Nomen, Verben und Adjektive zu Sätzen zu kom-

---

7 Nelson (1985) und Clark (1985) haben die semantischen Merkmalstheorien entwikkelt. Clark geht von der Annahme aus, daß die Bedeutung eines Wortes aus einer Summe von Einzelmerkmalen, den „semantic features", besteht, die das Kind über die perzeptuelle Wahrnehmung erwirbt. Sensorische Attribute wie z.B Größe, Form, Gewicht sind die Grundlage für die Bildung von Wortbedeutungen. Nelson (1985) hält nicht die perzeptuellen, sondern die funktionalen Merkmale für ausschlaggebend z.B. „der Ball kann gerollt werden".

8 Bezüglich des Erwerbs von morphologischen Srukturformen verweise auf die Überlegungen von Hermann Schöler (1987, S. 165ff.) und Heidrun Pelz (1984, S105ff.).

binieren. Diese Regeln stellen für Chomsky das (angeborene) sprachliche Wissen des Menschen dar.

In der generativen Transformationsgrammatik wird zwischen der Oberflächen- und Tiefenstruktur von Sätzen unterschieden. Die Tiefenstruktur enthält Elemente, die für die Bedeutung wesentlich sind, die Oberflächenstruktur bezieht sich auf die Form des Satzes. Mit Hilfe von Transformationsregeln wird die Tiefenstruktur in die Oberflächenstruktur überführt.

Slobin (1985, 1973) hat die Theorie der ‚Operating Principles' an der Universität Berkeley in Kalifornien entwickelt. Er nimmt an, daß Menschen über einen mentalen Mechanismus verfügen, der aus einem semantischen Raum und einem formalen Raum besteht. In dem semantischen Raum sind grundlegende semantische Konzepte angesiedelt und der formale Raum bietet sprachliche Formen und Ausdrucksmittel an. Dabei werden die sprachlichen Formen über das Verstehen der gedanklichen Inhalte entwickelt, d.h. bevor die Kinder sinnvolle Sätze bilden können, müssen sie den Satzinhalt verstanden haben.

Neben diesen beiden bekannten Erklärungsansätzen von Chomsky und Slobin gibt es noch weitere Modelle, die sich mit der Entwicklung von Syntax und Morphologie beschäftigen (vgl. Szagun 1993), (vgl. Clahsen 1986, 1988, 1990), (vgl. Dannenbauer 1992).

Übereinstimmend wird jedoch angenommen, „daß das Kind nicht einfach Ausdrücke lernt, sondern Regeln, die es aus der Erwachsenensprache extrahiert und auf seine Weise appliziert" (Oksaar 1987, S. 193). Dabei erfolgt keine unvollständige Kopie der Sprache des Erwachsenen, die Grammatik des Kindes zeigt zu jedem Zeitpunkt eine eigenständige Systematik (vgl. Grohnfeldt 1993, S. 46).

Im zeitlichen Ablauf der normalen Sprachentwicklung des Kindes greifen die vier linguistischen Ebenene ineinander. Sie entwickeln sich parallel. Bei der nun folgenden Beschreibung der Phasen des Spracherwerbs wird dies deutlich.

1.2 Die Phasen der normalen Sprachentwicklung

1.2.1 Vorstadien der Sprachentwicklung

a.) Schreiphase (1. - 7. Woche)

Die ersten Wochen eines Säuglings sind gekennzeichnet durch lange Schlafperioden und kurze Wachzeiten, in denen die Bedürfnisse des Neugeborenen erfüllt werden. Die Lautproduktionen sind in dieser Phase fast ausschließlich Schreilaute, die als Signale für die Bezugspersonen anzusehen sind. Diese Schreilaute modifizieren sich jedoch schnell, sie gewinnen kommunikative Funktionen „und werden zum finalen, gerichteten und situationsbezogenen Appell, durch den Emotionen und Wünsche (Nahrung, Zuwendung) ausgedrückt werden können" (Grohnfeldt 1993, S. 53). Zunächst überwiegen vokalähnliche

Laute, später folgen Konsonanten. In der 6. bis 8. Woche treten zunehmend Hauch- und Gurrlaute (r-Ketten) auf, die zur Lallphase überleiten.

b.) Lallphase (2. - 10./12. Monat)

In der Lallphase lernt das Kind seinen Artikulations- und Stimmapparat zu gebrauchen, d.h. es probiert das Zusammenspiel von Zunge, Gaumen, Lippen und Stimme bei der Lautproduktion in kreativer Weise aus. Diese präverbale Phase dient dem Erwerb von artikulatorischen Grundfähigkeiten, die als Basis für die später folgende gezielte Artikulation der Laute im Wort dienen. Bei der Lautproduktion in dieser Phase handelt es sich vor allem um rhythmische Lautketten. Sie können unterschiedlich lang sein, ihre Wiederholung kann einfach oder mehrfach sein (z.B. ‚ta-da' oder ‚be-be'), sie können melodisch oder rhythmisch variiert werden, schon den Charakter von Silben haben und sich aus Vokalen und Konsonanten zusammensetzen.

Das Lallen kann in dem ersten Abschnitt dieser Phase Laute und Lautsequenzen enthalten, die in der Sprache der Umgebung nicht vorkommen (vgl. Jakobson 1973, S. 20). Der Säugling ist im Stande, alle denkbaren Laute zu erzeugen. In diesen ersten sechs Monaten sammelt das Kind zwar Höreindrücke, es kontrolliert aber seine Lallmonologe noch nicht mit dem Gehör. Funktional gesehen übt und probiert das Kind nicht nur verschiedene Artikulationen aus, die Laute haben, vielmehr wie auch in der Schreiphase, schon einen kommunikativen Effekt. Die Eltern eilen herbei, sie reagieren darauf. Später wird das Lallen dann intentional benutzt. Es kann verändert werden, so daß dem Erwachsenen subjektive Interpretationen, je nach Situation und emotionalem Kontext, möglich sind.

Im Laufe der weiteren Lallphase verliert das Kind langsam das vielfältige Vermögen der Lauterzeugung und beginnt mit einem vergleichsweise reduzierten Lautmaterial die Phoneme seiner Sprache aufzubauen. Es setzen verstärkende Kreisprozesse des Hörens und Sprechens ein, die zunächst durch Selbstnachahmung (6. Monat), später durch Fremdnachahmung (ca. 8./9. Monat) gekennzeichnet sind.

Bei der Beschreibung des Prozesses der Selbst- und Fremdnachahmung beziehe ich mich auf Schwarz (1985, S. 33).

Die Selbstnachahmung ist daran erkennbar, daß das Kind individuelle Vorlieben für bestimmte Lallkomplexe entwickelt und beginnt, sich selber zu wiederholen, nachzuahmen und gezielt zu artikulieren[9]. Es wendet seinen eigenen vorsprachlichen Lautproduktionen auditive Aufmerksamkeit zu, ‚hört hin' und spürt die aus der Betätigung der Sprechorgane erzeugten taktil-kinästhetischen Reize. Durch die häufige Reproduktion artikulatorisch-phonematischer Einheiten entwickelt sich allmählich ein phonematisches Erinnerungsvermögen beim Kind.

---

9 Boving (1985, S. 92ff.) konnte dies experimentell bei Babys nachweisen.

Häufig nimmt die Familie die Lautungen des Kindes auf und spricht sie ihm immer wieder vor. Das Kind imitiert diese vorgegebenen Laute und erhält durch die Fremdnachahmung die Möglichkeit, zwischen den bereits ausgeführten eigenen Artikulationsbewegungen und den nachgeahmten Lall- und Artikulationsbewegungen zu vergleichen. In einem sich häufig wiederholenden Dialog können sich einzelne Lautgebilde verfestigen (vgl. Schwarz ebd.).

Die auditiven und taktil-kinästhetischen Rückmeldungen aus dem Bereich der Sprechorgane werden über afferente Nervenbahnen zum Gehirn geleitet. „Diese Impulse bewirken zusammen mit der gleichzeitig reifenden Sprechmotorik die Ausbildung eines Systems von Regelkeisen, das sich im Verlaufe der folgenden Jahre zunehmend stabilisiert" (Bauer 1980, S. 12). So dient die Lautproduktion nicht nur zur aktiven Kontrolle der Sprechorgane, sie dient vor allem der neurophysiologischen Integration der sensorischen und motorischen Bahnen im Gehirn. Die Informationen werden im Broca- und Wernicke-Zentrum sowie im Gyrus angularis gespeichert und dadurch assoziativ verknüpft (Bildung von Engrammen).

Hildebrand-Nilshon (1980, S. 249) versteht diese Phase des ‚Babbling' als Anzeichen eines ersten operativen Regelsystems einer phonetischen Grammatik. Entscheidend für die Ausbildung des phonetischen Regelsystems ist die Rückmeldung der eigenen und der externen Lautstrukturen im Zusammenhang mit ihrer sozialen Funktion und Bedeutung.

Die beschriebenen Rückmeldeprozesse und die Bedeutung der Eigen- und Fremdwahrnehmung spielen bei der therapeutischen Förderung sprachauffälliger Kinder eine wesentliche Rolle. Im Zusammenhang mit den spezifischen sprach- und sprechtherapeutischen Interventionen bei stammelnden Kindern werde ich darauf noch einmal zurückkommen.

1.2.2 Die Entwicklung sprachlicher Strukturen

a.) Einwortsätze (1.0 - 1.6 Jahre)

Sprachproduktion:
Gegen Ende des ersten Lebensjahres spricht das Kind sinnbezoge erste Worte, oft zuerst ‚Mama' oder ‚Papa'. Von da an beginnt es, seinen aktiven Wortschatz aufzubauen. Das charakteristische Merkmal in dieser Phase ist der Einwortsatz. Im Stadium der Einwortsätze werden Lautfolgen mit Inhalten verbunden. Zunächst werden nur Dinge benannt, die sichtbar sind oder mit einer direkten Handlung verbunden sind wie ‚gehen, kommen, geben'. Den Grund dafür sieht Szagun (1993) in der kognitiven Entwicklung des Kindes. „Weil die Objektpermanenz noch nicht voll entwickelt ist, können Kinder Objekte noch nicht unabhängig von den Handlungen und Wahrnehmungen, die sie an ihnen ausführen, erkennen" und benennen (Szagun 1993, S. 110).

Villegas de Posada (1981, S. 97) weist darauf hin, daß Kinder bezeichnenderweise meist Tätigkeiten und Dinge, die für sie interessant und wichtig sind, zuerst benennen. Wie auch beim Einsatz von Lauten scheint bei der Verwendung von Benennungen die innere Motivation des Kindes ausschlaggebend zu sein. Mit eineinhalb Jahren beherrscht das Kind im Durchschnitt 25 Wörter (vgl. Richter 1984, S. 29).

Sprachverständnis:
Zunächst versteht das Kind die Gebärdensprache der Bezugsperson. Kopfnikken für ‚jaja' Kopfschütteln für ‚nein-nein', warnen mit dem Zeigefinger. Es achtet auf das Mienenspiel, den Mund des Sprechers/ der Sprecherin, versucht die Bewegungsabläufe des Mundes mit den Fingern zu ertasten.

Dann fängt es an, sich auch selber durch Gebärden verständlich zu machen (Zeigen) und beginnt zu verstehen, „daß es sich bei Wörtern um Klanggebilde handelt, die eine Bedeutung haben" (Richter 1984, S. 27.) Zwischen 8 und 14 Monaten können meist schon erste Wörter verstanden werden. Das Verständnis begrenzt sich allerdings zunächst noch auf anwesende Gegenstände, sowie auf Handlungen, welche das Kind regelmäßig in einer bestimmten Situation ausführt.

Durch gemeinsame Handlungen und den Blickkontakt der Mutter in Richtung des Gegenstandes entstehen langsam Referenzbezüge. Sie stellen eine Voraussetzung für die Entwicklung des Sprachverständnisses dar.

Hilfreich ist zudem die Annahme der Bezugspersonen, daß Kinder mit ihren Vokalisationen intentionale Absichten verfolgen. Eltern interpretieren die Lautäußerungen und geben ihnen damit eine Bedeutung. „Der Prozeß der gegenseitigen Anpassung zwischen Mutter und Kind basiert auf dem Bedürfnis zu verstehen und verstanden zu werden" (Zollinger 1991, S. 73).

Schließlich spielt auch die geistige Entwicklung des Kindes für die Ausbildung des Sprachverständnisses eine wesentliche Rolle, denn: „Die Verarbeitung von Sprachinputs ist stets in umfassendere Kognitionsvorgänge eingebettet" (Herrmann 1985, S. 178).

Lange Zeit nahm man an, daß das Sprachverständnis der Sprachproduktion, der eigenen Benennung von Dingen, vorausgeht. Autoren/-innen wie Zollinger (1991, S. 72f.), Herrmann (1985, S. 67), Chipman & Dannenbauer (1988, S. 104) kommen über einen Vergleich von verschiedenen Untersuchungsdaten jedoch zu dem Schluß, daß die Verbindung zwischen Sprachverständnis und Sprachproduktion als dynamische Beziehung von zwei auf unterschiedlichen Mechanismen basierenden Prozessen beschrieben werden kann. Diese Prozesse stehen jedoch in gegenseitiger Abhängigkeit zueinander. Zollinger (1991, S. 74) resümiert: Das Sprachverständnis „ermöglicht den Übergang vom gemeinsamen Teilen einer Handlung zum gemeinsamen Teilen von Symbolen einer Handlung". So gesehen bildet das Sprachverständnis die Verbindung zwischen vorsprachlicher und sprachlicher Kommunikation.

Aussprache / Artikulation:
Bei dem Gebrauch von Wörtern ist die Aussprache des Kindes zunächst noch unvollkommen. Das Kind spricht neben den Vokalen die Laute /m/, /b/, /p/, /n/ und beginnt mit der gezielten Lautbildung in der Wortproduktion. Wichtig ist in diesem Zusammenhang die Feststellung von Kroppenberg (1983, S. 128) „Das Kind, das zu sprechen beginnt, realisiert keine Einzellaute, sondern mit seiner auch zunächst noch in der Aussprache unvollkommenen Sprachprodukten von Anfang an eine ganzheitliche Sinnwiedergabe."

Auch Oksaar (1987, S. 179) weist darauf hin, daß Kinder nicht einzelne Laute, sondern ganze Wörter nachahmen. Im Laufe des Spracherwerbs nähert sich das Kind an die korrekte Artikulation mehr und mehr an, indem es, ebenso wie in der Lallphase, die eigene Lautproduktion mit der Umweltvorgabe vergleicht und sich an den Vorbildern der Bezugspersonen orientiert.

b.) Zwei- und Dreiwortsätze, erstes Fragealter (1.6 - 2 Jahre)

Sprachproduktion:
In diesem Alter erwirbt das Kind die grundsätzliche Fähigkeit zur Synthese. Es reiht Wörter additiv aneinander, jedoch noch ohne diese durch Flexionen zu verändern. Damit werden erste syntaktische Beziehungen zwischen zwei oder mehreren Wörtern ausgedrückt. Erste Äußerungen wie ‚Tür auf' oder ‚Auto fahren' können verwendet werden. Bedingt durch das erste Fragealter versucht das Kind die Namen von Gegenständen, Personen, Tätigkeiten und Eigenschaften zu erfahren. Dementsprechend setzt es auch selber neben Hauptwörtern Tätigkeits- und Eigenschaftswörter ein. Grohnfeldt (1993, S. 56) versteht die Differenzierung in Wortklassen als Ausdruck einer ersten Kategorisierung der Welt, da das globale Verständnis von konventionellen Mustern und Schemata der Umgangssprache durch eine zunehmende Bedeutungsdifferenzierung abgelöst wird.

Der aktive Wortschatz umfaßt bis zum zweiten Lebensjahr ca. 20-50 Wörter (vgl. Wendlandt 1992, S. 25).

Sprachverständnis:
Der passive Wortschatz ist dem aktiven zu diesem Zeitpunkt bereits weit voraus.

Aussprache / Artikulation:
Zu den beherrschten Laute kommen weitere hinzu; Wendlandt (1992, S. 25) nennt /w/,/f/,/t/,/d/. Hacker (1992, S. 28f.) weist bei seinen Ausführungen zur phonologischen Entwicklung darauf hin, daß Kinder durch ihre noch begrenze Artikulationsfähigkeit häufig Vereinfachungen bei der Aussprache vornehmen.

Hacker (ebd.) nennt folgende Simplifikationen:

- unbetonte Silben werden ausgelassen ‚Banane' wird zu ‚nane',
- mehrsilbige Worte werden verkürzt ‚Schokolade' wird zu ‚lade',

- Endkonsonanten werden ausgelassen, ‚Dach' wird zu ‚da',
- Mehrfachkonsonantenverbindungen werden vereinfacht, indem ein Konsonant weglassen wird ‚Blatt' wird zu ‚Bat',
- erst später erlernte Laute wie /g/ werden durch andere, einfacher zu bildende Laute ersetzt, aus ‚Gabel' wird ‚Dabel',

Die Artikulation verbessert sich im Laufe der weiteren Entwicklung zunehmend.

c.) Frühgrammatische Phase (2.0 - 3.0 Jahre)

Sprachproduktion:
Die bisher gesprochenen kurzen Sätze werden durch neue Wörter erweitert. Das Kind beginnt in ungeformten Mehrwortsätzen zu sprechen, der Satzbau ist aber noch unvollständig. Die Verwendung von Personalpronomen wird sicherer, das Kind beginnt die Ich-Form zu gebrauchen, erste Präpositionen tauchen auf.

Mit 2.6 bis 3 Jahren verwenden Kinder zunehmend mehr Flexionen. Sie leiten Regeln zur Deklination und Konjugation ab. Dabei kann die Übertragung dieser Regeln auf Wörter, die unregelmäßig flektiert werden, zur Übergeneralisierung führen (z.B. ‚Ich bin gespringt'). Gleichzeitig versucht das Kind im Rahmen des Fragealters durch Warum-Fragen Kausalzusammenhänge zu ergründen.

Der Wortschatz wächst weiter stark an. Hacker (1992) betrachtet das rapide Anwachsen des Wortschatzes im Zusammenhang mit der Entwicklung der Artikulation unter zwei Gesichtspunkten. „Zum einen ermöglicht die zunehmende Regularisierung und Systematisierung der Aussprache die Produktion neuer Wörter, zum anderen wird ein Kind infolge immer neuer Wörter zur Regelbildung seiner Aussprache gezwungen" (Hacker 1992, S. 27). Die Erweiterung des Wortschatzes geht mit der Verbesserung der Artikulation einher.

Sprachverständnis:
Es bestehen noch Schwierigkeiten beim Verständnis von Gegensätzen und feineren Abstufungen, z.B. bei groß-klein, groß-größer.

Aussprache / Artikulation:
Laute der dritten Artikulationszone wie /k/ und /g/ und Rachenlaute wie /ch/ und /r/ können in der ersten Hälfte des dritten Lebensjahres teilweise schon gebildet werden. In der zweiten Hälfte beginnt das Kind Konsonantenverbindungen zu lernen wie /kn/ /bl/. Schwierig sind noch Dreifachkonsonantenverbindungen wie /pfl/ bei /Pflaume/ und /str/ bei /Straße/.

Mit drei Jahren beherrscht das Kind 2/3 der vorkommenden Konsonanten (vgl. Nußbeck 1982, S. 660).

d.) Morpho-syntaktische Strukturierung (3.0 - 4.0 Jahre)

Sprachproduktion:
Auf der Grundlage der ersten regelhaft erkannten Strukturen werden Hauptsätze höherer Komplexität und Nebensätze verwendet; z.B. ‚Die Sp(r)itze, die er mir gegeben hat, tat nicht weh'. Es kann zu altersgemäßen Sprechunflüssigkeiten kommen, die nicht mit Stottern verwechselt werden dürfen. Der Wortschatz nimmt weiterhin enorm zu.

Sprachverständnis:
Das Kind kann seinen Erfahrungen entsprechend alles verstehen.

Aussprache / Artikulation:
Die Artikulation verbessert sich weiter, einzelne schwierige Laute und Lautverbindungen fehlen noch.

e.) Annäherung an die Erwachsenensprache (4.0 - 6.0 Jahre)

Sprachproduktion:
Die Sätze sind komplexer, Gedankengänge können variierend ausgedrückt und Geschichten nacherzählt werden. Das Kind hat Vorstellungen von der Vergangenheit, Gegenwart und Zukunft. Diese drückt es auch in seiner Grammatik aus. Die morpho-syntaktischen Fähigkeiten sind den Anforderungen der Umgangssprache nahezu angeglichen. Einzelne Formen, wie z.B. das Passiv, können erst mit 7-9 Jahren erwartet werden.

Das zweite Fragealter, das am Ende des dritten Lebensjahres einsetzt, erreicht Mitte des vierten Jahres seinen Höhepunkt. Gegen Ende des vierten Lebensjahres beträgt der aktive Wortschatz ca. 1500 Wörter, mit sechs Jahren ist er auf über 5000 Wörter angewachsen (vgl. Füssenich 1992, S. 80).

Sprachverständnis:
Das Sprachverständnis ist weitgehend ausgebildet. 23000 Wörter (ebd.) werden im Alter von sechs Jahren verstanden.

Aussprache / Artikulation:
Im fünften Lebensjahr sollten alle Laute weitgehend korrekt gebildet werden können. Auf Zischlautstörungen /s/, /sch/ oder auf das Fehlen von wenigen Konsonantenverbindungen braucht in diesem Alter noch nicht gleich therapeutisch reagiert zu werden. Spätestens mit fünf Jahren sollten jedoch alle Laute korrekt gebildet werden können.

1.2.3 Die Sprachpyramide

Die Sprachpyramide von Wendlandt (1992, S. 23) verdeutlicht die Sprachentwicklung des Kindes anhand eines Schaubildes. Die Pyramide steht auf dem Kopf. Sie wird nach oben hin mit den zunehmenden sprachlichen Fähigkeiten des Kindes immer breiter. Einzelne Fähigkeiten der Kinder werden in den einzelnen Altersabschnitten nochmal übersichtlich dargestellt.

Abb. 6: Die Sprachpyramide

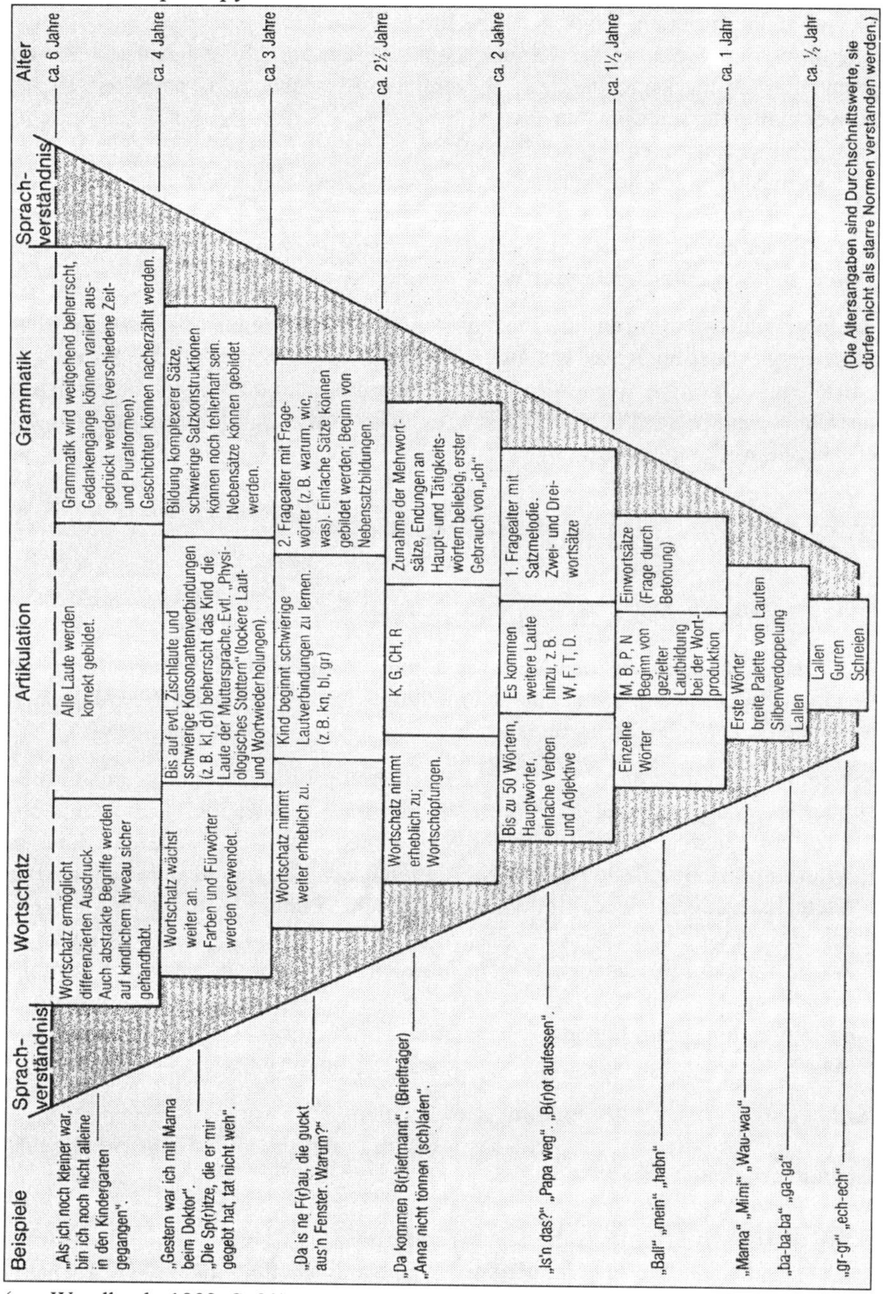

(aus Wendlandt, 1992, S. 23)

Die Beschäftigung mit den Phasen der normalen Sprachentwicklung des Kindes ist eine Voraussetzung für das Erkennen von Auffälligkeiten in der kindlichen

Sprache. Fachkräfte, wie beispielsweise Erzieher/-innen, die mit Kindern im Vorschulalter arbeiten, benötigen eine breite Wissensbasis über die physiologische Sprachentwicklung des Kindes, damit sie auf sprachliche Auffälligkeiten rechtzeitig aufmerksam werden. Sprachliche Abweichungen bei Kindern im Vorschulalter lassen sich nur durch den Vergleich mit der normalen Sprachentwicklung feststellen. Leider kommt es immer noch häufig vor, daß Sprach- und Sprechstörungen übersehen bzw. besorgte Eltern z.B. von Ärzten vertröstet werden, nach dem Motto, ‚das wächst sich schon noch aus'. Da sprach- und sprechtherapeutische Fördermaßnahmen meist über einen längeren Zeitraum laufen, müssen Hilfsangebote frühzeitig initiiert werden.

Im folgenden werden nun die einzelnen Formen der Sprachauffälligkeiten beschrieben, wobei auch das Bedingungsgeflecht, in dem sprachliche Störungen entstehen, vorgestellt werden soll. Zur Beschreibung sprachlicher Störungsbilder findet man in der Literatur unterschiedliche Einheitenbildungen, auf die zuerst kurz eingegangen wird.

2. Störungen der kindlichen Sprache

2.1 Probleme der Systematisierung

Innerhalb des Spektrums der Auffälligkeiten von Sprache, Sprechen, Rede und Stimme finden sich mehrere unterschiedliche Einteilungskategorien, Klassifizierungen und Systematisierungen.

Sie sollen eigentlich dazu dienen, die Erscheinungsbilder der sprachlichen Störungen zu ordnen und überschaubar zu machen. Dies gelingt jedoch nur begrenzt, unter anderem deshalb, weil die verschiedenen Wissenschaften, die sich mit dem Spracherwerb und seinen Störungen beschäftigen, auf unterschiedliche Systematisierungen zurückgreifen. „Um Sprachstörungen vollständig zu kennzeichnen, müssen neurophysiologische, psychologische, linguistische, kommunikationstheoretische und soziologische Charakteristika in Anspruch genommen werden, die vom wissenschaftstheoretischen Hintergrund her uneinheitlich sind und zudem beim gegenwärtigen Erkenntnisstand viele sprachbehindertenpädagogisch wesentliche Fragen offenlassen" (Knura 1982, S. 12).

Knura (1982, S. 12f.) hat sich mit dem Problem der Systematisierung beschäftigt und nennt drei in der deutschen Fachliteratur hauptsächlich bestehende Einheitenbildungen:

a.) Medizinisch-äthiologische Klassifikationen
Sie sind hilfreich für das Verständnis der jeweiligen Sprach- bzw. Sprechstörung und die Begründung medizinisch-therapeutischer Notwendigkeiten. Häufig sind jedoch die Grundursachen gar nicht bekannt bzw. ist keine monokausale, sondern eine multifaktorielle Betrachtung der einflußnehmenden Faktoren erforderlich.

b.) Symptomatisch-phänomenologische Betrachtungsweisen
Sie führen zu nomenklatorischen Zusammenfassungen von Störungsbildern, die in bestimmten auffälligen Merkmalen übereinstimmen. Der Vorteil liegt darin, daß es sich dabei um Kennzeichnungen real auftretender Problemtypen handelt. Sie wurden aufgrund von Beobachtungen und Erfahrungen in der sprachpädagogischen Praxis zusammengestellt und erlauben eine schnelle Einordnung sprachlicher Beeinträchtigungen. Nachteile zeigen sich darin, daß symptomatisch orientierte Unterteilungen (z.B. Stottern, Näseln, Stammeln etc.) eher Sammelbegriffe sind, unter denen unterschiedliche Erscheinungsbilder zusammengefaßt werden.

c.) Sprachwissenschaftliche Klassifikationen
Sie stellen die Sprache selbst, ihr Wesen, ihr Regel- und Funktionssystem und die Prozeßhaftigkeit des Sprachvollzugs in den Mittelpunkt ihrer Einheitenbildung. Sprachwissenschaftliche Kriterien, obgleich von höchster Sachrelevanz, bestimmen jedoch nur ansatzweise deutschsprachige Systematisierungsversuche.

Bisher konnte kein einheitliches Klassifizierungssystem gefunden werden, auf dessen Basis sich Sprachheillehrer/-innen, Sprachheilpädagogen/-innen, Logopäden/-innen, Linguisten/-innen, Psychologen/-innen, Ärzte/-innen, Pädagogen/-innen, Soziologen/-innen und andere Fachkräfte mühelos verständigen könnten. In der einschlägigen Literatur sind zudem nicht nur die Systematisierungen sondern auch die Fachtermini uneinheitlich.

Ich wähle für den folgenden Überblick über die einzelnen Störungen der Sprache und des Sprechens bei Kindern im Vorschulalter das symptomatisch-phänomenologische Klassifikationssystem.

Symptomatologisch-orientierte Beschreibungen bringen die wesentlichen Merkmale der einzelnen sprachlichen Störungsbilder deutlich zum Ausdruck. Insbesondere für nichtsprachtherapeutische Fachkräfte, die mit sprachauffälligen Kindern im Vorschulalter zu tun haben, halte ich es für wichtig, eine leicht überschaubare, praxisorientierte Systematisierungsform auszuwählen, die es erlaubt, Beobachtungen einzuordnen und auftauchende Störungen einzuschätzen.

2.2 Erscheinungsbilder kindlicher Sprach- und Sprechstörungen

Der Schwerpunkt der Entstehung und Verfestigung der meisten kindlichen Sprach- und Sprechstörungen liegt im späten Kindergarten- und Einschulungsalter. Die Häufigkeitsangaben schwanken erheblich. Hensle (1988, S. 152) nennt als Zahl für die Altersgruppe der 4-7 Jährigen 10-15%, wobei die Sprach- und Sprechstörung bei 8-10% dieser betroffenen Kinder durch gezielte Sprach- und Sprechförderung behoben werden könnte. Grohnfeldt (1993, S. 62) kommt anhand eines Vergleichs von verschiedenen Einzeluntersuchungen für den Vorschulbereich auf eine Zahl von 30% sprach- und sprechgestörter Kinder dieser Altersgruppe. Dabei kann es sich um isolierte, aber auch um komplexere Sprach- und Sprechstörungen handeln, bei denen mehrere Störungen miteinander verbunden sind. Umfassende Störungssyndrome liegen vor, wenn auch andere Entwicklungsbereiche wie beispielsweise die Wahrnehmung, die Motorik, die Kognition und/ oder der psychosoziale Bereich mitbetroffen sind. So komplexe Störungen können, nach der Ansicht von Grohnfeldt (1993, S. 60), als Sprachentwicklungsbehinderungen bezeichnet werden. Ich halte die Bezeichnung ‚Sprachentwicklungsbehinderung' aufgrund ihrer etikettierenden Wirkung (vgl. Tröster 1991), (vgl. Hensle 1988), (vgl. Bleidick 1991) für ungünstig und verwende deshalb neutralere Begriffe wie ‚Sprachauffälligkeiten' oder ‚Störungen der Sprache und des Sprechens'.

Der nun folgende Überblick[10] über die wesentlichen Erscheinungsbilder der verschiedenen Sprach- und Sprechstörungen soll einen Einblick in die spezifische Symptomatik der unterschiedlichen sprachlichen Störungsbilder geben. Gleichzeitig ermöglicht er eine Abgrenzung der unterschiedlichen Erscheinungsbilder voneinander.

2.2.1 Sprachentwicklungsstörung

Eine Sprachentwicklungsstörung (SES) liegt vor, wenn die Sprache in den Bereichen Sprachverständnis, Wortschatz, Grammatik und Artikulation gestört und mindestens ein halbes Jahr hinter der normalen Sprachentwicklung zurück ist.

Dabei können die einzelnen Bereiche, je nach dem individuellen Erscheinungsbild, unterschiedlich stark beeinträchtigt sein. So ist es möglich, daß ein Kind mit einer SES nur leichtgradige Einschränkungen im Bereich des Sprachverständnisses, des aktiven Wortschatzes und der Grammatik aufweist, jedoch aufgrund eines starken Stammelns kaum verständlich ist, während ein anderes Kind nur eine leichte Zischlautstörung hat, dafür aber das Sprachverständnis und der aktive Wortschatz deutlich beeinträchtigt sind. Die extremste Form der SES ist die ‚Alalie', bei der die Sprachentwicklung ausbleibt, bzw. sich auf ein bis zwei Wörter beschränkt (vgl. Wendlandt 1992, S. 36).

Sprachentwicklungsstörungen wirken sich strukturell auf mehreren Sprachebenen aus. Sie umfassen die semantisch-lexikalische, syntaktisch-morphologische, phonematisch-phonologische und auch die pragmatisch-kommunikative

---

10 Neben den Störungen, die in diesem Überblick aufgeführt werden, können Sprachauffälligkeiten bei Kindern auch in Form von Aphasien und Dysarthrien (Sprachstörungen durch cerebrale Schädigungen), psychischen Störungen (z.B. Mutismus), Störungen im Rahmen von anderen Behinderungen (Hörbehinderungen, Sehbehinderungen, geistigen Behinderungen etc.) sowie psychiatrischen Erkrankungen und Syndromen auftreten. Diese spezifischen Störungsbilder habe ich hier nicht aufgenommen, da ich mich auf häufiger vorkommende Erscheinungsformen beschränken möchte.

Ebene. Das Schaubild von Wendlandt (1992, S. 35) verdeutlicht die Komplexität einer Sprachentwicklungsstörung, wenngleich Wendlandt die pragmatisch-kommunikative Dimension hier nicht mit aufgenommen hat.

Abb. 7: Störungen im Überblick

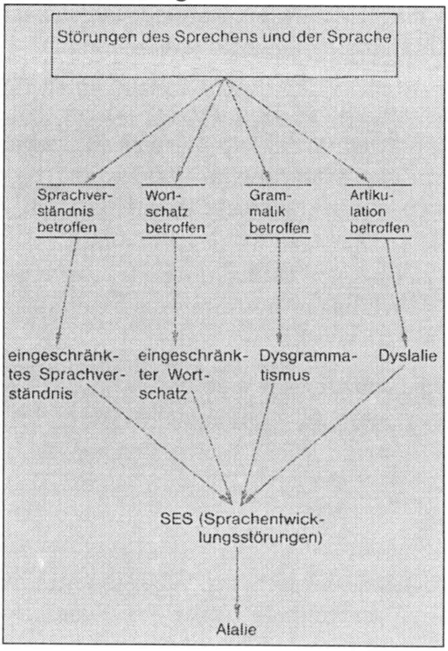

(aus Wendlandt 1992, S. 35)

Der Begriff Sprachentwicklungsstörung ist ein Oberbegriff für Entwicklungsstörungen der Sprache auf den vier genannten Ebenen. Er umfaßt verschiedenste Ursachen, die unter der symptomatisch-orientierten Perspektive jedoch nicht näher ausgeführt werden sollen (vgl. Leischner 1987, S. 284). Sprachentwicklungsstörungen, die gemessen an der durchschnittlichen Altersnorm lediglich zeitlich verzögert, aber strukturell regelhaft verlaufen, werden Sprachentwicklungsverzögerungen (SEV) genannt (vgl. Knura 1982, S. 20).

Kinder mit Sprachentwicklungsstörungen beginnen oft sehr spät mit dem Sprechen. Der Wortschatz und das Sprachverständnis sind meist eingeschränkt, die Grammatik reduziert sich auf kurze unvollständige Sätze, die Artikulation ist bei fast allen sprachentwicklungsgestörten oder sprachentwicklungsverzögerten Kindern fehlerhaft ausgebildet.

Beispiel: Andrea (5.5 Jahre alt)
„Da tei tinder, die spiele. Ball. Hinter tu rübe (überlegt) taun. Da is wauwau. Mann holt Ball". (Andrea erzählte die Geschichte von zwei Kindern, die mit einem Ball spielen. Der Ball fällt über den Zaun. Da steht ein Hund. Die Kinder trauen sich nicht über den Zaun zu klettern. Da kommt ein Mann aus dem Haus, holt den Ball und gibt ihn den Kindern wieder).

Bei Andrea liegt eine Sprachentwicklungsstörung vor. Es besteht ein Stammeln und der aktive Wortschatz ist eingeschränkt. Im Bereich der Grammatik ist ein mittelschwerer Dysgrammatismus feststellbar. Andrea spricht meist in Zwei- bis Vierwortsätzen, sie läßt Satzteile aus oder verdreht sie.

Kurz nach der Geburt hatte Andrea eine Hirnhautentzündung und danach immer wieder Krampfanfälle, die bisher zum letzten Mal mit 2.6 Jahren beobachtet wurden. Sie begann erst mit 3 Jahren zu sprechen. Andrea ist ein Einzelkind und insbesondere ihre Mutter kümmert sich intensiv um sie. Beide Eltern nehmen Andrea viele Aufgaben ab (z.B. sich An- und Ausziehen oder Aufräumen) und gehen auf ihre Zeigegesten, Lautmalereien und Protowörter sofort ein, obwohl Andrea zwischenzeitlich viele Dinge auch schon sprachlich korrekt benennen kann. Andrea kam mit 4 Jahren in den Kindergarten. Nachdem sie sich anfangs zurückgezogen hatte, ist sie jetzt gut in die Gruppe integriert. Andreas Sprachentwicklungsstörung muß auf der Basis eines allgemeinen Entwicklungsrückstandes gesehen werden.

Einschränkungen im Bereich des Sprachverständnisses und Wortschatzes, der Grammatik und der Artikulation müssen nicht in Kombination miteinander vorkommen. Sie können auch isoliert auftreten. Ich beschreibe sie deshalb als eigenständige Störungsbilder.

2.2.2 Sprachverständnisstörung

Das Kind versteht den Inhalt eines Satzes nicht, obwohl sein Gehör in Ordnung ist. In schwersten Fällen können auch nichtsprachliche Signale wie einfache Geräusche (Hämmern, Klingeln und Tierstimmen) nicht erkannt und unterschieden werden[11] (vgl. Wirth 1994, S.273).

Häufig erfolgt eine Kaschierung dieser Störung, indem Kinder aus dem situativen Kontext (durch einen Blick, eine Zeigebewegungen oder die Reaktion eines anderen Kindes) ableiten, was gemeint ist.

Das Kind „interpretiert Äußerungen anderer aufgrund von Schlüsselwörtern oder überdeckt Unsicherheiten durch ‚stereotype' Fragen" (Zollinger 1991a, S. 120). Sprachverständnisstörungen gehen oft mit einem eingeschränkten Wortschatz einher.

Beispiel: Lara (6.9 Jahre alt)
Lara ist ein ausgesprochen schüchternes, zurückgezogenes Mädchen, sie wirkt ängstlich, spricht wenig. Beide Eltern sind berufstätig und haben wenig Zeit für sie. Lara hat einen jüngeren Bruder, mit dem sie öfter spielt, ansonsten ist sie ziemlich isoliert. Lara kann sprachliche Aufträge nicht oder nur fehlerhaft verstehen, wenn keine Verständnishilfen durch Schlüsselwörter (ein einzelnes Wort im Satz, das Hinweise auf dessen Inhalt gibt) oder

11 Dieses Erscheinungsbild wird in der Fachliteratur akustische Agnosie genannt. Akustische Agnosien werden dadurch erkennbar, daß Kinder akustische Schallereignisse zwar bewußt hören, aber nicht deuten können (vgl. Wirth 1994, S. 271).

durch den situativen Kontext erfolgen. So haben wir beispielsweise sechs gleich aussehende Holztier-Katzen an verschiedenen Plätzen im Zimmer versteckt (unter dem großen Tisch, unter dem kleinen Tisch, hinter den Regal liegend, hinter dem Regal stehend, vor dem Regal, auf dem Tisch). Es gelang Lara nur dreimal, die richtige Katze zu finden, da sie die Präpositionen nicht versteht und aus Einzelwörtern wie „Katze" oder „Tisch" nicht ableiten konnte, welche Katze gemeint ist. Spielt man dasselbe Spiel mit sechs verschiedenen Tieren, können sie problemlos von Lara geholt werden.

Die Rücksprache mit der Lehrerin in der Grundschule ergab, daß Lara dadurch auffällt, daß sie Aufgaben nicht oder unvollständig erfüllt und erst einmal abwartet, was die anderen Kinder tun. Lara meldet sich in der Schule selten. In der logopädischen Therapie spricht sie in kurzen vollständigen Sätzen. Insgesamt sind Wortschatz und Grammatik aber noch nicht ganz altersentsprechend entwickelt.

Insbesondere wenn die Sprachproduktion des Kindes unauffällig ist oder unauffällig zu sein scheint, weil die Kinder beispielsweise insgesamt wenig reden, werden Einschränkungen im Sprachverständnis leicht übersehen. Dies kann zu Fehlinterpretationen führen. So meinen beispielsweise Fachkräfte oder die Bezugspersonen des Kindes, es würde alles verstehen, was zur Folge hat, daß sie Fehlreaktionen als *Nicht-können* oder *Nicht-wollen* einstufen, obwohl sie auf ein *Nicht-verstehen* zurückzuführen sind.

2.2.3 Eingeschränkter Wortschatz

Der eingeschränkte aktive Wortschatz ist Ausdruck einer Störung auf semantisch-lexikalischer Ebene. Die expressiven Sprachleistungen des Kindes sind, gemessen am zeitlichen Verlauf der normalen Sprachentwicklung, zu gering. So kann das Kind Dinge, die es kennt, nicht benennen.

Beispiel: Peter (5.8 Jahre)
„Der Junge hat (überlegt), wie heißt das nochmal, ja Obst gekauft. Einen Apfel, zwei Himbeeren (für Erdbeeren) und drei Toffeln. Er tut alles in ein Tüte (Korb) und geht".

Die Mutter von Peter berichtet, daß Peter häufig falsche Wörter benutzt und sich Bezeichnungen schlecht merken kann. So würde er sie innerhalb einer kurzen Zeit oft mehrmals nach demselben Wort fragen. Insbesondere Personennamen (z.B. Namen von Freunden und Verwandten) kann sich Peter kaum merken.

Bei Therapiebeginn hat Peter verschiedene Laute nicht richtig gesprochen und seine Satzbildung war nicht immer ganz korrekt. Auch jetzt läßt er teilweise noch Anfangssilben aus. Peter ist seit eineinhalb Jahren in logopädischer Therapie. Auffällig sind noch seine Wortfindungsstörungen und Fehlbenennungen, wie z.B. statt ‚Korb' - ‚Tüte' oder statt ‚Erdbeeren' - ‚Himbeeren' wobei er diese zunehmend besser erkennt und auch korrigieren kann. Der aktive Wortschatz von Peter wird erweitert, indem sich sprachtherapeutische Spiele auf verschiedene semantische Felder (Möbel, Tiere, Kleidung u.a.) beziehen.

Störungen im Bereich des aktiven Wortschatzes äußern sich in:

- Fehlbenennungen, die aus demselben Wortfeld sein können. Das Kind sagt dann z.B. statt ‚Tisch' - ‚Stuhl' (semantische Paraphasie),
- Wortneuschöpfungen (z.B. ‚Blumengieße' statt ‚Gießkanne'). Es werden Wörter gebraucht, die im Deutschen in der Form nicht existieren. Die verwendete Bezeichnung kann aber durchaus semantisch verständlich sein.
- Lautmalereien (‚teita' für ‚Auto')
- Wortfindungsstörungen, d.h. das Kind kennt das Wort, kann es aber im erforderlichen Moment nicht abrufen. Wortfindungsstörungen drücken sich dadurch aus, daß das Kind beispielsweise lange überlegt, auf den Zielgegenstand zeigt, nichts sagt, gestikuliert, ein anderes unpassenderes Wort auswählt, eine sprachliche Umschreibung sucht (z.B.'das Ding für die Blumen') oder sich bei seinem Gesprächspartner nach der korrekten Bezeichnung erkundigt.

Einschränkungen im Bereich der expressiven Sprachleistungen sind meist mit anderen sprachlichen Erscheinungsbildern, die das Störungsbild einer SES ausmachen, verbunden. Auffälligkeiten im nichtsprachlichen Bereich, in der Wahrnehmung, der Sensomotorik (dem ‚Be-greifen' als Voraussetzung für das Benennen), der Motorik, im Sozialverhalten und in der Kognition, können noch hinzukommen (vgl. Füssenich 1992, S. 99), (vgl. Grohnfeldt 1991, S. 7), (vgl. Szagun 1991, S. 37).

2.2.4 Dysgrammatismus

Der Dysgrammatismus[12] ist „eine Störung des Spracherwerbs und Sprachgebrauchs mit der Unfähigkeit den Gedankenfluß morphologisch und syntaktisch richtig auszudrücken" (Arentsschild 1994, S.141).

Solche Kinder erwerben Sprache später, mühsamer, sind auffällig in ihren sprachlichen Äußerungen, weil sie obligatorische Wörter in Sätzen auslassen z.B. bei ‚ich Milch', Wörter häufig falsch oder gar nicht flektieren, Wörter im Satz falsch positionieren (vgl. Schöler & Dalbert & Schäle 1991, S. 55f.), sowie fehlerhafte Formen bilden, z.B. bei ‚ich bin gegangt'. Verben befinden sich bevorzugt in der Satzendstellung (Subjekt-Objekt-Verb Muster z.B. ‚Ich Auto

12 Grimm (1984, 1989, 1991), Kaltenbacher (1986), Weinert (1991) und Dannenbauer (1988, 1989, 1991, 1992) u.a. favorisieren anstelle der Bezeichnung ‚Dysgrammatismus' die Bezeichnung ‚Entwicklungsdysphasie' als direkte Übernahme des englischen Begriffs ‚developmental dysphasia'. Ich verwende hier den älteren und gebräuchlicheren Begriff ‚Dysgrammatismus', da er, so meine ich, eindeutiger ist, denn die ‚Dysphasie' könnte auch als leichtgradige Form der ‚Aphasie' verstanden werden. Da es sich um zwei völlig verschiedene Störungen handelt, wären solche Verwechslungen irreführend.

fahren') (vgl. Harden 1989). Große Probleme bereitet Kindern mit Dysgrammatismus auch der Gebrauch von Präpositionen (vgl. Hay 1987).

Beispiel: Matthias (6 Jahre)
„Der hat Bauer das Schwein das Essen gebrungen. Dann ist er zu die Hühner gegangen. Er tut die Körne bei die Schüssel".

Matthias hat noch einen leichtgradigen Dysgrammatismus. Er ist unsicher in der Perfektbildung, verwendet für fast alle Präpositionen „bei", bildet den Plural teilweise falsch und läßt einzelne Wörter aus. Zudem vertauscht er noch die Artikel und paßt sie nicht an die verschiedenen Fälle an. Matthias hat ein eingeschänktes auditives Sequenzgedächtnis. Er kann nicht mehr als drei Wort- und Satzsequenzen speichern. So ist es ihm beim ‚Einkaufen spielen' nicht möglich sich vier verlangte Gegenstände in einer bestimmten Reihenfolge zu merken und sie herbeizuholen. Die Eltern von Matthias versuchen ihn intensiv zu fördern. Er besucht die Musikschule und eine örtliche Turngruppe. Für seine neben den Sprachauffälligkeiten bestehenden motorischen Koordinationsprobleme sowie die eingeschränkte Fähigkeit, melodisch-rhythmische Sequenzen zu erfassen, ist diese Förderung günstig.

Neben dem bei Matthias vorliegenden leichtgradigen Dysgrammatismus gibt es noch weitere Formen.

Je nach Schweregrad werden drei Formen des Dysgrammatismus unterschieden. Die dysgrammatischen Störungen beziehen sich sowohl auf die eigenständige Satzbildung als auch auf das Nachsprechen von Sätzen:

- Schwerer Dysgrammatismus: Das Kind kann kaum selbständige Sätze bilden oder Sätze nachsprechen. Es spricht in einer Art Telegrammstil, beschränkt sich oft nur auf Einwortsätze und versucht sich durch Mimik, Gestik und Tonfall verständlich zu machen.
- Mittelgradiger Dysgrammatismus: Kurze Sätze können nachgesprochen werden, aber Wörter werden noch nicht gebeugt und teilweise ausgelassen, die Infinitivstellung dominiert noch (Subjekt-Objekt-Verb Muster).
- Leichter Dysgrammatismus: Das Kind bildet kürzere Sätze, Fehler tauchen vor allem beim Deklinieren und Konjugieren auf (vgl. Wirth 1994, S. 278).

Auch zum Dysgrammatismus können andere Symptome der Sprachentwicklungsstörung hinzukommen (vgl. Bertz 1993, S. 17), (vgl. Clahsen 1988, S. 111). Häufig sind Auffälligkeiten im sensorischen, motorischen, kognitiven, sozial-affektiven Bereich beobachtbar (vgl. Dannenbauer 1987, S. 33). Typisch ist ein eingeschränktes auditives Sequenzgedächtnis (vgl. Arentsschild 1994, S. 142). Damit ist die Fähigkeit gemeint, sich 3-4 akustische Signale (z.B. verschiedene Instrumente, Tierlaute oder Wörter/Memorykarten), in der auditiv vorgegebenen Reihenfolge zu merken und sie dann nachzuspielen bzw. nachzulegen.

Lange Zeit wurde kontrovers diskutiert, ob der kindliche Dysgrammatismus lediglich als Ausdruck einer rein zeitlichen Verzögerung oder als Symptom eines qualitativ andersartigen Spracherwerbs zu sehen ist. Meines Erachtens sind beide Positionen zutreffend. Ein Dysgrammatismus, der im Rahmen einer Sprachentwicklungsverzögerung vorkommt, kann Ausdruck einer rein zeitlichen Abweichung von der normalen Sprachentwicklung sein. Dysgrammatische Fehlbildungen hingegen, die mit komplexeren Entwicklungsstörungen und Beeinträchtigungen im Bereich der Basisfunktionen einhergehen, können durch andersartige Sprachentwicklungsverläufe auffallen. Daß es dysgrammatisch sprechende Kinder gibt, bei denen der Spracherwerb qualitativ andersartig - in gestörter Form - verlaufen kann, wurde in verschiedenen Untersuchungen nachgewiesen (vgl. Grimm 1991), (vgl. Hansen 1988), (vgl. Rothweiler 1989), (vgl. Weinert 1991)[13].

2.2.5 Stammeln

Beim Stammeln werden einzelne Laute oder Lautverbindungen weggelassen, durch andere ersetzt oder falsch gebildet. Auf das Erscheinungsbild des Stammelns gehe ich noch ausführlicher ein (vgl. Kap. III.3.).

2.2.6 Stottern

Stottern ist eine Störung des Redeflusses, die sich zeigt in:

- einem Wiederholen von Lauten, Silben und/oder Wörtern (klonisches Stottern)
- einem Dehnen von Lauten und/oder einem Blockieren oder Pressen mit deutlicher Muskelanspannung bei einem Laut (tonisches Stottern) (vgl. Fiedler & Standop 1986, S. 2f.)

Tonisches und klonisches Stottern können auch gemischt auftreten. Zu der sprachlichen Symptomatik kommen oft Auffälligkeiten bei der Atmung und Stimmgebung sowie Verspannungen und krampfartige Bewegungen im Gesicht oder im ganzen Körper hinzu. Psychische Beeinträchtigungen, Ängste, Vermeideverhaltensweisen und Auffälligkeiten im Sozialverhalten können weitere Begleiterscheinungen sein (Sekundärsymptomatik).

Beispiel: Samuel (7 Jahre)
„I-I-I-In der ------Schule war es guut heute"

---

13 Weinert (1991) führte eine Studie zum Erwerb sprachanaloger Regeln bei sprachunauffälligen und dysgrammatisch- (dysphasisch-) sprachgestörten Kindern durch. In ihren Experimenten lernten Vorschulkinder morphologische und syntaktische Regelhaftigkeiten einer Kunstsprache. Während die sprachunauffälligen Kinder die Kunstsprache erlernen konnten, waren die dysphasischen Kinder mit dieser Aufgabe völlig überfordert. Weinert (1991, S. 214) nimmt an, daß dies auf ihre schlechteren rhythmischen Fähigkeiten zurückzuführen ist, und daß insbesondere der Prosodie bei der Vermittlung von Syntax und Morphologie eine Bedeutung zukommt.

Samuel hat ein starkes klonisch-tonisches Stottern, das sich darin äußert, daß er in jedem Satz mehrmals hängenbleibt. Dabei wiederholt er einzelne Laute oder es entsteht eine längere Pause, in der er nicht weiterspricht, und in der die Bauch-, Hals-, Lippen- und Zungenmuskulatur stark angespannt ist. Zudem geht der Mund bei Blockierungen schnell und unkontrolliert auf und zu. Während des Sprechen nimmt Samuel überhaupt keinen Blickkontakt auf. Er spricht insgesamt sehr schnell, macht kaum Sprechpausen am Satzende und schnappt zwischendurch immer wieder nach Luft. Diese unphysiologische Atemtechnik geht mit einer Hochatmung einher.

In der Schule meldet sich Samuel selten. Wenn er von anderen Kindern auf das Stottern angesprochen wird, zieht er sich, nach Aussagen der Mutter, meist zurück. Beteiligt er sich jedoch an einem Gespräch mit anderen Kindern, wie in der logopädischen Gruppentherapie, fällt auf, daß er das erzählende Kind häufig unterbricht und sich nicht an Kommunikationsregeln hält.

Vom Stottern sind vor allem Jungen betroffen, 75% aller Kinder mit Redeflußstörungen sind Jungen (vgl. Arentsschild 1994, S. 164). Als Ursachen dieser Störung des Sprechens wird ein Zusammenwirken von genetischen, organischen und Umweltfaktoren angenommen (vgl. Nagl-Jancak & Thabet 1991, S. 8).

Im Alter zwischen drei und fünf Jahren zeigen viele Kinder stotterähnliche Redeflußunsicherheiten. Sie gehören zur normalen Sprachentwicklung des Kindes und sollten nicht ‚pathologisiert' werden, indem Eltern das Kind auf die Unflüssigkeiten aufmerksam machen.

2.2.7 Poltern

Poltern ist eine Störung des Sprechablaufs. Sie ist gekennzeichnet durch ein überhastetes, unregelmäßiges Sprechtempo und eine verwaschene Artikulation. „Beim Poltern werden von den Kindern oft ganze Wörter, Laute und besonders Endsilben verschluckt" (von Schwerin 1993, S. 67). Dynamische, melodische und temporale Akzente der Rede sind verändert, die Sprechatmung ist flach und dysrhythmisch.

Beispiel Sven (5.5 Jahre alt)
Sven redet sehr schnell und undeutlich, wiederholt Einzellaute oder ganze Worte mehrmals, verschluckt unbetonte Silben, macht kaum Pausen beim Sprechen und wird zwischendurch plötzlich unangepaßt laut, ohne es selber zu merken. Dabei kann Sven alle Laute richtig bilden und ist, wenn er sich darauf konzentriert, durchaus fähig verständlich zu reden. Auffällig ist bei Kreisspielen oder rhythmischen Spielen, daß Sven einen Bewegungsrhythmus nicht erkennen und auch nur schlecht einhalten kann. Sven ist ein fröhliches Kind, er leidet kaum unter seinen sprachlichen Auffälligkeiten. Meist fallen sie ihm selber gar nicht auf.

Im Gegensatz zu stotternden Kindern sind sich polternde Kinder ihrer Sprechstörung oft nicht bewußt, und wiederholtes und konzentriertes Sprechen führt nicht zu einer Verschlechterung, sondern zu einer Verbesserung, da die gedankliche Vorbereitung des Sprechvorgangs dann in strukturierterer Form erfolgt. Wenn sich polternde Kinder in wichtigen Situationen um eine gute Aussprache bemühen, verbessert sich das Sprechen, während Stottern unter Streß meist zunimmt (vgl. Arentsschild 1994, S. 159f.), (vgl. Wirth, 1994, S. 397 ff.).

2.2.8 Näseln (Rhinophonie)

Beim Näseln handelt es sich um eine Störung des Stimmklangs und der Artikulation bei fehlerhafter Nasenresonanz. Man unterscheidet zwei Formen dieser Störung des Sprechens, das offene und das geschlossene Näseln.

Beim offenen Näseln (Rhinophonia aperta) besteht eine zu starke Nasenresonanz. Der Luftaustritt erfolgt auch bei Lauten, die normalerweise eine Luftführung durch den Mund erfordern würden, durch die Nase. Es entsteht eine verhauchte, undeutliche, verwaschene Artikulation. Insbesondere die nicht nasalen Laute der ersten und zweiten Artikulationszone werden zu schwach und unscharf gebildet, da der Abschluß des Gaumensegels zum Nasenraum fehlt oder unvollständig ist.

> Beispiel Simon (5.1 Jahre alt)
> Simon spricht leise, zurückgenommen, er schaut beim Sprechen auch oft weg, und man versteht ihn aufgrund des offenen Näselns schlecht. Insbesondere die Verschlußlaute und die Zischlaute sind, aufgrund des Luftaustritts durch die Nase, stark verhaucht. Simon zeigt nicht nur im Gaumensegel-, Lippen- und Zungenbereich eine sehr niedere Muskelspannung, er ist gesamtkörperlich hypoton. Wegen seiner motorischen Probleme wird er auch motopädisch gefördert. Bei Simon handelt es sich um ein funktionelles Näseln, d.h. das Gaumensegel ist voll beweglich, wird jedoch bei der Lautbildung nicht oder nur geringfügig als Abschluß zwischen dem oberen und mittleren Rachenraum eingesetzt. Das Näseln verstärkte sich bei Simon nach einer Gaumenmandeloperation. Viele Kinder behalten die Schonhaltung, die sie nach der Operation beim Sprechen eingenommen haben, bei.

Im Gegensatz zum offenen Näseln, besteht beim geschlossenen Näseln (Rhinophonia clausa) zuwenig Nasenresonanz. Nasallaute (/m/,/n/,/ng/) werden bei einem zu geringen Luftaustritt durch die Nase gebildet. Die Verständlichkeit ist bei weitem nicht so stark beeinträchtigt wie beim offenen Näseln. Englbrecht (1991, S. 185) nennt diese Form der Rhinophonie ‚Schnupfensprache'.

Die Rhinophonia aperta und die Rhinophonia clausa können auch gleichzeitig auftreten. Es handelt sich dann um ein gemischtes Näseln, eine seltenere Ausprägung, die die Verständlichkeit jedoch stark beeinträchtigt (vgl. Arentsschild 1994, S. 150ff.), (vgl. von Schwerin 1993, S. 57ff.).

2.2.9 Kindliche Stimmstörungen (Dysphonien)

Stimmstörungen äußern sich durch ständige Heiserkeit bis hin zur Stimmlosigkeit oder durch eine unnatürliche Stimmlage, z.B. eine sehr hohe oder eine sehr tiefe Stimme. Böhme (1983, S. 171) definiert Stimmstörungen wie folgt:

> „Dysphonien sind Krankheiten der Stimme, die durch die Störung des Stimmklanges und eine Einschränkung der stimmlichen Leistungsfähigkeit gekennzeichnet sind, ohne daß sich krankhafte primär organische Veränderungen der an der Stimmbildung beteiligten anatomischen Strukturen erkennen lassen".

Die Abweichungen können im Sinne eines „Zuviel" (hyperfunktionelle Dysphonie) oder eines „Zuwenig" (hypofunktionelle Dysphonie) auftreten, wobei vor allem der Anblasedruck (Aktivität des Atemapparates) und der glottische Widerstand (Masse und Spannung der Stimmlippen), aber auch die muskulären Einstellungen des Ansatzrohres und überhaupt des ganzen Körpers betroffen sind. Bei Kindern handelt es sich überwiegend um hyperfunktionelle Dysphonien, die durch „unökonomische Belastungen des Kehlkopfes, wie z.B. Schreien, Kreischen oder unökonomisches Singen" entstehen (Böhme 1983, S. 200).

> Beispiel: David (5 Jahre alt)
> David ist ein lebhaftes Kind. Er hat viele Freunde und spielt stundenlang mit ihnen im Freien. Abends wenn er nach Hause kommt, bringt er nach Aussagen der Mutter oft ‚kaum mehr einen Ton hervor'. Dabei geht es auch zu Hause, so die Mutter, lebhaft zu, da David noch zwei Brüder hat. Seine Stimme klingt fast immer heiser, kratzig und rauh. David spricht mit sichtbarer Anstrengung. Seine Halsvenen treten hervor, die Muskulatur im Hals- und Gesichtsbereich ist angespannt. Eine Untersuchung beim Hals-Nasen-Ohrenarzt ergab, daß sich auf den Stimmlippen bereits Ansätze von Stimmlippenknötchen gebildet haben.

Stimmlippenknötchen stellen die Hauptursache der Stimmstörungen im Kindesalter dar. Die Knötchen verhindern den normalen Glottisschluß. Als Vorstufe gelten doppelseitige Verdickungen an den Stimmlippenrändern. Eine Abtragung der Knötchen ist nur in seltensten Fällen erforderlich. Unökonomische Belastungen der Stimme sollten jedoch vermieden werden (vgl. Böhme 1983, S. 197ff.).

Sprachauffälligkeiten lassen sich in verschiedenen Erscheinungsbildern beschreiben, wobei die Grenzen fließend sind, da man öfter unterschiedliche Störungen miteinander kombiniert findet.

Die Bezeichnungen Sprachentwicklungsstörungen, Sprachverständnisstörungen, eingeschränkter aktiver Wortschatz, Dysgrammatismus, Stammeln müssen dabei ebenso wie Stottern, Poltern, Näseln und Stimmstörungen als Oberbegriffe verstanden werden, denen unterschiedliche individuelle sprachliche Störungsformen zugeordnet sein können. Diese Oberbegriffe dienen als Orientierungs- und Zuordnungshilfe, keinesfalls ersetzen sie die genaue Beschreibung der spezifischen individuellen Symptomatik. So können beispielsweise Sprachauffälligkeiten, die dem Störungsbild Stottern zugeordnet werden, völlig unterschiedlich aussehen: Das Stottern kann tonisch und/ oder klonisch sein. Verschiedenste Mitbewegungen (z.B. unruhige Bewegungen der Hände und Füße, Stampfen, Augendrehbewegungen, ständiges Räuspern usw.) können zu beobachten sein. Die Atemfehlformen reichen vom Atem-Vorschieben über das inspiratorische Sprechen bis hin zur Schnappatmung. Zudem sind Vermeideverhaltensweisen oder Abweichungen im Sozialverhalten möglich.

Für die therapeutische Förderung stellt das genaue Beobachten und Herausfinden der spezifischen sprachlichen Symptomatik eine wichtige Basis dar. Dabei genügt es aber nicht, sich ausschließlich auf die sprachlichen Auffälligkeiten zu beschränken. Sprach- und Sprechstörungen müssen im Zusammenhang mit anderen Entwicklungsbereichen und mit ihrem Bedingungshintergrund gesehen werden und die pädagogisch-therapeutische Förderung sollte sich darauf auch beziehen.

In den nun folgenden Ausführungen werden die wesentlichen Bedingungsfaktoren für die Störungen der Sprache und des Sprechens beschrieben. Bei allen Formen sprachlicher Auffälligkeiten sollte der mögliche Bedingungshintergrund bedacht werden. Dabei gelten aber nicht alle Faktoren gleichermaßen für alle sprachlichen Erscheinungsbilder. Zudem kann das Bedingungsgeflecht eines sprachlichen Störungsbildes individuell ganz verschieden sein.

2.3 Zum möglichen Bedingungshintergrund von Sprach- und Sprechstörungen

Der Spracherwerb vollzieht sich durch das Zusammenwirken von biologischen, physiologischen, kognitiven, sozial-emotionalen und soziokulturellen Prozessen (vgl. Kap.II). Das Zustandekommen einer Störung der Sprache oder des Sprechens muß in diesem vielschichtigen Gesamtzusammenhang gesehen werden.

Die Bedingungsfaktoren für die Entstehung von Sprach- und Sprechstörungen leiten sich aus diesen Zusammenhängen ab. Sprachauffälligkeiten können als Geflecht sich gegenseitig bedingender, in ihrer Wirkung beeinflußender Faktoren verstanden werden. So kann „die gleiche Organstörung sehr unterschiedliche Anpassungsleistungen hervorbringen, wenn die Sozialisationsbedingungen verschieden sind" (Grohnfeldt 1993, S. 92).

2.3.1 Gestörte Sprache und biologisch-neurophysiologische Faktoren

Prozesse der auditiven, visuellen, taktil-kinästhetischen Wahrnehmung und die Wahrnehmungs- und Sprachverarbeitung können ebenso als Bedingungsfaktoren für die Entstehung von Sprachauffälligkeiten in Frage kommen wie Störungen im Bereich der Motorik, der Entwicklung des Zentralnervensystems und der Hemisphärendominanz sowie organische Beeinträchtigungen.

a.) Wahrnehmung
Sprachauffälligkeiten bei Kindern im Vorschulalter gehen oft mit Wahrnehmungsstörungen einher. Mögliche Störungen der Wahrnehmungssysteme sollen hier kurz beschrieben werden:

Gestörte kinästhetische und taktile Wahrnehmung:
Ist die kinästhetische Wahrnehmung gestört, sind auch die Empfindungen und Vorstellungen des eigenen Körpers in seiner Raumlage und in seinem Bewegungsausmaß beeinträchtigt. Zudem ist die Fähigkeit zur zweckgerichteten Planung von Handlungsabläufen und ihre Umsetzung in sprachliche Symbole erschwert.

Taktile Wahrnehmungsstörungen gehen oft mit der Tendenz einher, auf Berührungsreize ablehnend zu reagieren. Diese Kinder lassen sich nicht berühren oder zucken, auch bei festen, eindeutigen Reizen, zusammen. Meist ist auch die taktile Diskriminationsfähigkeit, das Erkennen und Unterscheiden der Reize, herabgesetzt.

Affolter (1975, 1988) geht davon aus, daß durch Beeinträchtigungen der vorsprachlichen Entwicklung hierarchisch höherstehende Bereiche, wie die Sprache, ebenfalls gestört sind. Ihrer Meinung nach sind taktil-kinästhetische Wahrnehmungsstörungen eine Grundursache für Sprach- und Sprechstörungen.

Störungen der auditiven Wahrnehmung:
Bezüglich der auditiven Wahrnehmung wird übereinstimmend ausgesagt, daß Störungen der Sprache und des Sprechens häufig mit Beeinträchtigungen der auditiven Wahrnehmung einhergehen (vgl. Metzeler 1984, S. 113).

Der Zusammenhang zwischen Sprach- und Sprechstörungen und auditiven Wahrnehmungsstörungen wurde auch empirisch nachgewiesen:

Peter & Eggert (1989) fanden in ihren Untersuchungen heraus, daß 60% der Kinder, die die Sprach- und Lernbehindertenschule besuchen, auditive Wahrnehmungsstörungen[14] aufweisen.

Günther & Günther (1988) führten in den 80er Jahren mit 491 Kindern aus 26 Kindergärten Testverfahren über die auditiven Leistungen bei sprachauffälligen Kindern durch. Es fanden sich erhebliche Defizite in den auditiven Teilleistungen bei sprachauffälligen Kindern im Vergleich zu Sprachunauffälligen. Kinder, die ein isoliertes Stammeln aufweisen, erreichten 75% der durchschnittlichen auditiven Wahrnehmungsleistungen Normalsprechender. Kinder mit

---

14 Günther & Günther (1992, S. 7) und Willi Günther (1992, S.7ff.) machen darauf aufmerksam, daß auditive Wahrnehmungsstörungen in der Schule dadurch auffallen können, daß sie den Erwerb der Schriftsprache blockieren. Auf den Zusammenhang zwischen der auditiven Diskriminationsfähigkeit, der akustischen Unterscheidung einzelner Sprachlaute, und Rechtschreibleistungen weisen auch andere Autoren hin (vgl. Brügelmann 1994, S. 53ff., 1993, S. 2ff.), (vgl. Klicpera & Graeven et al. 1993, S. 231ff.), (vgl. Troßbach-Neune, 1993, S. 24ff.), (vgl. Welling 1988, S. 167ff.).

Sprachentwicklungsstörungen kamen nur noch auf 50% der Leistungen sprachunauffälliger Kinder. Die Autoren schließen daraus: „Der Schlüssel zur Verbesserung der sprachlichen Leistungen von dyslalisch sprechenden und sprachentwicklungsverzögerten Kindern liegt damit in der Beseitigung der auditiven Wahrnehmungsschwächen" (Günther & Günther 1988, S. 295).

Störungen der visuellen Wahrnehmung:
Die Kinder erkennen bekannte Formen und Zeichen bei neuer Anordnung nicht sofort wieder oder verwechseln sie mit ähnlichen. Wenn zusätzlich das visuelle Gedächtnis gestört ist, können sie sich visuelle Reize nur schwer behalten.

Die empirischen Ergebnisse über einen möglichen Zusammenhang zwischen Sprachauffälligkeiten und Störungen im Bereich der visuellen Wahrnehmung sind uneinheitlich. Westrich (1982, S. 147) stellte fest: „Die Stammler zeigen im Vergleich zur Kontrollgruppe in allen Bereichen niedrigere Leistungen". Günther (1987, S. 253) kam bei seiner Untersuchung mit 327 sprachauffälligen Vorschulkindern zu dem Ergebnis, daß bei der visomotorischen Perzeption und der visomotorischen Produktion keine oder relativ geringe Retardierungen vorlagen.

Ich habe in der praktischen Arbeit mit sprachauffälligen Kindern schon oft beobachtet, daß sie über eine gute, auch kompensatorisch einsetzbare, visuelle Wahrnehmungsfähigkeit verfügen. Anderseits fallen aber auch immer wieder Kinder auf, die deutliche Einschränkungen im Bereich der visuellen Wahrnehmung haben. Die visuelle Wahrnehmungsfähigkeit des Kindes muß deshalb in jedem Fall überprüft und gegebenenfalls auch gefördert werden. Für das Erlernen von Sprache ist die Fähigkeit, Blickkontakt und visuelle Informationen (Mimik, Gestik, Mundbild) aufnehmen zu können, von nicht zu unterschätzender Bedeutung.

b.) Motorik
Neben Wahrnehmungsstörungen wirken sich auch Störungen der Motorik auf die Sprachfähigkeit aus. Für das Sprechen sind ca. 100 Muskelinnervationen erforderlich und durchschnittlich produziert man, einschließlich der üblichen Sprechpausen und Verzögerungen, mehr als 200 Silben pro Minute (vgl. Herrmann & Grabowsky 1994, S. 26). Feinste Differenzierungen der räumlichen Stellungen, des Kraftaufwandes und eine hohe Dauergeschwindigkeit müssen für einen reibungslosen sprechmotorischen Ablauf gewährleistet sein. Zudem ist eine enge Rückkopplung zwischen den motorischen und sensorischen Systemen erforderlich.

Im Bereich der Motorik können verschiedene Störungen mit Sprachauffälligkeiten verbunden sein (vgl. Brand 1990, S. 60ff.):

Störungen des Muskeltonus:
Der Muskeltonus stellt die Grundspannung der Muskeln dar. Er kann zu gering (hypoton) oder zu stark (hyperton) sein.

Störungen der Grobmotorik:
Diese Störungen sind eng verbunden mit dem Muskeltonus. Sie beinhalten schlecht integrierte frühkindliche, reflexhafte Reaktionen und nicht altersgemäß entwickelte Halte-, Stell- und Gleichgewichtsreaktionen. Solche Kinder können nur schwer das Gleichgewicht halten, zeigen noch keine altersgemäße Bewegungskoordination, Bewegungsgeschicklichkeit und Ausdauer.

Störungen der Feinmotorik / Mundmotorik:
Sind im Finger- und Handbereich, im Mundbereich und bei der Steuerung der äußeren Augenmuskeln zu beobachten.

Nicht altersgemäß entwickeltes Körperschema:
Das Körperschema stellt das kognitive Konzept vom eigenen Körper dar. Zeigt ein Kind noch kein altersangemessenes Körperschema, fällt ihm die Orientierung am eigenen Körper und davon ausgehend die Orientierung im Raum und auf der Fläche oft ebenso schwer wie die geordnete Aneinanderreihung von Lauten, Wörtern und Sätzen.

Eggert & Lütje & Johannknecht (1990a, S. 111f.) stellen bei einem Vergleich verschiedener Untersuchungen zum Zusammenhang von auffälliger Motorik und auffälliger Sprache fest, daß bei Kindern, die Störungen der Sprache und des Sprechens aufwiesen, häufig ein motorischer Rückstand aufgefallen war. Die einzelnen Ergebnisse differieren aber ziemlich. Keidel & Michel (1983) fanden bei 34% der Kinder, die eine auffällige Sprache hatten, auch eine auffällige Motorik. Becker (1956) gab bei 72% der Kinder Übereinstimmungen an und ermittelte damit den bisher höchsten Wert.

Daß bei sprachauffälligen Kindern auch die Motorik betroffen sein kann, steht für mich außer Frage. Die Bedeutung der Motorik darf im Zusammenhang mit Störungen der Sprache und des Sprechens jedoch auch nicht überbewertet werden.

c.) Hirnreifung und Hemisphärendominanz
Zur Darstellung der biologisch-neurophysiologischen Faktoren in Verbindung mit Sprach- und Sprechstörungen gehört es auch, sich mit Störungen der Hirnreifung und der Hemisphärendominanz/Lateralisation zu beschäftigen. Hirnreifungsprozesse des bei der Geburt noch unterentwickelten Gehirns stellen für den Aufbau von Sprache notwendige Voraussetzungen dar. Von daher ist es folgerichtig, daß bei Störungen der Hirnreifung die Sprache als höchst integrierte Hirnleistung des Menschen zumindest hinsichtlich der grundsätzlichen Sprachmöglichkeit betroffen ist (vgl. Lenneberg 1972).

Störungen der Reifung des Zentralnervensystems können ebenso wie Störungen der Motorik und der Wahrnehmung auf frühkindliche Hirnschädigungen zurückzuführen sein; diese Bezeichung ist ein Sammelbegriff für verschiedene cerebrale prä-, peri- und postnatale Schäden[15], „die zwischen dem 6. Schwangerschaftsmonat und dem Verlauf des 2. Lebensjahres auf das Kind eingewirkt haben" (Lempp 1978, S. 21).

Die minimale cerebrale Dysfunktion als die leichtere Form der frühkindlichen Hirnschädigung und Teilleistungsstörungen können ebenfalls zu Beeinträchtigungen führen. Teilleistungsstörungen definiert Graichen (1979, S. 49) als „Leistungsminderung einzelner Faktoren oder Glieder innerhalb eines größeren funktionellen Systems, das zur Bewältigung einer bestimmten komplexen Anpassungsaufgabe erforderlich ist".

Dabei ist der heutige Begriff der Teilleistungsstörung „nicht einseitig durch cerebrale Schädigung oder vererbte organische Veränderung des Gehirns und seiner Funktionen gegeben, sondern auch durch Umwelteinflüsse bedingt" (Zilcher 1992, S. 16). Der Begriff der Teilleistungsstörungen berücksichtigt die Wechselseitigkeit somatischer und psychosozialer Einflußgrößen. Er greift also weiter als die Bezeichnungen frühkindliche Hirnschädigung oder minimale cerebrale Dysfunktion, die psychosoziale Faktoren unberücksichtigt lassen.

Ob ein Zusammenhang zwischen Sprachauffälligkeiten und Hemisphärendominanz besteht, läßt sich beim momentanen Stand der Forschung nicht abschließend beurteilen. Lange nahm man an, daß linkshändige oder beidhändige Kinder öfter Sprach- und Sprechstörungen hätten (vgl. Westrich 1982). Schmidtke (1990, S. 124) stuft diese Ansicht beim Vergleich verschiedener Untersuchungen aber als empirisch nicht ausreichend gesichert ein.

Die Entwicklung der Händigkeit und die optimale Zusammenarbeit der beiden Hemisphären ist jedoch, nicht nur für die Sprache, sondern für alle sensorischen Integrationsleistungen, erforderlich. Brand & Breitenbach & Maisel (1987, 1988) betonen, daß das Kind im Laufe seiner Entwicklung lernen muß, seine Körpermitte, vor allem mit den Händen, zu kreuzen. Kinder mit Problemen im Bereich der Lateralisation und Hemisphärendominanz vermeiden es oft, die Körpermittellinie zu überkreuzen. Sie weisen häufig Wahrnehmungsstörungen und im Zusammenhang damit auch Störungen der Sprache und des Sprechens auf. Zudem kann die noch nicht ausgebildete Lateralität als Hinweis für eine verzögerte Hirnreifung verstanden werden.

Als weitere Erklärung für die Entstehung von Sprach- und Sprechstörungen werden genetische Disposition genannt. Seeman (1965, S. 79) gibt an, daß bei 20% der sprachauffälligen Kindern ein familiär vererbter Sprachschwächetypus

15 Frühkindliche Hirnschädigungen entstehen durch prä-, peri- und postnatale Ursachen. Pränatale Ursachen könnten infektiöse Erkrankungen der Mutter während der Schwangerschaft (z.B. durch Röteln, Toxoplasmose) sein, perinatale können auf Sauerstoffmangel während der Geburt oder auf instrumentelle Geburten zurückzuführen sein, postnatale können nach der Geburt des Kindes durch Infekte (z.B. Gehirnhaut- oder Hirnentzündung) oder traumatische Einwirkungen entstehen (vgl. Arentsschild 1994, S. 122).

besteht. Da der Umwelt für die Ausbildung der Hemisphärendominanz und des Zentralnervensystems jedoch eine entscheidende Bedeutung zukommt (vgl. Kap.II.1.2.,1.3.), dürfen Erklärungen dieser Art meines Erachtens nicht überbewertet werden.

d.) Organische Grunderkrankungen
Auf die einzelnen möglichen organischen Grunderkrankungen bzw. anatomischen Veränderungen (z.B. Beeinträchtigungen der peripheren Artikulationsorgane oder der Stimmlippen) soll hier nicht näher eingegangen werden, da die Darstellung medizinisch-therapeutischer Interventionen nicht das primäre Anliegen dieser Arbeit ist. Bei den jeweiligen sprachlichen Störungsbildern werden aus medizinischer Sicht unterschiedliche Ursachen angeführt.

Nur soviel: Liegen Sprachauffälligkeiten bei Kindern im Vorschulalter vor, muß die Intaktheit der Sinnesorgane immer kontrolliert werden. Trotz guter technischer Möglichkeiten werden auch heute insbesondere Hörstörungen bei Kindern noch übersehen, so daß frühzeitige Hilfs- und Förderangebote unterbleiben oder viel zu spät erfolgen.

2.3.2 Gestörte Sprache und kognitive Struktur

Als kognitive Strukturen bezeichnet man Prozesse der subjektiven Wahrnehmungsverarbeitung und Realitätserschließung, die mit Aufmerksamkeit, Konzentration, Speicherfähigkeit und anschaulichem und logisch-abstraktem Denken einhergehen. Gemeinsam machen diese Bereiche die individuellen Lernvoraussetzungen aus (vgl. Grohnfeldt 1993, S. 80).

Da enge Zusammenhänge zwischen Sprache und Denken angenommen werden (vgl. Wygotski 1981), (vgl. Piaget 1969, 1975, 1983), (vgl. Lurija & Jodowitsch 1970), ist zu erwarten, daß Störungen der Sprachentwicklung häufig mit Veränderungen der kognitiven Struktur einhergehen. „Dabei ist jedoch nicht zu klären, inwieweit sich die Sprachstörung - bei normaler Intelligenz - negativ auf das Lernverhalten auswirkt oder Ausdruck einer allgemeinen kognitiven Schwäche ist" (Grohnfeldt 1993, S. 80).

Zollinger (1991, S. 36) vertritt die Ansicht, daß bei Spracherwerbsstörungen bestimmte kognitive Faktoren gestört sein können, aber nicht gestört sein müssen.

Bei der Aufschlüsselung des Zusammenhangs zwischen gestörter Sprache und kognitiver Struktur muß geklärt werden, ob andere Entwicklungsbereiche mitbetroffen sind. Die kognitive Entwicklung steht in engem Zusammenhang mit der Entwicklung der Sensorik, der Motorik und des Zentralnervensystems. So können sich Störungen in diesen Bereichen rückkoppelnd auch auf die geistige Entwicklung des Kindes auswirken.

2.3.3 Gestörte Sprache und psychosoziale Situation

Störungen der Sprache und des Sprechens und bestimmte soziokulturelle und familiäre Bedingungen wirken aufeinander ein, sie beeinflussen sich wechselseitig. Einerseits können soziale und familiäre Bedingungen sprachliche Auffälligkeiten auslösen oder verstärken, anderseits wirken die sprachlichen Störungen des Kindes auf die familiäre Interaktion ein. So entsteht ein komplexes Gefüge sich wechselseitig bedingender Faktoren, das sich auf die Entwicklung der kindlichen Persönlichkeit auswirkt.

In Verbindung mit dem soziokulturellen Umfeld sind viele verschiedene Störungskomponenten denkbar.

Ich beziehe mich im folgenden auf die von Grohnfeldt (1985, 1990, 1993) getroffene Vorauswahl und beschreibe einige Einflußfaktoren ungünstiger Lebens- und Umweltbedingungen und denkbare Störungen innerhalb der Familie bzw. der Eltern-Kind-Interaktion.

a.) Wenig anregende Lebens- und Umweltbedingungen

Grohnfeldt (1990, S. 8) nennt zu diesem Punkt Schichteinflüsse, ein fehlerhaftes oder mangelndes familiäres Sprachvorbild sowie Deviationssyndrome durch Hospitalisierung oder ungenügende sensorische Anregung.

Bezüglich der Herkunftsschicht schlossen Spiecker-Henke & Kunow (1977) und Teumer et al. (1981) aufgrund der Berufszugehörigkeit des Vaters, daß Kinder aus oberen Sozialschichten seltener Störungen der Sprache und des Sprechens aufweisen. Die Untersuchungen, die zu Schichteinflüssen im Zusammenhang mit Sprach- und Sprechstörungen durchgeführt wurden, ergeben jedoch kein einheitliches Bild.

Die Bedeutung der fehlerhaften oder mangelnden sprachlichen Anregung als Bedingungsfaktor für die Entstehung einer Sprach- oder Sprechstörung ist weitgehend unumstritten (vgl. Wirth 1994, S. 227), (vgl. Böhme 1983, S. 71), (vgl. Arentsschild 1994, S. 120). Arentsschild (ebd.) weist darauf hin, daß mangelnde Sprachanregungen zu einer verzögerten oder abweichenden Sprachentwicklung führen können. Böhme (1983, S. 58) schreibt, daß Sprachauffälligkeiten unter anderem durch „die Kommunikation mit einer nicht kindgerechten Erwachsenensprache" entstehen können.

Wichtig ist, daß Eltern, im Sinne der Motherese, in einer einfachen Sprache kindgerecht und lautsprachlich korrekt mit ihren Kindern kommunizieren, Blickkontakt aufnehmen, den Kindern zuhören, sie aussprechen lassen, sie zur eigenen Sprachproduktion anregen und ihnen eine korrekte auditive Rückmeldung (correktive Feedback) geben.

In schweren Fällen der Vernachlässigung kann es zu Deprivationssyndromen kommen. Als Gründe nennt Arentsschild (1994, S. 120) „häufig abwesende Eltern, hör- oder sprachgeschädigte Erzieher, Heimkinder, schwierige Familienverhältnisse, gestörtes Verhältnis zu den Eltern oder Kontaktpersonen, falsches Elternverhalten, u.a.". Deviationssyndrome können mit mangelnder sensomotorischer Anregung und der körperlich, geistigen und/oder seelischen Vernachlässigung des Kindes einhergehen und zu Problemen im Bereich des Sozialverhalten sowie zu einem allgemeinen Entwicklungsrückstand, zu Wahrnehmungsstörungen, zu Störungen bei der Entfaltung der Persönlichkeit und zu Sprach- und Sprechstörungen führen.

b.) Störungen innerhalb der Familie und der Eltern-Kind-Interaktion
Die familiäre Interaktion wird durch eine Vielzahl von Faktoren beeinflußt. Situative Bedingungen, das Selbstkonzept der Ehepartner aus ihren Persönlichkeitserfahrungen in den eigenen Herkunftsfamilien, ihre Werthaltungen und Normen sind Komponenten, die sich auf die Beziehungen der Familienmitglieder zueinander auswirken.

Grohnfeldt (1990, S.8) nennt als Bedingungsfaktoren in diesem Zusammenhang ungünstige familiäre Rollenkonstellationen, bei denen das Kind als Sündenbock fungiert und einen überfordernden, überbehütenden und ambivalenten Erziehungsstil der Eltern.

Krisen und Konflikte in der Partnerschaft, ungünstige Geschwisterkonstellationen, die durch Rivalitäten und Entthronungserlebnisse eine Regression in die Babysprache bewirken und die Stellung der Geschwister in der Geschwisterreihe können sich zudem negativ auswirken. So finden sich sprachentwicklungsgestörte Kinder „überproportional häufig in der Stellung des Letztgeborenen" (Grohnfeldt 1993, S. 84). Erstgeborene und Einzelkinder weisen seltener Störungen der Sprache und des Sprechens auf als Nachgeborene (vgl. Spiecker-Henke & Kunow 1977).

Wenn die Eltern-Kind-Interaktion schon von Anfang an gestört war, kann dies tiefgreifende Konsequenzen für die gesamte Persönlichkeitsentwicklung des Kindes und damit auch für den Spracherwerb haben. Die Bedeutung kommunikativ-interaktiver Prozesse für die Entwicklung der Sprache wurde bereits hervorgehoben (vgl. Kap. II.3.). Kinder brauchen den sprachlichen und emotionalen Dialog mit den Bezugspersonen und die Wärme, Liebe und Akzeptanz der Eltern.

Im soziokulturellen und familiären Umfeld kann es zu vielschichtigen Störungen kommen. Sie müssen als mögliche Bedingungsfaktoren für die Entstehung und Aufrechterhaltung von Sprach- und Sprechstörungen gesehen werden. Besonders wichtig sind in diesem Zusammenhang die Wechselwirkungen innerhalb der Familie.

Durch intensive Elternarbeit gilt es, sich die direkte Lebenswelt des Kindes zu erschließen und sie in die Förderung miteinzubeziehen. Die sozialen und familiären Bedingungen, in denen das Kind aufwächst und lebt, haben sowohl als Faktor für die Entstehung und Aufrechterhaltung der Störung als auch für ihre Veränderung eine große Bedeutung. Die fundierte Analyse der Sprach- oder Sprechstörung und die individuell ausgerichtete Planung therapeutischer Fördermaßnahmen sind deshalb ohne die Einbeziehung des kindlichen Lebensumfeldes nicht denkbar.

Das Bedingungsgeflecht, in dem Sprach- und Sprechstörungen aus ganzheitlichorientierter Sicht gesehen werden müssen, läßt sich bei den unterschiedlichen sprachlichen Störungsbildern noch differenzierter aufschlüsseln. Da eine ausführlichere Darstellung der bisher genannten sprachlichen Störungen im Rahmen dieser Arbeit nicht möglich ist, werde ich ein sprachliches Erscheinungsbild, das Stammeln, herausgreifen.

Exemplarisch soll diese Störung sowohl in bezug auf die Einteilungskategorien, die für die Beschreibung der möglichen Symptomatik nötig sind, als auch in bezug auf den möglichen Bedingungshintergrund ausführlicher dargestellt werden. Spezifische sprach- und sprechtherapeutische Maßnahmen (vgl. Kap. IV.) können daran dann auch gezielt verdeutlicht werden.

3. Stammeln

Unter Stammeln[16] versteht man die Unfähigkeit, Laute oder Lautverbindungen richtig auszusprechen oder beim Sprechen richtig anzuwenden.

Von Stammelfehlern sollte in Abgrenzung zu normalen altersbedingten Fehlbildungen erst nach dem weitgehenden Abschluß der Lautentwicklung im vierten bis fünften Lebensjahr unter Berücksichtigung der früh bzw. spät erworbenen Laute gesprochen werden. Es handelt sich um eine Störung des Sprechens auf phonologischer[17] und phonematischer Ebene, die isoliert oder in Verbindung mit anderen Sprach- und Entwicklungsstörungen auftreten kann (vgl. Wirth 1994, S. 223).

Bei Kindern im Vorschulalter gilt das Stammeln als häufigste Sprechstörung. Nach Böhmes (1983, S. 69) und Wirths (1994, S. 226) übereinstimmenden Einschätzungen stammeln etwa 20% aller Kinder im Alter von 4 bis 6 Jahren.

Um das Erscheinungsbild des Stammelns differenziert beschreiben zu können, wurden verschiedene Einteilungs- und Beschreibungsraster entwickelt. Sie ha-

---

16 Die Bezeichnung ‚Stammeln' finde ich ungünstig, da das Wort im umgangssprachlichen Sinn eine andere Bedeutung hat (stockend, ungestüm reden) und deshalb leicht mit ‚Stottern' verwechselt werden kann. Ich werde diese Bezeichnung neben dem von Grohnfeldt (1991, 1993) vorgeschlagenen Terminus ‚Aussprachestörungen' aber dennoch hier verwenden, weil sie weit verbreitet ist und es keine eindeutige terminologische Alternative gibt: Die oft synonym gebrauchte Bezeichnung ‚Dyslalie' ist uneindeutig, sie bezieht sich sowohl auf den gesamten Störungskomplex als auch auf eine spezifische Form der Fehlbildung, die ich hier unter diesem Begriff beschreibe. Unter dem Terminus Aussprachestörungen lassen sich auch noch andere Erscheinungsbilder wie bspw. das Näseln oder Sprachauffälligkeiten bei Hörschäden und Cerebralparesen einordnen.

17 Zu dem Themenkomplex der phonologischen Störungen verweise ich auf die interessanten Ausführungen von Hacker (1987, 1990, 1992) und Scholz (1987, 1990).

ben sich in der Form, die im folgenden Abschnitt (3.1.) vorstellt wird, weitgehend durchgesetzt.

Der zweite Abschnitt (3.2.) beschäftigt sich mit dem Bedingungshintergrund dieser Störung der Aussprache. Die mögliche Vielschichtigkeit des Bedingungsgeflechtes kommt in den verschiedenen Formen des Stammelns zum Ausdruck.

3.1 Die Einteilung des Stammelns

Das Erscheinungsbild des Stammelns wird nach unterschiedlichen Gesichtspunkten eingeteilt und gruppiert. Ich orientiere mich insbesondere an den Ausführungen von Wirth (1994, S. 224f.) und Böhme (1983, S. 69f.).

3.1.1 Schweregrade

Beim Stammeln unterscheidet man drei verschiedene Schweregrade:

- Partielles Stammeln:
  Ein einzelner Laut oder maximal zwei Laute sind betroffen. Die Sprache ist aber noch gut verständlich. Das Kind verwechselt zum Beispiel die Laute /k/ und /t/ und / oder es bildet einen Laut falsch (z.B. Lispeln).
- Multiples Stammeln:
  Eine größere Anzahl von Lauten wird verstammelt (in der logopädischen-Praxis geht man von 3-6 Lauten bzw. Lautverbindungen aus). Die Sprachverständlichkeit ist stärker eingeschränkt.
- Universelles Stammeln:
  Der vorhandene Lautbestand erstreckt sich auf wenige Laute. Die Sprache ist unverständlich. In seiner schwersten Ausprägung wird das Stammeln als Vokalsprache bezeichnet, da kaum Konsonanten eingesetzt werden.

Diese in quantitativer Hinsicht unterschiedliche Ausprägungen können inkonstante und inkonsequente Fehlbildungen aufweisen.

Beim *inkonstanten Stammeln* werden die betroffenen Laute nicht immer fehlgebildet. Es ist durchaus möglich, daß beispielsweise der Laut /w/ in der Wortmitte weggelassen oder durch einen anderen Laut ersetzt wird, z.B. statt ‚Löwe' - 'Löbe', während er am Wortanfang bei ‚Wolke' richtig gesprochen wird.

Beim *inkonsequenten Stammeln* variiert die Art und Weise der Fehlbildung. So kann der Ersatzlaut wechseln und aus ‚Löwe' wird ein ‚Löbe' oder ein ‚Löde'. Diese Ausprägung des Stammelns bezeichnet Böhme (ebd.) als Unaufmerksamkeitsstammeln. Sie kann als Hinweis für eine Hörstörung oder eine sensorische Störung dienen.

Meist ist die Sprachproduktion der sprachauffälligen Kinder regelgeleitet und systematisch (vgl. Hacker 1992, S. 42). Dies gilt auch, wenn die angewendeten Regeln fehlerhaft sind und nicht mit denen der Muttersprache übereinstimmen.

3.1.2 Fehlerarten

Bei einer unkorrekten verstammelten Aussprache lassen sich fünf qualitativ verschiedene, abweichende Formen feststellen:

Auslassungen (Mogilalie):
Ein Laut wird weggelassen. Hier sagt das Kind beispielsweise ‚olke' statt ‚Wolke'. Dabei ist es möglich, daß der fehlende Laut nicht in allen Positionen, am Anfang (Anlaut), in der Mitte (Inlaut) oder am Schluß (Auslaut) weggelassen wird, sondern nur in einer bestimmten Position, z.B. immer am Anfang des Wortes.

Ersetzungen (Paralalien):
Ein Laut wird durch einen anderen korrekt gebildeten Laut ersetzt. Meistens handelt es sich bei den Ersatzlauten um in der Sprachentwicklung früher erworbene Laute, die dem Standardlaut ähneln. So kann man häufig beobachten, daß /k/ durch /t/ oder /g/ durch /d/ ersetzt wird. Es ist aber auch möglich, daß eine Lautpräferenz für einen bestimmten Laut besteht und die Kinder einen spezifischen Konsonanten, z.B. immer am Wortanfang, besonders häufig einsetzen (vgl . Hacker 1992, S.41).

Van Riper hat sich mit der phonemischen Ähnlichkeit der Laute beschäftigt und eine phonemische Karte erstellt, aus der die Ähnlichkeitsbeziehungen zwischen den Lauten hervorgehen. Er kommt zu dem Schluß: „Je ähnlicher der Fehler dem Standardlaut ist, desto näher ist der Patient der korrekten Beherrschung dieses Lautes" (van Riper 1984, S. 86).

Werden also, wie das bei einer Lautpräferenz der Fall ist, verschiedenste Laute durch denselben Ersatzlaut ersetzt, ist es wahrscheinlich, daß das Kind länger benötigt, bis es zum korrekten Einsatz der Laute gelangt.

Hinzufügungen (Adjunktionen)
Gemeint sind hier Laute die zwischenartikuliert und eingeschoben werden, z.B. ‚Famailie' statt ‚Familie'. Diese Laute treten meist inkonstant und inkonsequent auf.

Umstellungen (Permutationen)
Silben oder Laute werden innerhalb desselben Wortes umgestellt, z.B. ‚Luftlabon' statt ‚Luftballon'. Dabei ist es durchaus möglich, daß Umstellungen bei einem bestimmten Wort regelhaft eingesetzt werden. Das Wort wird immer auf die gleiche Weise fehlgebildet, obwohl die einzelnen Laute in anderen Wörter richtig artikuliert und korrekt gebraucht werden können.

Fehlbildungen (Dyslalien)
In diesen Fällen erfolgt der Ersatz eines Lautes durch ein Lautgebilde, das im Phoneminventar der gleichen Sprache nicht enthalten ist. Bei einer großen Zahl der /s/ Fehlbildungen, die in der Fachliteratur Sigmatismen genannt werden, sind Dyslalien beobachtbar. Das Phonem /s/ kann noch erkannt werden, ist aber durch eine veränderte Form der Bildung, z.B. interdental (zwischen den Zähnen) oder addental (gegen die Zähne), klanglich verändert. Normalerweise liegt die Zungenspitze alveolar, am Zahndamm der oberen oder manchmal auch der unteren Schneidezähne, ohne gegen den Zahndamm oder gegen die Zähne zu drücken. Die fehlerhafte /s/ Bildung ist die verbreitetste Artikulationsstörung überhaupt. Grohnfeldt (1993, S. 56) gibt an, daß bei den Sechsjährigen ca. 15% der Kinder Sigmatismen aufweisen. Innerhalb eines Lautes sind verschiedene Fehlbildungsarten möglich. Die Einteilung der Sigmatismen von Arentsschild (1994) zeigt auf, wieviele Fehlbildungsformen insbesondere beim /s/ beobachtbar sind. Sie werden entsprechend der Lokalisation bezeichnet.

Als pathologische Sigmatismusformen kommen vor:

- *Sigmatismus labialis, bilabialis, labiodentalis,* ohne Beteiligung der Zunge
- *Sigmatismus interdentalis,* gut sichtbar, häufig psychogen oder entwicklungsbedingt.
- *Sigmatismus addentalis,* mit fächerförmigen Luftaustritt zwischen der ganzen Zahnreihe, auch bei Hörstörungen, häufig bis ins Erwachsenenalter,
- *Sigmatismus stridens,* bei zu tiefer Zungenrinne und zu kräftigen Luftstrom als Ausdruck einer Überartikulation,
- Sigmatismus lateralis oder bilateralis (Hölzeln), mit Luftaustritt zwischen den Molaren (Mahlzähnen) in die Wangentasche und dann aus dem meist nach der Seite verzogenen Mundwinkel, mit normaler Lage der Zungenspitze; therapeutisch hartnäckig,
- *Sigmatismus lateroflexus,* mit Luftaustritt im Bereich der Canini (Eckzähne) und entsprechendem Abweichen der Zungenspitze,
- *Sigmatismus palatalis,* bei zu weit hinten liegender Überwindungsstelle, häufiger bei Hörstörungen.
- *Sigmatismus pharyngealis,* bei Bildung in der (im Deutschen pathologischen) vierten Artikulationszone zwischen Zungengrund und Rachenhinterwand, besonders bei Gaumenspaltensprache,
- *Sigmatismus laryngealis,* in der fünften Artikulationszone im Kehlkopfbereich (diese normal nur bei Respiranten (h)),
- *Sigmatismus nasalis,* bei Luftaustritt aus der Nase, wobei zugleich pharyngeale oder laryngeale Überwindungsstellen gebildet werden können.

In Süddeutschland wird vielfach dialektbedingt das stimmhafte (z) durch das stimmlose (s) ersetzt.

(aus Arentsschild 1994, S. 138)

Fehlbildungen, Auslassungen und Ersetzungen sind die häufigsten Stammelfehler. Sie werden in der einschlägigen Literatur im Zusammenhang mit Artikulationsstörungen auch immer genannt (vgl. Wirth 1994), (vgl. Böhme 1983), (vgl. Arentsschild 1994). Hinzufügungen und Umstellungen (vgl. Schlencker-

Schulte & Schulte 1990) sind nicht in allen Einteilungen enthalten. Sie treten jedoch bei Aussprachestörungen auf und werden deshalb hier mit aufgenommen.

Wenn bei einem Laut ein Stammeln vorliegt, wird die Fehlbildung mit dem griechischen Buchstaben und der Endung ‚tismus' bzw. ‚zismus' bezeichnet. So heißen Fehlbildungen z.B. des /s/ Sigmatismus, des /r/ Rhotazismus, des /sch/ Schetismus, des /k/ Kappazismus, des /g/ Gammazismus.

Lautgebrauchs- und Lautbildungsfehler können auf unterschiedlichen linguistischen Ebenen vorkommen. Wirth (1994, S. 225) unterscheidet:

Lautstammeln:
Der Einzellaut wird bei der isolierten Bildung falsch artikuliert bzw. durch einen anderen Laut ersetzt. In diesem Fall kann das Kind den vorgegebenen Ziellaut des Therapeuten nicht imitieren. Gibt der Therapeut dem Kind in einem Spiel beispielsweise als Geräusch der Regentropfen das /t/ vor, sagt das Kind /b/ dafür, weil es das /t/ nicht bilden kann.

Silbenstammeln:
Der Sprachlaut ist isoliert bildbar, wird in Lautverbindungen z.B. /ta/, /te/, /ti/ jedoch verstammelt.

Wortstammeln:
Isolierte Laute und Silben werden richtig artikuliert, während im Wort Fehlbildungen beobachtbar sind.

Satzstammeln:
Einzelwörter werden richtig gesprochen. Im Satzzusammenhang treten jedoch Fehler auf, z.B. das Auslassen unbetonter Silben.

Die theoretischen Einteilungskategorien lassen sich am folgenden Beispiel verdeutlichen.

> Beispiel: Mark (6.3 Jahre)
> „Destern sind hi bei Oma und Opa aus dedanen. Da har ein danz schöner Hodel". (Gestern sind wir bei Oma und Opa raus gegangen. Da war ein ganz schöner Vogel).
>
> Mark hat ein multiples Stammeln in Form einer Paralalie von /g/ ersetzt durch /d/, /w/ ersetzt durch /h/ und /f,v/ ersetzt durch /h/, sowie eine inkonstante Mogilalie von /r/ in Anlautposition und einen aus dem Beispiel nicht ersichtlichen Schetismus interdentalis. Dabei kann Mark das /g/, /w/ und /f/ auch auf Lautebene nicht bilden, während das /r/ erst auf Wortebene inkonstant ausgelassen wird. Die Artikulationsmotorik ist wenig beeinträchtigt, die auditive Differenzierungsfähigkeit für ähnliche Laute ist jedoch herabgesetzt. Zudem ist Marks auditive Aufmerksamkeit eingeschränkt. Durch Nebengeräusche (z.B. Lärm auf dem Flur) läßt er sich leicht ablenken. Es fällt

ihm schwer, sich bei Hintergrundlärm auf ein bestimmtes auditives Signal zu konzentrieren (Figur-Hintergrund-Wahrnehmung). Auditive Diskriminationsprobleme bestehen auch im nichtsprachlichen Bereich. So ist es nicht einfach für ihn, ähnliche Geräusche, wie sie beispielsweise beim Knistern mit verschiedenen Materialien entstehen, zu unterscheiden.

Die Verständlichkeit von Marks Spontansprache ist deutlich beeinträchtigt. Mark äußert sich gegenüber fremden Personen sprachlich zunächst nicht. Er nimmt keinen Blickkontakt auf und es dauert eine ganze Zeit, bis er seine Hemmungen überwunden hat und sich trotz der ihm bewußten Sprachprobleme äußert.

Kinder mit Sprachauffälligkeiten erleben, wie am Beispiel von Mark deutlich wird, die „Schwachstelle Sprechen" oft bewußt und daher als „unangenehm, schlimm und sogar peinlich" (Franke 1986, S. 75). Sie werden unsicher, empfinden sich als abweichend, sprechen insgesamt wenig, bauen eine Sprachhemmung bzw. eine regelrechte Sprechangst auf und ziehen sich zurück. Aufgrund dieses Vermeideverhaltens haben sie weniger Gelegenheiten, um ihre pragmatischen Kommunikationskompetenzen auszubauen. So verfügen sie häufig nicht über altersgemäße, dialogische, situationsadäquate, kommunikative Fähigkeiten, wodurch sich ihre Unsicherheit noch verstärkt.

Bisher wurden Aussprachestörungen in quantitativer (Schweregrade) und qualitativer (Fehlerarten) Hinsicht beschrieben. Die Störung muß jedoch auch in ihrer Komplexität gesehen werden und diese soll in der nun folgenden Darstellung der möglichen Bedingungsfaktoren zum Ausdruck kommen.

3.2 Formen des Stammelns

Als Bedingungshintergrund für Aussprachestörungen werden verschiedene Faktoren angegeben.

In den unterschiedlichen Formen des Stammeln finden sich die einzelnen Bedingungsfaktoren wieder. So versteht man unter ‚audiogenem Stammeln' eine Sprechstörung bei nachweisbaren Hörstörungen und unter ‚motorischem Stammeln' eine Aussprachestörung aufgrund von motorischen und kinästhetischen Störungen.

Folgende Formen des Stammelns werden unterschieden:

- Audiogenes Stammeln
- Sensorisches Stammeln
- Zentrales Stammeln
- Motorisches Stammeln
- Dysglossien
- Stammeln durch Störungen im soziokulturellen und familiären Umfeld

Diese Aufgliederung ist eine idealtypische Trennung, die in der Praxis in der Form meist nicht vorgefunden wird. So ist es durchaus möglich, daß mehrere Bedingungsfaktoren, z.B. motorische und sensorische Probleme in Verbindung mit einem schwierigen familiären Umfeld als Bedingungsfaktoren für das Stammeln eines Kindes in Betracht gezogen werden müssen.

Die Aufgliederung ist dennoch hilfreich, denn sie verdeutlicht einerseits die Vielfalt der möglichen Bedingungsfaktoren, die für die Entstehung des Stammelns in Frage kommen können, und erlaubt andererseits die Eingrenzungen der wesentlichen, individuell unterschiedlichen Probleme des einzelnen Kindes.

3.2.1 Audiogenes Stammeln

Diese Form des Stammelns entsteht durch Schalleitungs-, Innenohr- und Hörnervenschwerhörigkeiten. Bei einem Hörverlust von mehr als 30 dB im Bereich der Hauptfrequenzen auf dem weniger geschädigten Ohr sind Aussprachestörungen zu erwarten (vgl. Arentsschild 1994, S. 136).

Schönweiler (1993, S. 7) stellte bei der Untersuchung von 1305 Kindern, die wegen Sprachauffälligkeiten in der Phoniatrie/Pädaudiologie Bochum vorgestellt wurden, fest, daß bei insgesamt 48% Hörstörungen vorlagen. Davon waren lediglich bei 5% der Kinder sensoneuriale Schwerhörigkeiten (Innenohrschwerhörigkeiten oder zentrale Schwerhörigkeit/Gehörlosigkeit) vorhanden, bei 95% der Kinder wurde eine Schalleitungsschwerhörigkeit diagnostiziert.

Der Prozentsatz der Kinder, die eine bleibende sensoneuriale Hörstörung haben, ist demnach gering gegenüber dem Prozentsatz der Kinder, die medizinisch behandelbare Schalleitungsstörungen aufweisen.

Schalleitungsstörungen entstehen meist infolge von Tubenfunktionsstörungen in Verbindung mit häufig ganzjährigen Erkältungen. Die Tube ist ein Verbindungskanal zwischen Nase und Mittelohr. Sie dient der Belüftung des Mittelohres sowie dem Druckausgleich, der erforderlich ist, damit das Trommelfell gut schwingen und den Schall auf die Gehörknöchelchen übertragen kann.

Eine Tubenfunktionsstörung entsteht bei einem Verschluß der Tube durch akuten Mittelohrkatarrh oder Infekte des Nasen- und Nasenrachenraumes, eine vergrößerte Rachenmandel, Nasenmuschelschwellungen u.a. Ursachen. Bei einer anhaltenden Tubenfunktionsstörung kommt es, in Verbindung mit einem Unterdruck im Mittelohr, zu einer Umwandlung der Schleimhaut in ein schleimbildendes Epithel. Das Sekret ist zunächst flüssig, dickt jedoch zunehmend ein. Es entsteht eine Schalleitungsschwerhörigkeit, da die Weiterleitung des Schalles aufgrund der veränderten Bedingungen im Mittelohr nicht mehr richtig funktioniert.

Häufig werden Schalleitungsstörungen, die sich langsam entwickeln, erst bemerkt, wenn sie schon über Monate bestehen. Das eingedickte Sekret muß dann abgesaugt und Trommelfellröhrchen müssen gelegt werden, damit anfangs eine ausreichende Belüftung des Mittelohres gewährleistet ist (vgl. Boenninghaus 1980, S. 88ff.).

Bei Schalleitungsstörungen handelt es sich meist um leicht- (25-40 dB) bis mittelgradige (41-70 dB) Hörstörungen, die im Alltag oft nicht auffallen, den Spracherwerb jedoch beeinträchtigen, weil die feinen Unterschiede zwischen den Lauten nicht aufgenommen werden können. Das Kind hört die Sprachlaute dann nicht oder nur verzerrt, so daß es einzelne Unterschiede zwischen ähnlich klingenden Lauten, z.B. zwischen /g/ und /d/, nicht wahrnimmt und deshalb auch falsch artikuliert.

Nach der medizinischen Behandlung der Schalleitungsstörungen werden fehlgebildete oder falsch eingesetzte Laute aber trotz des wieder intakten Gehörs oft nicht von selbst korrigiert. Bisher verwendete ‚falsche' artikulatorisch, taktil-kinästhetische Engramme haben sich fest eingeprägt. Die fehlgebildeten Formen werden als Erinnerungsbild automatisch abgerufen. Die eigene Fehlbildung wird „nicht wahrgenommen, da eine feste zentrale Verbindung zwischen dem richtigen Höreindruck und dem eigenen falschen Lautprodukt nach der Art eines bedingten Reizes" entstanden ist (Wirth 1994, S. 229).

Diese feste Verbindung bleibt, so meinen van Riper & Irwin (1984, S. 33), ohne gezielte Förderung bestehen. Sie gehen davon aus, daß Sprachlaute, die beim Erlernen primär über den auditive Vergleich von Fremd- und Eigenwahrnehmung erworben wurden, später hauptsächlich über kinästhetische und taktile Rückkopplungsprozesse und weniger über auditive kontrolliert werden. Ein Kind, das einen Laut durch einen anderen konstant ersetzt, also z.B. für alle /w/ ein /h/ einsetzt, bemerkt seinen Fehler demnach nicht, weil es für /h/ und /w/ dasselbe taktil-kinästhetische Engramm gespeichert hat und weil die Kontrolle über das Fühlen und nicht primär über das Hören erfolgt.

Auch bei motorischem, zentralem oder sensorischem Stammeln sowie bei Dysglossien ist die spontane Selbstkorrektur des Kindes selten. Fehlbildungen werden häufig auch dann beibehalten, wenn das Kind den Einzellaut erworben hat oder organische Einschränkungen beseitigt sind.

Der Kreislauf des automatisierten Abrufs artikulatorisch taktil-kinästhetischer Engramme in Verbindung mit taktilen und kinästhetischen Rückkopplungsprozessen muß durch therapeutischen Maßnahmen unterbrochen werden, bei denen eine Sensibilisierung auf die auditive Fremd- und Eigenwahrnehmung erfolgt und ein stufenweiser Umlernprozeß auf allen beschriebenen Störungsebenen (Laut-, Silben-, Wort-, Satzebene) initiiert wird.

3.2.2 Sensorisches Stammeln

Beim sensorischen Stammeln handelt es sich um eine „Störung der zentralen Verarbeitung von Höreindrücken bei intaktem Mittel- und Innenohr im Sinne einer herabgesetzten Fähigkeit der Unterscheidung klangverwandter Laute" (Grohnfeldt 1990, S.8). Es besteht eine Leistungsminderung der auditiven

Wahrnehmung, die zu einer fehlerhaften Artikulation führt, denn „Kinder mit auditiven Wahrnehmungsstörungen können trotz intaktem und unauffälligem peripherem Gehör auf auditive Stimuli nicht adäquat reagieren" (Günther, H. 1992, S. 3).

Bei sensorisch bedingtem Stammeln unterscheidet Wirth (1994, S. 228) drei graduelle Abstufungen:

- Auditive Unaufmerksamkeit:
  Leichte Störung der auditiven Aufmerksamkeit.

- Lautdifferenzierungsschwäche:
  Schwierigkeiten bei der Unterscheidung ähnlich klingender Laute, z.B. /s/, /sch/, /f/, /w/.

- Lautagnosie:
  Massivste Beeinträchtigungsform. Die Lautagnosie ist ein Minimalzustand der Agnosie, bei der Lautpaare mit minimalen akustischen Kontrasten bei anderen und bei sich selber nicht unterschieden werden können. Der Grund liegt in einer zentralen Verarbeitungsschwäche des richtigen Höreindrucks.

In Verbindung mit sensorischem Stammeln zeigen sich Probleme bei der Analyse und Synthese gehörter Lautfolgen und im Bereich des akustischen Kurzzeitgedächtnisses (vgl. Hammer 1992, S. 19). Zudem fallen Beeinträchtigungen der Lautunterscheidungsfähigkeit insgesamt (vgl. Schäfer 1973, 1975) und Unsicherheiten in der Unterscheidung zwischen richtig und falsch gebildeten Lauten (vgl. Grohnfeldt 1993, S. 74) auf. Klangähnliche Laute werden miteinander vertauscht und die Kinder vermögen den falsch artikulierten Laut weder bei sich selbst, noch auch bei anderen als falsch zu erkennen (vgl. Böhme 1983, S. 72).

Sowohl interpersonelle Prozesse (Fremdhören) als auch intrapersonelle Prozesse (Eigenhören) und metasprachliche Fähigkeiten[18] sind mehr oder weniger gestört. Da metasprachliche Fähigkeiten aber „als Korrektur- und Feedbackmechanismus fungieren können" (Wehr 1994, S. 293), sind sie erforderlich, damit das Kind fehlgebildete Laute bei sich selbst bemerken und korrigieren kann.

Kinder mit Problemen in der akustisch-auditiven Differenzierungsfähigkeit müssen deshalb über das Fremdhören zum Eigenhören hingeführt werden (vgl. van Riper & Irwin 1984). Begonnen wird mit maximalen Kontrasten (unähnlichen Lauten), die zunehmend in Richtung minimale Kontraste (ähnliche Laute) verringert werden. „Erst durch provozierende Aufmerksamkeitslenkung auf den Fehler achtet das Kind mehr und mehr auf sein eigenes Artikulationsdefizit, wobei der Korrekturmechanismus durch ein erneutes akustisches Feedback in

---

18 Metasprachliche Fähigkeiten definiert Wehr (1994, S. 288) als die Fähigkeiten des Menschen zur Reflexion des eigenen Sprachverhaltens.

Gang gesetzt und die richtige Aussprache gelernt wird" (Schmidtke 1990, S. 128).

Artikulationsstörungen können dabei mit auditiven Wahrnehmungsstörungen in den folgenden Teilbereichen einhergehen:

Abb. 8: Modell der auditiven Wahrnehmung

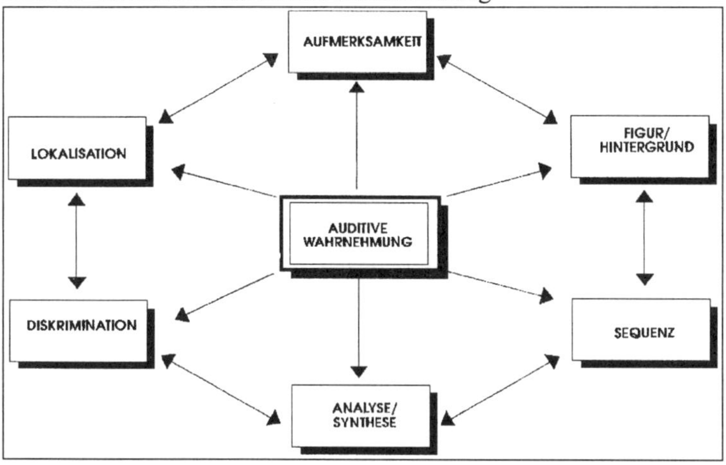

(aus Günther, H. 1992, S.3)

Aufmerksamkeit: Auditive Aufmerksamkeit bedeutet, daß man sich spezifischer gegenwärtiger oder fehlender Geräusche bewußt ist. Kinder mit Störungen der auditiven Aufmerksamkeit nehmen zwar alle akustischen Reize auf, sind aber nicht auf der Lage, gezielt auf ein Geräusch oder ein bestimmtes Wort zu hören.

Lokalisation: Auditive Lokalisation ist die Fähigkeit, die Richtung und Entfernung eines Geräusches festzustellen. Kinder mit Schwierigkeiten in der auditiven Lokalisation wissen oft nicht, aus welcher Richtung Geräusche, Worte oder Sätze auf sie einströmen.

Figur/ Hintergrund: Das Erkennen von Figur/Hintergrund im auditiven Bereich ist die Fähigkeit, relevante Informationen von Nebengeräuschen zu unterscheiden. Auditiv gestörte Kinder haben oft Schwierigkeiten, Worte oder Sätze von einem lärmenden Hintergrund abzuheben, herauszufiltern und zu verstehen.

Diskrimination: Auditive Diskrimination ist die Fähigkeit, Ähnlichkeiten und Unterschiede zwischen Sprachlauten zu erkennen und auseinanderzuhalten. Viele Kinder haben Probleme, ähnlich klingende Laute zu unterscheiden. Sie können Minimalpaare wie ‚Kanne' und ‚Tanne' allein durch den auditiven Eindruck nicht unterscheiden.

Erkennen auditiver Sequenzen: Das Erkennen auditiver Sequenzen ist die Fähigkeit, Laute und Wörter in der richtigen Reihenfolge zu hören, aufzunehmen und wiederzugeben. Manche Kinder hören zwar alle Laute oder Wörter korrekt, sie können sie jedoch nur in einer unvollständigen oder leicht veränderten Abfolge wiedergeben.

Synthese und Analyse: Manche Kinder sind nicht in der Lage, die Anzahl der in einem kurzen Satz gehörten Wörter anzugeben, oder die Zahl der in einem mehrsilbigen Wort gehörten Silben zu erkennen und beispielsweise mit- oder nachzuklatschen (vgl. Günther, H. 1992, S. 5).

Die Aufgliederung in die einzelnen Teilleistungen hat große Relevanz für die therapeutische Förderung, die an den einzelnen Bereichen ansetzt.

3.2.3 Zentrales Stammeln

Typisch für das zentrale Stammeln ist, daß die einzelnen Laute zwar korrekt gebildet, aber nicht in der richtigen Reihenfolge im Wort gesprochen werden können. Diese Artikulationsschwäche beruht nach Offergeld (1988, S. 42) auf einer serialen Störung, auf dem Unvermögen des Kindes, eine Bewegungsfolge in einem geordneten Nacheinander zu gestalten. Sie führt dazu, daß die Sprechbewegungsabläufe, vor allem bei längeren Wörtern mit Konsonantenhäufungen, durcheinander geraten. Es kommt zu Umstellungen, Auslassungen und Hinzufügungen, aus ‚Rasierapparat' wird z.B. ‚Appesiertarat', aus ‚Gepäckständer' wird ‚Bicksteckfender'. Dabei geht die Wortstruktur teilweise verloren.

Grohnfeldt (1991, S. 8) definiert zentral-bedingte Aussprachestörungen als „Störungen der impressiven, mnestischen und koordinierenden Wahrnehmungsfunktionen im serialen Ablauf"[19].

Dannenbauer & Kotten-Sederqvist (1987, S.78) nehmen an, daß die Artikulationsschwierigkeiten der Kinder durch Defizite in den primär sprachtragenden neuropsychologischen und kognitiven Funktionen bedingt sind. Die innere Verarbeitung, Repräsentation und Organisation linguistischer Information ist ihrer Ansicht nach beeinträchtigt.

Schwarz (1985, S. 203) weist auf den Zusammenhang zwischen zentralem Stammeln und Speicherstörungen artikulatorisch taktil-kinästhetischer Engramme hin. Störungen im Bereich der Reizaufnahme und Reizverarbeitung führen zu zentralem Stammeln und müssen in Verbindung mit einer artikulatorischen Dyspraxie gesehen werden.

Bei einer Dyspraxie handelt es sich um eine Störung der sequentiellen Anordnung von Einzelbewegungen zu Bewegungsfolgen, oder von Bewegungen zu Handlungsfolgen (vgl. Kiphard 1990), (vgl. Price 1990). Dabei liegt nicht einfach eine motorische Insuffizienz vor, „sondern in erster Linie eine kognitive Leistungsstörung hinsichtlich des Sich-Behaltens, des Sich-Erinnerns und des Sich-Vorstellens von Bewegungsabläufen" (vgl. Kipphard 1990, S. 42).

---

19 Störungen der mnestischen Wahrnehmungsfunktion sind Störungen der Informationsspeicherung (vgl. Drosdowski et al. 1982, S. 498).

Die artikulatorische Dyspraxie definiert Schwarz (1985, S. 215) als „partielle Störung der Fähigkeit, die Artikulationsorgane beim Sprechen zweckmäßig zu bewegen". Unkoordinierte, ungeschickte mundmotorische Bewegungen können durch dyspraktische Umsetzungsschwierigkeiten geplanter Bewegungsvollzüge entstehen.

Beim zentralen Stammeln handelt es sich also um eine Wahrnehmungsstörung, eine seriale Teilleistungsstörung, bei der sich artikulatorisch dyspraktische Bewegungsmuster zeigen und die phonemische Information nicht ausreichend gespeichert, analysiert, synthetisiert, koordiniert und in lautsprachlich korrekten Sequenzen im Wort abgerufen werden kann. Auditive und motorische Reizfolgen werden in ihrer Abfolge von Zeit und Raum nicht erfaßt, nicht behalten und nicht gestaltet.

Böhme (1983, S. 72) nennt als Ursache für das zentrale Stammeln und für Dyspraxien frühkindliche Hirnschädigungen bzw. minimale cerebrale Dysfunktionen/ Teilleistungsstörungen. Die Bezeichnungen minimale cerebrale Dysfunktion und Teilleistungsstörung verwendet man heute weitgehend synonym (vgl. Zilcher 1992, S. 15).

Die Begriffe Teilleistung bzw. Teilleistungsstörung wiederum werden häufig mit den Bezeichnungen Integrationsleistungen bzw. Integrationsstörungen gleichgesetzt (vgl. Dietel & Kassel 1993, S. 299).

Bei der Beschreibung von Wahrnehmungsstörungen, wie sie beim zentralen Stammeln vorliegen, kommt man ohne den Begriff der Teilleistungsstörung und ohne Teilleistungsmodelle nicht mehr aus. In der Literatur findet man unterschiedliche Teilleistungsmodelle.

Affolter (1975, S. 225) hat ein Modell über die Entwicklung und Störung von Wahrnehmungsfunktionen erarbeitet, das auf den Erkenntnissen Piagets basiert. Ihre Grundaussage bezieht sich auf den Entwicklungsprozeß der Wahrnehmung. Sie geht davon aus, daß für das Zustandekommen von Sprachleistungen die sensomotorischen Fähigkeiten einwandfrei entwickelt sein müssen.

Die Entwicklung komplexer Leistungen erfolgt in ihrem Modell in drei Stufen:

1. *Modalitätsspezifische Stufe:*
   Die modalitätsspezifische Stufe umfaßt die Entwicklung einzelner Modalitäten (taktil-kinästhetisch, visuell, auditiv) innerhalb eines Sinnesgebietes, unabhängig von anderen Sinnesgebieten. Auf dieser Stufe vermag das Kleinkind nur Reize eines Sinnesgebietes zu bearbeiten, also entweder zu sehen, zu hören oder zu fühlen. Es ist noch nicht im Stande, zwei Reize, die aus verschiedenen Sinnesgebieten eintreffen, zu integrieren.
2. *Intermodalitätsstufe:*
   Auf der Intermodalitätsstufe beginnt der Austausch von Informationen zwischen den Sinnesbereichen. Intermodale Leistungen werden nach Piaget in

der dritten Stufe der sensomotorischen Entwicklung (vgl. Kap.II.2.2. Koordination visueller und taktiler Eindrücke) möglich.

3. *Serialstufe:*
   Auf der Serialstufe erfolgt die sequentielle Integration. Modale und intermodale Stimuli können in der zeitlichen Aufeinanderfolge aufgenommen und eingehalten werden. Das Kind vermag Bewegungen, Handlungen, Tätigkeiten in einer bestimmten Reihenfolge ablaufen zu lassen. In dieser Phase, gegen Ende des ersten Lebensjahres, kann „die zeitliche Folge eines Wortkomplexes, bestehend aus einer Reihe akustischer Stimuli, analysierend und synthetisierend verarbeitet und reproduziert werden" (Zilcher 1992, S. 20).

Auf allen drei Ebenen können Störungen auftreten. Beim zentralen Stammeln handelt es sich meist um eine Störung der serialen Organisation auf der dritten Stufe, also der Integration verschiedenster Funktionsbereiche (vgl. Offergeld 1988, S. 246).

Aus ihrem Teilleistungmodell leitet Affolter (ebd.) therapeutische Konsequenzen ab: Zuerst muß auf der modalitätsspezifischen Stufe und auf der intermodalen Stufe gearbeitet werden, bevor die sequentielle Integration erfolgen kann. Bei Kindern mit universellem und multiplem Stammeln, die Störungen auf der zweiten oder der dritten Stufe zeigen, darf also zunächst nur an einer Modalität gearbeitet werden.

Nicht nur beim zentralen Stammeln, auch bei sensorisch bedingtem oder motorischem Stammeln können Teilleistungsstörungen mögliche Bedingungsfaktoren sein.

3.2.4 Motorisches Stammeln

Beim motorischen Stammeln stehen artikulatorische Schwierigkeiten im Vordergrund.

Als Gründe für die Störungen der Artikulation nennt Arentsschild (1994, S. 137) motorische Ungeschicklichkeit der Sprechorgane, einen allgemeinen motorischen Entwicklungsrückstand oder Störungen der Kinästhetik bzw. der Sensibilität. Auch visuelle Störungen könnten sich auswirken, da motorisch kinästhetischtaktile Eigenerfahrungen beim Sprechen ins Visuelle transportiert werden und mit dem optischen Artikulationsbild der Worte verschmelzen (vgl. Hammer 1992, S. 23).

Das motorische Stammeln ist eine funktionelle und keine organische Störung. Beobachtbar ist beispielsweise, daß die Muskelspannung der einzelnen Artikulationsorgane nicht ausgewogen ist, sie kann zu nieder oder zu hoch sein. Oft sind bestimmte für den fehlgebildeten, ersetzten oder weggelassenen Laut notwendige mundmotorische Bewegungen, z.B. bei /t/ die Lage der Zunge hinter den oberen Schneidezähnen in Verbindung mit einer plötzlichen Lösung, oder bei /sch/ die Rundung der Lippen in Verbindung mit der Bildung einer Enge zwischen den Alveolen (knöchernen Zahnfächern) der oberen Schneidezähnen und dem vorderen Teil der Zunge, nur eingeschränkt oder zunächst gar nicht möglich, obwohl die Primärbeweglichkeit der Sprechorgane völlig intakt ist. Mißbildungen oder organische Veränderungen liegen bei motorischem Stammeln nicht vor (vgl. dazu Dysglossien, Kap. III.3.2.5.).

Störungen der Mundmotorik treten oft in Verbindung mit Auffälligkeiten im Bereich der Grob- und Feinmotorik auf. Diese können sich in einer hypotonen oder hypertonen Muskelspannung, in schlecht integrierten frühkindlichen reflexhaften Reaktionen, Gleichgewichtsstörungen, Ungeschicklichkeiten, Störungen in der Kraftdosierung und Zielsteuerung, der Lateralisation (Zusammenspiel der beiden Hemisphären) und in Form einer Dyspraxie zeigen (vgl. Brand 1990, S. 60ff.).

Über den Zusammenhang zwischen Motorik und Aussprachestörungen finden sich verschiedene Untersuchungsergebnisse.

Westrich (1982, S. 168f.) stellte bei stammelnden Kindern einen Rückstand in der Grobmotorik gegenüber der Vergleichsgruppe fest. Marianne Borstel (1982, S. 324), die die Aktivierung von Sprechmustern als kinästhetisch feinmotorischen Prozeß beschreibt, fand heraus, daß bei Stammlern in erster Linie Störungen der Sprechmotorik und der kinästhetischen Wahrnehmung, häufig aber außerdem grob- und feinmotorische Schwächen zu finden sind. Sie weist zudem darauf hin, daß ein enger Zusammenhang zwischen Finger- und Artikulationsmotorik besteht. Kolzowa (1975) erklärt dies neurophysiologisch mit der direkten Nachbarschaft dieser beiden Regionen im Cortex.

Schmidtke (1990, S. 123) bestätigt, daß stammende Kinder schlechtere motorische Leistungen vor allem in der Feinmotorik und in der motorischen Koordinationsfähigkeit erbrachten. Die Motorik darf seiner Meinung nach jedoch, und da stimme ich mit ihm überein, nicht als alleinige Ursache für das Stammeln betrachtet werden.

Die Ansicht, daß Stammeln vor allem funktional-motorische oder organisch-motorische Ursachen hat, herrschte lange vor und findet sich auch heute noch teilweise wieder. Sie stellt eine grobe Vereinfachung dar und muß, da sie Wahrnehmungsstörungen und sensorische Integrationsstörungen ebenso ignoriert wie soziokulturelle und familiäre Einflüsse, aus meiner Sicht abgelehnt werden.

Motorisch bedingte Aussprachestörungen können auch im Zusammenhang mit Störungen der Kinästhetik und der Sensibilität auftreten. So ist es möglich, daß die erforderliche Artikulationsstelle aufgrund einer eingeschränkten taktil-kinästhetischen Wahrnehmung sowie einer gestörten Raumlagewahrnehmung nicht gefunden wird.

Grohnfeldt (1990, S. 8) hebt diesen Aspekt des motorischen Stammelns in seiner Definition besonders hervor. Er beschreibt das motorische Stammeln als Artikulationsstörung, die die Folge einer gestörten taktil-kinästhetischen Rückkopplung, z.B. aufgrund einer reduzierten Wahrnehmung des Lage- und Spannungsgefühls der Lippen, ist.

Auch Lotz (1977) berichtet, daß sprachentwicklungsgestörte und stammelnde Kinder häufig in diesem Bereich auffällig sind. Er beobachtete Sensibilitätsstörungen im Mund- und Lippenbereich und Probleme bei der Wahrnehmung der Lippen- und Zungenstellung bzw. der Raumlagewahrnehmung.

Affolter (1987, 1988) geht davon aus, daß die Lautproduktion der ersten Monate wesentlich mit dem taktil-kinästhetischen Feedback verbunden ist. Eine angemessene Wahrnehmung stellt für sie die Grundbedingung für die Aufnahme und die Bildung konventioneller Sprachlaute dar. Das wahrnehmungsgestörte Kind braucht oft mehrere Jahre, um alle Lautmerkmale zu entdecken, „so daß man oft erst mit 6-7 Jahren erwarten kann, daß es alle Laute korrekt spricht" (Kowalski 1991, S. 21).

Im Gegensatz zur partiellen Lautagnosie ist die Unterscheidung richtiger und falscher Laute aus dem Munde anderer Personen bei dem isolierten motorischen Stammeln möglich. Die Kinder hören schon bald nach dem Beginn der Therapie, ob die eigene Lautbildung in den Übungen korrekt ist oder nicht.

3.2.5 Dysglossien

Diese artikulatorische Störung der Aussprache entsteht durch organische Veränderungen an den Sprechwerkzeugen. Durch Mißbildungen (z.B. Lippen-Kiefer-Gaumenspalten), Lähmungen oder Verletzungen der Lippen, Zähne, Zunge, des Gaumens oder Kiefers kann die Lautbildung erschwert oder unmöglich sein (vgl. Wirth 1994, S. 230).

Dysglossien treten häufig in Verbindung mit Bißanomalien auf. Kinder, die lange einen Schnuller hatten oder Daumen gelutscht haben, weisen häufig einen lutschoffenen Biß in Verbindung mit einem falschen Schluckmuster auf. Beim lutschoffenen Biß kann die Zunge aufgrund der Bißanomalie zwischen den vorderen Zähnen durchgesteckt werden, obwohl die hinteren Zahnreihen geschlossen sind.

Ausgeprägte Lutschgewohnheiten über Jahre hinweg führen dazu, daß die Zunge ständig zwischen den Zahnreihen oder am Mundboden liegt, da sie ihre physiologische Ruhelage hinter den oberen Schneidezähnen[20] durch die häufige Präsenz des Daumens oder des Schnullers im Mund nicht einnehmen kann. Sie wird deshalb beim Abschlucken des Speichels (tagsüber alle 5-10 Minuten) nicht am harten Gaumen angesaugt. Ein anormaler Schluckakt entsteht, bei dem die Zunge gegen die oberen Schneidezähne drückt oder zwischen die offenen Zahnreihen rutscht (myofunktionelle Störung).

Das falsche Schluckmuster verstärkt den lutschoffenen Biß und führt zu einer mangelnden Ausformung des harten Gaumens. Beim normalen Schluckvorgang

20 Normalerweise liegt die Zunge nur in absoluter Entspannung am Mundboden.

übt die Zunge Druck auf den harten Gaumen aus und formt ihn damit. Durch die fehlende formbildende Kraft der Zunge beim anormalen Schluckakt hat der Gaumen manchmal fast eine Dreiecksform. Statt rund und flach zu sein, nimmt er eine stufige, gotische Form an (vgl. Kittel 1990, 1998), (vgl. Middeldorf 1990), (vgl. Garliner 1982).

Diese Abweichungen wirken sich auch negativ auf die Lautbildung aus. Laute, die hinter den oberen Schneidezähnen gebildet werden und eine differenzierte Zungenspannung erfordern (z.B. die Zischlaute: /s/, /z/, /sch/), sind bei myofunktionellen Störungen häufig nicht korrekt bildbar. Die Fehlbildungen entstehen, weil die Zunge für differenzierte Artikulationsbewegungen zu hypoton ist und weil zudem die Begrenzung durch die geschlossenen Zahnreihen fehlt (lutschoffener Biß).

Clausnitzer & Clausnitzer (1991) führten eine vergleichende Studie an 358 Kindern mit Zahn- und Kieferstellungsanomalien und an 100 Kindern mit normalen Gebissen durch. Sie stellen fest, daß Kinder mit Zahn- und Kieferstellungsanomalien hochsignifikant häufiger Sigmatismen, kombiniert mit falschem Schlucken, aufweisen. Dabei treten Sigmatismen in Verbindung mit falschem Schlucken am häufigsten bei frontal offenen Bissen auf. Bei 75% der Kinder war dies der Fall (vgl. Clausnitzer & Clausnitzer 1991, S. 14f.).

Dysglossien aufgrund eines lutschoffenen Bisses sind in den Industrieländern eine sehr verbreitete Ursache für Stammeln.

3.2.6 Stammeln durch Störungen im soziokulturellen und familiären Umfeld

Soziokulturelle und familiäre Faktoren wirken zudem auf das Stammeln ein. Durch fehlerhafte oder mangelnde sprachliche Anregung kann diese Sprechstörung ebenfalls begünstigt oder hervorgerufen werden.

Insbesondere eine mangelnde Sprach- und Sprechförderung oder sprachliche Vorbilder, die selber Aussprachestörungen aufweisen, wirken sich negativ aus.

So kommt es nicht selten vor, daß Kinder dieselben Stammelfehler wie ihre Eltern oder auch wie ihre Geschwister aufweisen. Sprach- und Sprechstörungen, von denen nahezu die ganze Familie betroffen ist, müssen nicht auf einen vererbten ‚Sprachschwächetypus' zurückzuführen sein. Sprache wird durch kommunikativinteraktive Prozesse erlernt. Auf diese Weise können Stammelfehler (z.B. Sigmatismen) durch das fehlerhafte Vorbild von Generation zu Generation weitergegeben werden.

Die Einstellung der Eltern zum Stillen, zur Flaschenernährung und zum Schnuller kann sich ebenfalls auswirken. Durch das Stillen wird die Artikulationsmuskulatur beim Säugling sehr gut trainiert. Der Gaumen formt sich aus, die Zungen- und Lippenmuskulatur wird gestärkt.

Die Flaschenernährung ist dafür nur ein minderwertiger Ersatz. Häufig ist das Loch im Sauger zu groß, so daß die Mundmuskulatur kaum zum Saugen eingesetzt werden muß. Zudem benötigen Kinder, die nicht oder nur kurz gestillt wurden, den Schnuller, Daumen oder andere Lutschgegenstände stärker als Kinder, die gestillt wurden. Wenn der Schnuller ständig und nicht nur in Ruhephasen benützt wird, behindert er die Artikulationsbewegungen der Zunge und Lippen beim Lallen und Sprechen. Dies kann sich auf die Aussprache auswirken. Insbesondere bei Lauten, die hinter den oberen Schneidezähnen und am Gaumen gebildet werden, ist die Zunge durch den Schnuller daran gehindert, die korrekte Artikulationsstelle einzunehmen. So ist es kein Zufall, daß Kinder mit intensiven Lutschgewohnheiten häufiger stammeln, und daß Geschwister oft ähnlich ausgeprägte Lutschgewohnheiten und Aussprachestörungen aufweisen.

Für die Sprechstörung Stammeln gelten dieselben Einflußfaktoren ungünstiger Lebens- und Umweltbedingungen und denkbaren Störungen innerhalb der Familie bzw. der Eltern-Kind-Interaktion, wie sie schon unter den Bedingungsfaktoren für Sprachauffälligkeiten im allgemeinen genannt wurden. Konfliktsituationen, das Beibehalten einer kleinkindhaften Sprechweise, emotionale Hemmungen, Interaktions- und Kontaktstörungen u.a. können sich in einer fehlerhaften Aussprache niederschlagen.

Das soziale Wechselspiel zwischen Bezugspersonen und Kindern, basierend auf einer emotional stabilen Beziehung, ermutigt und motiviert die Kinder zur Sprach- und Lautproduktion. Die Eltern greifen die Lautungen der Kinder auf, wiederholen und modifizieren sie. Durch häufige Reproduktionen artikulatorischphonematischer Einheiten und den Vergleich zwischen Eigen- und Fremdwahrnehmung erhält das Kind viele Gelegenheiten, um Lautgebilde an Standardlaute anzunähern, zu korrigieren und zu festigen. Bei der Interaktion mit dem Kind kommt den Erwachsenen eine sprachlehrende Funktion (vgl. Kap.II.3.2.4.) zu. Fällt sie weg, so fehlen dem Kind wichtige Impulse und Rückmeldungen, die es für die Laut- und Sprachentwicklung benötigt.

Aus den verschiedenen Formen des Stammelns geht hervor, daß Aussprachestörungen mit Problemen in anderen Entwicklungsbereichen einhergehen können und durch sozial-emotionale und soziokulturelle Faktoren beeinflußt werden. Wie bei den anderen sprachlichen Erscheinungsbildern, kann es sich auch beim Stammeln um ein vielschichtiges Störungsphänomen handeln, das auf unterschiedliche Bedingungsfaktoren zurückzuführen ist.

4. Zusammenfassung

Um Auffälligkeiten der kindlichen Sprache erkennen zu können, ist es notwendig, sich mit der normalen Sprachentwicklung des Kindes zu beschäftigen. Die linguistischen Ebenen und die zeitlichen Phasen der Sprachentwicklung geben Aufschluß darüber, wie und wann sich die semantisch-lexikalischen, syntaktisch-morphologischen, pragmatisch-kommunikativen und phonematisch-phonologischen Fähigkeiten des Kindes zur sprachlichen Kommunikation entwickeln. Durch den Vergleich der spontanen Sprache des Kindes mit der altersgemäßen Sprachproduktion können sprachliche Abweichungen ermittelt werden.

Klassifizierungs- und Systematisierungssysteme dienen dazu, sprachliche Störungsbilder zu beschreiben und voneinander abzugrenzen. Einteilungs- und Gruppierungssysteme, wie sie bei der Darstellung des Stammelns ausführlicher dargestellt wurden, ermöglichen es, die jeweilige individuelle Störung in quantitativer und qualitativer Hinsicht genau zu beschreiben.

Zu einer differenzierten Analyse der Störungen der Sprache und des Sprechens gehört es auch, das Bedingungsgeflecht zu berücksichtigen, aus dem sprachliche Störungen entstanden sein könnten. Biologische, neurophysiologische, kognitive, sozial-emotionale und soziokulturelle Prozesse kommen als Bedingungsfaktoren in Frage.

Wenn der Spracherwerb als Ergebnis des Zusammenspiels von verschiedenen Komponenten betrachtet werden kann (vgl. Kap. II), dann müssen auch die Bedingungsfaktoren für sprachliche Auffälligkeiten in diesem komplexen Gesamtzusammenhang gesehen werden. Die vielschichtigen Einflußfaktoren sollten bei der Aufschlüsselung des individuellen Bedingungsgeflechts einer Sprach- oder Sprechstörung ebenso berücksichtigt werden wie bei der Planung des therapeutischen Vorgehens und der Erstellung eines pädagogischen Förderkonzeptes. Letztlich muß das Sprachgeschehen als eine aus verschiedenen Anteilen bestehende Einheit gesehen werden.

Aufgabe der pädagogischen Therapie bei sprachauffälligen Kindern ist es deshalb, nicht nur isoliert an den sprachlichen Auffälligkeiten zu arbeiten, sondern die Gesamtpersönlichkeit des Kindes zu sehen und unter Berücksichtigung der Basisfunktionen, seiner Lebenssituation und seines ganzheitlichen Erlebens zu fördern.

Ziele und Inhalte der Therapie werden geprägt durch den pädagogischen Auftrag, das Kind beim Aufbau seiner sprachlichen Fähigkeiten zu unterstützen und zu fördern. Sprachauffälligkeiten und die Entwicklung der Sprache und Persönlichkeit sind in einer dynamischen Wechselwirkung aufeinander bezogen. So muß die Arbeit am sprachlichen Symptom immer auf diese Ganzheiten ausgerichtet sein. Die therapeutische Förderung darf sich deshalb auch nicht ausschließlich aus Sprach- und Sprechübungen bestehen.

Im Teil IV dieser Arbeit wird ein Therapiemodell vorgestellt, das eine ganzheitliche sprach- und sprechtherapeutische Förderung vorsieht.

IV. Die pädagogische Sprach- und Sprechtherapie

Die pädagogische Sprach- und Sprechtherapie hat ihren Ursprung in Übungsmethoden, die aus der Taubstummenpädagogik hervorgegangen sind (vgl. Gutzmann 1879). Sie entwickelte sich im Laufe der Jahre aus der praktischen therapeutischen Arbeit mit sprachauffälligen Kinder und aus den Erkenntnisse der sich mit Sprache befassenden Wissenschaften. Auf ihrem heutigen Stand zeichnet sich die pädagogische Sprach- und Sprechtherapie durch ihre Ganzheitlichkeit aus.

Dieses Kapitel beschäftigt sich mit der therapeutischen Förderung sprachauffälliger Kindern. Im ersten Abschnitt wird der Begriff der pädagogischen Sprach- und Sprechtherapie in Verbindung mit den sich daraus ableitenden Zielen näher zu bestimmt. Anschließend stelle ich ein mögliches Konzept der pädagogischen Sprach- und Sprechtherapie vor. Es umfaßt die allgemein ausgerichtete sprach- und sprechtherapeutische Förderung, die spezifische Sprach- und Sprechtherapie und die Einbeziehung des sozialen Umfeldes. Die einzelnen Bereiche werden im dritten, vierten und fünften Abschnitt in Verbindung mit praktischen Beispielen beschrieben.

1. Begriffsbestimmung und Zielsetzungen

Die pädagogische Sprach- und Sprechtherapie ist eine Sichtweise, die das sprachauffällige Kind als mehrdimensional beeinträchtigt versteht. Sie ist eine Methode, die sich nicht nur auf die Korrektur eines herausragenden sprachlichen Symptoms beschränkt, „sondern sich auf den ganzen Menschen in seinen persönlichen Bezügen" richtet (Grohnfeldt 1993, S. 134). Sprachpädagogische Verfahren, die als pädagogische Sprach- und Sprechtherapie bezeichnet werden, sind deshalb ihrem Selbstverständnis nach ganzheitlich und interaktional ausgerichtet.

Das erste und grundlegende Ziel sprach- und sprechpädagogischer Behandlungskonzepte ist es, Sprach- und Sprechstörungen „zu beseitigen und den Betroffenen in die Lage zu versetzen, einen ungestörten und normalen Sprachgebrauch zu entwickeln" (Knura & Neumann 1982, S. 161), damit eine Erhöhung der Kommunikationsfähigkeit (vgl. Motsch 1988, S. 217) und der Verständlichkeit (vgl. Hacker 1992, S. 59) erreicht werden kann. Dazu gehört die Förderung und Korrektur fehlerhafter oder verzögerter Sprach- und Sprechfunktionen auf phonematisch-phonologischer, pragmatisch-kommunikativer, semantisch-lexikalischer und syntaktisch-morphologischer Ebene. „Artikulations-, Wortschatz- und Grammatiktraining sind dabei nicht Ziel an sich, sondern Mittel und Voraussetzung für eine Entfaltung der Sprachverwendung, die über eine erweiterte Kommunikationsfähigkeit indirekt Rückwirkungen auf die Identitätsentwicklung, kognitive Struktur und Realitätssicht ermöglichen kann" (Grohnfeldt 1993, S. 135).

Die pädagogische Sprach- und Sprechtherapie ist keine ausschließlich symptom- bzw. defektorientierte Therapie. Als solche wäre sie kaum in der Lage, komplexe Ursachen-Wirkungs-Beziehungen zu berücksichtigen (vgl. Holste 1991, S. 65). Sie ist vielmehr Ausdruck eines Umdenkprozesses vom Defekt- zum Systemdenken (vgl. Motsch 1988, S. 215). In ihrer ganzheitlichen Ausrichtung versteht sie die Auffälligkeiten der kindlichen Sprache als komplexes und dynamisch veränderbares Geschehen, das vor dem Hintergrund eines vielschichtigen Bedingungsgefüges gedeutet werden muß.

Sprachauffälligkeiten werden nicht als isolierte Lerndefizite betrachtet, sondern im Zusammenhang mit sensorischen, motorischen, kognitiven, sozial-emotionalen und sozio-kulturellen Bedingungsfaktoren gesehen. Für die Zielsetzung der pädagogischen Sprach- und Sprechtherapie bedeutet dies, daß keine eng umschriebene Lernkorrektur vorgenommen wird, sondern mögliche Bedingungsfaktoren und sprachliche Basisfunktionen in das Behandlungskonzept miteinbezogen werden.

Die übergeordnete Intention der ganzheitlich orientierten pädagogischen Sprach- und Sprechtherapie geht mit folgenden Teilzielsetzungen einher (vgl. Grohnfeldt 1993, S. 135; 1985, S. 30):

- Förderung der kognitiven, sensorischen, motorischen und sprechmotorisch-kinästhetischen Grundvoraussetzungen.
- Miteinbeziehung des familiären und sozialen Umfeldes, insbesondere der Bezugspersonen, um günstige Lernvoraussetzungen zu schaffen und entwicklungsstörende Faktoren weitgehendst zu eliminieren.
- Sicherstellung und Optimierung der Möglichkeiten zur sozialen Interaktion bei größtmöglicher Nähe zur alltäglichen Erfahrungs-und Erlebniswelt des Kindes.
- Förderung und Erweiterung der sprachlichen und kommunikativen Ausdrucksfähigkeit des Kindes.
- Korrektur des normabweichenden Sprach- bzw. Sprechverhaltens durch die sprach- und sprechtherapeutische Übungstherapie.

Diese übergeordneten Ziele beziehen sich auf die Therapie von Sprachentwicklungsstörungen, Sprachverständnisstörungen, Wortschatzeinschränkungen, Stammeln sowie auf Stottern, Poltern, Näseln und auf Stimmstörungen. Im Rahmen eines ganzheitlichen Vorgehens mit spezifisch ausgewiesenen sprach-

und sprechtherapeutischen Schwerpunkten wird das sprachauffällige Kind in der pädagogischen Sprach- und Sprechtherapie als Gesamtpersönlichkeit gesehen. Dabei geht es nicht nur um einen Abbau der Störungsphänomene unter Berücksichtigung der ursächlichen Bedingungsfaktoren, sondern auch um einen Aus- und Aufbau der kommunikativen Kompetenz zur Erweiterung der individuellen Handlungsfähigkeit.

Das Vorgehen in der Sprach- und Sprechtherapie leitet sich aus der normalen Sprachentwicklung des Kindes ab (vgl. Grohnfeldt 1993, S. 134; 1985, S. 29), (vgl. Zollinger 1991, S. 106), (vgl. Dannenbauer 1987, S. 46), (vgl. Blersch & Holtz 1988, S. 67) u.a.. „Allgemeines Leitbild für die Behandlung von Sprachentwicklungsstörungen ist der Ablauf der ontogenetischen Sprachentwicklung, die ‚Stufen' also, die den Erwerb des phonologischen, grammatischen und semantischen Systems beim normalen Kind kennzeichnen" (Kilens 1982, S. 177). Deshalb muß „von grundlegenden Leistungen ausgegangen und zu immer komplexeren Leistungen fortgeschritten werden, wie dies auch in der normalen Sprachentwicklung und im ungestörten Sprachgebrauch geschieht" (Knura & Neumann 1982, S. 166).

Die therapeutische Förderung orientiert sich an dem sprachlichen Entwicklungsstand des Kindes. Die sprachlichen Fähigkeiten werden stufenweise in der Reihenfolge aufgebaut, in der sie im Verlauf der normalen Sprachentwicklung auch gelernt werden.

Die Sprach- und Sprechtherapie fällt in den Zuständigkeitsbereich verschiedener Fachgebiete, vornehmlich der Logopädie/ Medizin, der Sprachheilpädagogik und der Psychologie. Die Grenzen zwischen den einzelnen Disziplinen und der sich mit Sprach- und Sprechstörungen beschäftigenden Berufsgruppen[1] sind nicht scharf gezogen. Vielerorts werden beispielsweise die Begriffe Logopäde und Sprachheilpädagogik synonym verwendet (vgl. Westrich 1982), (vgl. Grohnfeldt 1985, 1987a, 1989, 1990, 1993), (vgl. Breckow 1987).

Die bisherigen grundlegenden Gedanken zur pädagogischen Sprach- und Sprechtherapie, zu ihren Zielen und zu den Berufsgruppen, die sich damit befassen, sagen noch nicht viel über ein mögliches Konzept und das konkrete therapeutische Vorgehen aus. Die Frage nach einem Konzept, aus dem sich konkrete Therapieinhalte ableiten lassen, soll im folgenden aufgegriffen und geklärt werden.

---

1 Braun & Homburg & Teumer (1991) nennen in ihrem Buch ‚Sprachtherapeutische Berufe' für Westdeutschland folgende Berufsgruppen: Sprachheilpädagogen/-innen, Sprachheillehrer/-innen, Magister/-innen, Logopäden/-innen, Sprachtherapeuten/-innen, Atem-, Sprech- und Stimmlehrer/-innen. In Ostdeutschland gibt es neben Sprachheilpädagogen/-innen Diplomlehrer/-innen für Sprachgeschädigte, Diplomerzieher/-innen und Vorschulerzieher/-innen für Sprachgeschädigte und Diplomsprechwissenschaftler/-innen.

2. Zum Konzept der pädagogischen Sprach- und Sprechtherapie

Zu der ganzheitlich orientierten pädagogischen Sprach- und Sprechtherapie finden sich viele verschiedene Ansätze - teilweise ergänzen sie sich, teilweise konkurrieren sie aber auch miteinander. So gibt es einerseits Positionen, die an der traditionellen, symptomorientierten Sprach- und Sprechtherapie festhalten, ohne die anderen Entwicklungsbereiche mit zu berücksichtigen, anderseits gibt es Positionen, die meinen, Sprach- oder Sprechtherapie sei als solche gar nicht nötig.

Insbesondere die Vertreter der psychomotorischen Therapie diskutieren, ob eine psychomotorisch ausgerichtete Förderung sprachauffälliger Kinder ohne die Anwendung sprach- und sprechtherapeutischer Verfahren für die Behandlung dieser Kinder nicht ausreichen würde[2]. Während Olbrich (1985, S. 163) die Meinung vertritt, daß die psychomotorische Förderung mit spezifischen einzeltherapeutischen Sprach- und Sprechübungen verbunden werden sollte, geht Eckert (1985, S. 125), eine ehemalige Mitarbeiterin von Olbrich, davon aus, daß spezifische sprach- und sprechtherapeutische Übungen durch die psychomotorische Förderung[3] ersetzt werden können.

Kleinert-Molitor (1992, S. 104) befürwortet wie viele andere Autoren auch (vgl. Geißner 1989, S. 26f.), (vgl. Gössel 1989, S. 138), (vgl. Grohnfeldt 1985, S. 70ff.; 1993, S. 144ff.), (vgl. Homburg 1993, S. 289f.) (vgl. Motsch 1989, S. 85ff.), eine kombinierte Sprach- und Sprechförderung, in der sowohl an den sprachlichen Auffälligkeiten als auch an den Basisfunktionen und am Bedingungshintergrund gearbeitet wird. Sie weist darauf hin, daß sprachauffällige Kinder nicht nur motorische und sensomotorische Beeinträchtigungen aufweisen und zudem ein umfassend ausgerichtetes sensorisches und motorisches Förderangebot, wie es in der Psychomotorik erfolgt, nicht automatisch zu einer Optimierung der Sprache und des Sprechens führe.

Ich vertrete die Ansicht, daß eine allgemein ausgerichtete Förderung des Kindes mit spezifischen sprach- und sprechtherapeutischen Maßnahmen verbunden werden sollte. Mundmotorische, auditive und sprachliche Übungen sind in der Sprach- und Sprechtherapie individuell auf die jeweiligen Stärken und Schwächen des Kindes ausgerichtet, die Therapeutin[4] gibt gezielte Hilfen und Rück-

---

2 Dabei ist die allgemeine und spezifische Effizienz psychomotorisch-orientierter bzw. motopädagogischer Sprachförderarbeit empirisch bisher noch nicht eindeutig nachgewiesen. Sie ist allenfalls „im Ansatz geklärt" (Bahr & Nondorf 1991, S. 145).

3 Eckerts (1985) eigene empirische Ergebnisse dazu sind allerdings eher ernüchternd. Sie konnte nach einer Förderdauer von 10 Wochen keine signifikanten Verbesserungen bei sprachauffälligen Kindern durch ausschließlich psychomotorische Förderung nachgewiesen. Die Förderdauer von 10 Wochen ist meiner Ansicht nach jedoch auch viel zu kurz.

4 Da bei Logopädinnen, Sprachtherapeutinnen und Erzieherinnen der Frauenanteil sehr hoch ist, verwende ich im folgenden die weibliche Form.

meldungen - all dies ist für das Erlernen von Sprache in den meisten Fällen erforderlich.

Ich befürworte deshalb ein kombiniertes Konzept, das eine sprachstörungsspezifische Förderung ermöglicht und gleichzeitig grundlegende Fähigkeiten und Basisfunktionen miteinbezieht, ohne das soziale Umfeld des Kindes und seine Bezugspersonen außer Acht zu lassen.

Abb. 9: Die pädagogische Sprach- und Sprechtherapie

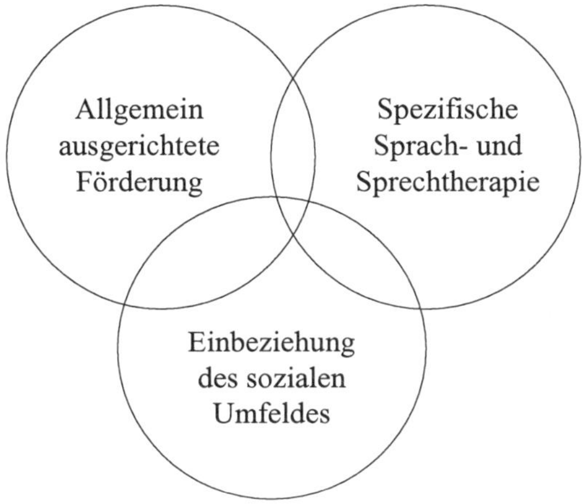

Die *allgemein ausgerichtete sprach- und sprechtherapeutische Förderung* richtet sich im Rahmen entwicklungsfördernder Maßnahmen auf die Entwicklung und Sicherung der sensorischen, motorischen, kognitiven, sozialen und emotionalen Voraussetzungen und Basisfunktionen. Mögliche Bedingungsfaktoren der sprachlichen Störung können berücksichtigt, miteinbezogen und gezielt gefördert und Verhaltensprobleme, Rückzugstendenzen, Störungen des Sozialverhaltens sollen abgebaut werden. Zudem gilt es die sprachlichen Fähigkeiten zu verbessern und insbesondere die pragmatisch-kommunikativen Kompetenzen des Kindes durch den „wirksamen Einsatz in der Kommunikation, Interaktion, der Darstellung oder dem sprachlichen Handeln" (Homburg 1993, S. 289) zu erweitern.

Die *spezifische Sprach- und Sprechtherapie* bezieht sich auf die Behandlung der beim Kind vorliegenen sprachlichen Störungen. Je nachdem, um welches sprachliche Erscheinungsbild es sich handelt und welche Bedingungsfaktoren angenommen werden, kann die individuelle sprach- und sprechtherapeutische Förderung recht unterschiedlich aussehen. Ziel der spezifischen Sprach- und Sprechtherapie ist es, durch geeignete Verfahren, Hilfen und Vorgehensweisen die Verständlichkeit der kindlichen Sprachäußerungen zu verbessern und die sprachlichen Kompetenzen der Kinder gezielt zu erweitern.

Hinzu kommt die *Einbeziehung des sozialen Umfeldes*. Die Eltern sind meist die engsten Bezugspersonen und damit auch die wichtigsten Gesprächspartner für das Kind. Sie können an der Entstehung und Aufrechterhaltung der Störungen der Sprache und des Sprechens beteiligt gewesen sein und müssen deshalb auch in die Veränderungsprozesse miteinbezogen werden. Möglicherweise ist es erforderlich, daß Eltern ihren sprachlichen Umgang mit dem Kind verändern, z.B. indem sie es nicht mehr korrigieren, das Kind in seinen Äußerungen verstärken und ihr eigenes sprachliches Niveau dem des Kindes anpassen. Zum sozialen Umfeld gehört auch der Kindergarten. Diese Einrichtung besuchen viele Kinder im Vorschulalter. Dem Kindergarten kommt für die sprachliche Förderung, insbesondere im präventiven Bereich, eine wichtige Bedeutung zu.

Aus diesem ganzheitlichen Therapiekonzept leitet sich ein mehrdimensionales therapeutisches Vorgehen ab, das verschiedene Elemente, Methoden und Ansätze enthält. Dabei können die in der einschlägigen Literatur beschriebenen Förderkonzepte nicht alle vorgestellt werden - die hier aufgenommenen Elemente stellen eine Auswahl dar.

Die folgenden Ausführungen befassen sich mit der allgemein ausgerichteten therapeutischen Förderung (3.), der spezifische Sprach- und Sprechtherapie (4.) und den Möglichkeiten zur Einbeziehung des sozialen Umfeldes (5.). Die spezifische Sprach- und Sprechtherapie soll dabei exemplarisch am Störungsbild des Stammelns, das schon im Kapitel ‚Sprachauffälligkeiten im Vorschulalter' ausführlicher beschrieben wurde, dargestellt werden.

3. Allgemein ausgerichtete sprach- und sprechtherapeutische Förderung

Die allgemein ausgerichtete sprach- und sprechtherapeutische Förderung ermöglicht ein ganzheitliches breit angelegtes pädagogisches Vorgehen, in dem auf unterschiedlichste Störungen, Sprach-, Sprech- und Verhaltensprobleme eingegangen werden kann. Allgemein ausgerichtete Maßnahmen dienen dazu, die Basisfunktionen, die für das Erlernen von Sprache erforderlich sind, aufzubauen und sensorische, motorische, kognitive und sozial-emotionale Entwicklungsbereiche, die als Bedingungsfaktoren für die Entstehung von Sprachauffälligkeiten in Frage kommen können, mitzufördern. Hier gilt: „Je tiefgreifender und mehrere Bereiche übergreifend die Auffälligkeiten sind, um so weniger ist die spezielle Symptomatik (z.B. Sprachstörung) für sich therapierbar" (Breckow 1991, S. 53).

Im Gegensatz zur spezifischen Sprach- und Sprechtherapie, die überwiegend als Einzelförderung durchgeführt wird, findet die allgemein ausgerichtete Förderung meist in kleinen Gruppen statt. Dadurch werden natürliche oder gelenkte Interaktionssituationen zwischen den Kindern geschaffen, die zur sprachlichen Kommunikation einladen.

Die allgemein ausgerichtete sprach- und sprechtherapeutische Förderung dient:

- dem Abbau von Hemmungen und Sprechängsten durch die Bewältigung von angstbringenden Situationen
- dem Aufbau der kindlichen Sprechfreudigkeit
- der Schulung der verbalen und nicht-verbalen Mitteilungsfähigkeit des Kindes
- der Anregung zur sprachlichen Eigeninitiative und Förderung der Selbstsicherheit
- der allgemeinen Verbesserung der sprachlichen Kompetenz des Kindes auf phonematisch-phonologischer, semantisch-lexikalischer, syntaktisch-morphologischer und pragmatisch-kommunikativer Ebene
- dem Abbau von Teilleistungs- und sensorischen Integrationsstörungen, insbesondere im auditiven, taktil-kinästhetischen und visuellen Bereich
- der Verbesserung der grob- und feinmotorischen Fähigkeiten
- dem sozialen Austausch und Kontakt. Durch die gemeinsame Aktivität werden soziale Erfahrungen und wechselseitige Beziehungen angebahnt, die die Grundlage für kommunikativ-interaktive Prozesse darstellen
- der Verbesserung der kognitiven Leistungen (z.B. Konzentration, logisches Denken u.a.)

Diese Ziele der allgemein ausgerichteten sprach- und sprechpädagogischen Förderung können mit unterschiedlichen Methoden angegangen werden. Die Angebote sollten auf spielerische Weise erfolgen, denn das Spiel ist die altersgemäße Tätigkeit des Kindes im Vorschulalter.

Wichtig ist zudem der Kontakt und das Vertrauen zwischen Therapeutin und Kind. Die emotionale liebevolle Zuwendung zum einzelnen Kind stellt eine Grundbedingung der Förderung dar. Auf der Basis einer stabilen Beziehung wird der Kommunikationsprozeß erleichtert und die Aufmerksamkeit des Kindes ist eher gewährleistet.

Die Therapeutin kann einerseits besser und fexibler auf das Kind eingehen, wenn dieses sich angenommen fühlt und wagt, seine Bedürfnisse und Gefühle zum Ausdruck zu bringen. Anderseits sichert sie ihren Status als Modellperson. Kinder achten vor allem auf Äußerungen von Personen, die für sie ‚wichtig' sind. „Wenn sich das Kind vom Therapeuten angenommen und verstanden fühlt, wenn es ihm Achtung und Vertrauen entgegenbringt, wenn es die Geborgenheit einer warmen emotionalen Beziehung verspürt, so wird seine Motivation zur Kommunikation verstärkt, seine Aufmerksamkeit und Beachtung des Modellverhaltens intensiviert und seine entgegenkommende Lernaktivität ausgelöst" (Dannenbauer 1987, S. 48).

Eine vertrauensvolle Beziehung zwischen Therapeutin und Kind bildet die Basis für die Herstellung einer gemeinsamen Handlung, in der die Wechselseitigkeit der Kommunikation, die Aufmerksamkeitslenkung des Kindes und der Blickkontakt als wichtige Rahmenbedingungen für das Erlernen von Sprache gewährleistet sind.

Insbesondere für die allgemein ausgerichtete sprach- und sprechtherapeutische Förderung ist es entscheidend, daß die Therapeutin eine Modellfunktion erhält. So kann sie in gemeinsamen spielerischen Situationen durch modellierende Techniken die sprachlichen Kompetenzen des Kindes verbessern und erweitern, ohne Sprache zum Thema zu machen.

Die Hauptaufgabe der Therapeutin besteht darin, „dem Kind die situations- und entwicklungsangemessenen Zielformen mit deutlicher Betonung und erhöhter Frequenz in Modelläußerungen anzubieten. Diese sollten auf eine flexible nondirekte und abwechslungsreiche Weise in den Ablauf der Interaktion eingepaßt sein" (Dannenbauer 1987, S. 52). Dabei ist es günstig, die Spielsituation so zu strukturieren, daß sie das Kind motiviert und befähigt die immer wieder angebotenen Sprachformen eigenaktiv aufzugreifen und funktional zu verwenden. Modelliertechniken werden handlungsbegleitend eingesetzt. Dabei sollen eindeutige Referenzbezüge hergestellt und sprachlich begleitet werden. Bei Kindern mit Sprachentwicklungsstörungen, Wortschatzeinschränkungen oder Dysgrammatismus sind Modelliertechniken sehr hilfreich. Sie können bei allen Angeboten zur allgemein ausgerichteten Sprach- und Sprechförderung eingesetzt werden.

Bezeichung	Ziel	Beispiel
Parallelsprechen	Sprachliche Umsetzung kindlicher Intentionen, Gefühle, Bedürfnisse	K(ind) geht auf eine Kiste zu, faßt den Deckel an. T(herapeut): So, du willst die Kiste auspacken, ja?
Linguistische Markierung	Versprachlichung von Situationsmerkmalen, auf die das Kind achtet	K. packt verschiedene Gegenstände aus einer Kiste aus. T: Oh, du packst den Ball aus und das Tuch und den Löffel.
Verbale Reflektion	Wiedergabe der kindlichen Äußerung mit korrektivem Feedback	K: Der Tuchen fertig is. T: Oh ja, der Kuchen ist fertig.
Expansion	Vervollständigen einer kindlichen Äußerung (vermutliche Zieläußerung)	K: (zeigt die Tüte): Leer! T: Ja, die Tüte ist leer.
Umformung	Wiedergabe von Äußerungen mit veränderter Form	K: Du sollst warten. T: Ach so, ich soll warten.
Extension	Semantisch und syntaktisch an die kindliche Äußerung anknüpfende Weiterführung	K: Der Tuchen ist nicht mehr heiß. T: Nein, der Kuchen ist nur noch warm. Du kannst ihn anfassen.
FA-Fragen (forced alternative)	Darbietung von zwei Modellen einer Struktur zur Beantwortung	T: Was ist unter dem Tuch: eine Kuh oder ein Kuchen? K: Ein Kuchen!

(aus Dannenbauer 1987, S. 53)

Als Maßnahmen für die allgemein ausgerichtete sprach- und sprechtherapeutische Förderung stelle ich im folgenden Wahrnehmungsübungen, die Psychomotorik, konstruierende und darstellende Spiele, Finger-, Kreis- und Sprechspiele sowie die Rhythmik und das Bilderbuch vor.

Die einzelnen Bereiche werden aus Gründen der Systematik und Überschaubarkeit getrennt dargestellt. In der Praxis sind sie jedoch häufig miteinander kombiniert.

3.1 Wahrnehmungsförderung

Auf die Bedeutung der Wahrnehmung für das Erlernen von Sprache wurde bereits hingewiesen (vgl. Kap.II.1.5.). Wahrnehmungsprozesse müssen, schon aufgrund der eng verflochtenen Entwicklung von Sprache und Denken und der Bedeutung der Sensomotorik für die geistige Entwicklung des Kindes, als Basisfunktionen für die kognitive und die sprachliche Entwicklung gesehen werden. Störungen im Bereich der Wahrnehmungsaufnahme und der Wahrnehmungsverarbeitung können als mögliche Bedingungsfaktoren für die Entstehung von Sprachauffälligkeiten (vgl. Kap. III.2.3.) in Frage kommen. Spielerische Übungen zur taktil-kinästhetischen, auditiven und visuellen Wahrnehmungsaufnahme und -verarbeitung gehören deshalb in jedes ganzheitlich ausgerichtete sprach- und sprechtherapeutische Förderkonzept. Wahrnehmungsübungen werden in psychomotorische und rhythmisch-musikalische Förderangebote miteingebaut oder als isolierte Spiele in Kleingruppen durchgeführt.

Im folgenden werden einzelne Teilbereiche und mögliche Spielideen zur auditiven, visuellen und taktil-kinästhetischen Wahrnehmungsförderung vorgestellt.

Wahrnehmungsfördernde Spiele dienen als Grundlage zur allgemeinen Förderung sprachauffälliger Kinder, sie können aber auch als präventive Maßnahmen im Vorschulbereich eingesetzt werden.

Wahrnehmungsfördernde Angebote im Kindergartenalter wirken sich positiv auf die gesamte Entwicklung des Kindes aus (vgl. Frostig & Maslow 1978). Sie stimulieren die Entwicklung des Zentralnervensystems, regen kognitive Prozesse an und helfen dem Kind dabei, seine Lebenswelt zu erschließen. Bei wahrnehmungsgestörten Kindern ist es oft erforderlich, nur eine Modalität (visuell oder auditiv oder taktil-kinästhetisch) zu fördern und die Reize isoliert anzubieten. Deshalb kann es sinnvoll sein, einzelne Elemente herauszugreifen, da „das Ganze nicht immer das Einfachste ist" (Offergeld 1988, S. 147). Sind Einzelleistungen möglich, können zwei (Intermodalstufe) oder mehrere (Serialstufe) Modalitäten miteinander verbunden werden. Dieses Vorgehen leitet sich aus dem Teilleistungsmodell von Affolter ab (vgl. Kap. III.3.2.3.).

Die folgenden Anregungen, die zu den einzelnen Teilbereichen aufgeführt werden, stehen beispielhaft für eine große Zahl von Fördermöglichkeiten (vgl. Brand 1990), (vgl. Fritze et al. 1976), (vgl. Frostig 1973, 1974), (vgl. Löwe

1981), (vgl. Metzeler 1984, S. 114-118), (vgl. Montessori 1988, 1989a, 1989b), (vgl. Offergeld 1988), (vgl. Olbrich 1989), (vgl. Rieder 1980, S. 17-36)[5].

3.1.1 Auditive Wahrnehmungsförderung

Die einzelnen Teilbereiche zur auditiven Wahrnehmungsförderung wurden schon vorgestellt (vgl. Kap. III.3.2.2.). Im folgenden soll lediglich konkretisiert werden, wie die praktische Förderung in den einzelnen Bereichen aussehen kann.

Lokalisation

- Ein Kind sitzt mit verbundenen Augen in der Mitte des Kreises. Ein anderes Kind erhält eine Holztrommel. Es stellt sich an eine selbstgewählte Stelle im Raum und trommelt einmal. Das Kind mit den verbundenen Augen zeigt, aus welcher Richtung der Klang kommt.

- Wecker verstecken. Ein laut tickender Wecker wird von einem Kind im Raum versteckt. Ein anderes Kind, das solange vor der Türe gewartet hat, versucht nun den Wecker zu finden, indem es in die Richtung geht, aus der das Ticken kommt.

Diskrimination

- Alltagsgeräusche, die auf eine Cassette aufgenommen wurden (event. gemeinsam mit den Kindern), sollen beim Abspielen der Cassette erraten werden.

- Die Spielleiterin läßt verschiedene Gegenstände (z.B. Nadel, Buch, Murmel, Ball) nacheinander auf den Boden fallen lassen. Wenn die Geräusche bekannt sind, darf ein Kind einen Gegenstand fallenlassen und ein anderes errät bei geschlossenen Augen, um welchen Gegenstand es sich handelte.

Aufmerksamkeit

- Ein großes Becken wird angeschlagen. Solange der Ton klingt, gehen alle Kinder im Raum umher. Erst wenn nichts mehr zu hören ist, bleiben sie stehen.

- Stilleübung nach Maria Montessori: Die Kinder setzen sich ganz still auf einen Stuhl, der Raum wird verdunkelt. Sie achten auf Geräusche, die sie umgeben. Wenn es ganz ruhig ist, flüstert die Spielleiterin den Namen eines Kindes. Das Kind geht zur Spielleiterin und bekommt einen kleinen Auftrag, z.B. den Stuhl geräuschlos an den Tisch zurückbringen, eine lautlose Bewe-

---

5 Der Otto Maier Verlag (Ravensburg), der Finkenverlag (Oberursel), der Schubinger Verlag (Rielasingen) u.a. bieten zudem eine Vielzahl von Spielen und Programmen zur Wahrnehmungsschulung an. Willi und Herbert Günther (1987, S. 500) kritisieren bei einer Bestandsaufnahme jedoch, daß das Material zu wenig systematisch konzipiert und lernzielorientiert ist, so daß sich nur ein „sporadischer Fördereffekt" einstellt. Oft werden lediglich Teilbereiche aufgegriffen und viele Materialien sind für den Vorschulbereich nicht geeignet.

gung oder ein leises Geräusch (Finger reiben u.a.) nachmachen. Ein Kind nach dem anderen wird ‚gerufen'.

Figur / Hintergrund

- Zum Klang der Holztrommel liegen alle Kinder ‚schlafend' auf dem Boden und schnarchen (Hintergrundgeräusch). Wenn die Triangel ertönt, drehen sich alle Kind um, solange die Rassel einsetzt, hört das Schnarchen auf, wenn die Trommel zu spielen beginnt stehen die Kinder auf. Sie gehen umher, bis ein anderes Instrument ertönt.

- Unterschiedliche Geräusche werden auf Cassette aufgenommen und mit Musik unterlegt. Die Kinder müssen aus der Geräuschmischung bestimmte Geräusche z.B. Knallen, Klingeln heraushören.

Sequenzgedächtnis

- Jedes Kind hat, versteckt hinter einem Sichtschutz (selbstgebastelte Mauer), die gleichen fünf Bildkarten (z.B. Auto, Käfer, Birne, Blume, Tisch). Die Spielleiterin, später auch ein Kind, legt hinter dem Sichtschutz drei (vier, fünf) Bilder in eine bestimmte Reihenfolge. Diese Sequenz wird den anderen mitgeteilt. Sie haben die Aufgabe ihre Bilder in der genannten Reihenfolge hintereinander zu legen. Ist einem Kind die Reihenfolge entfallen, kann es noch einmal nachfragen. Das Wegstellen der ‚Mauer' ermöglicht den Vergleich.

- Ausflug der Tiere: In der Kreismitte befinden sich verschiedene Tiere und eine Holzeisenbahn mit drei (oder vier) Wagen. Dabei dürfen die Tiere nicht in irgend einen Wagen einsteigen, eine bestimmte Reihenfolge muß eingehalten werden. Die Spielleiterin nennt drei (oder vier) Tiere; das erst genannte Tier steigt in den ersten Wagen ein, das zweitgenannte in den zweiten usw. Auch hier muß sich das Kind die Reihenfolge merken, in der die Tiere genannt wurden.

Analyse / Synthese

- Es werden Bildkarten gezogen, auf denen ein mehrsilbiges Wort abgebildet ist (z.B. Schmetterling, Bilderbuch, Feuerwehrauto, Lokomotive). Das Kind spricht das Wort und versucht, die richtige Silbenanzahl zu klatschen. Einfacher ist es, wenn die Spielleiterin und die anderen Kinder das Wort zunächst gemeinsam klatschen, bevor ein Kind alleine diese Aufgabe erhält. Möglich ist auch, daß für jede Silbe ein Stein gezogen wird. Damit kann die Silbenanzahl visuell dargestellt werden.

- Die Spielleiterin zieht eine Bildkarte, auf der ein Gegenstand abgebildet ist. Beim Sprechen des Wortes wird der erste Laut von den anderen abgesetzt (z.B. V-ater, N-ase). Die Kinder versuchen das Wort zu erraten. Als Kontrolle wird die Bildkarte gezeigt.

3.1.2 Visuelle Wahrnehmungsförderung

Differenzierung

- Ähnliche Bilder, Gegenstände u.a. sollen verglichen und unterschieden werden (z.B. ‚Schau genau' Otto Maier Verlag, Ravensburg).
- Bei zwei fast identischen Bildern finden sich kleine Unterschiede. Das Kind soll sie entdecken.

Gliederung

- Vorgegebene Formen oder Gegenstände werden von den Kindern mit Stäbchen nachgelegt. Sie sollen dann vergrößert, verkleinert, lageverkehrt wiedergegeben oder unter vielen anderen Gegenständen und Formen herausgesucht werden.

Merkfähigkeit/Sequenzgedächtnis

- Die Kinder schauen sich aufmerksam im Raum um. Eventuell können vorher bestimmte Dinge benannt und gezielt auf einen Platz gestellt werden, damit gewährleistet ist, daß die Kinder die Gegenstände und ihren Standort bezeichnen können. Die Spielleiterin stellt Fragen zu den Gegenständen, z.B. ‚Wo steht das rote Auto?'. Dieses Spiel kann nur mit Kindern durchgeführt werden, die sprachlich im Stande sind, die Fragen zu beantworten.
- Die Spielleiterin zeigt hintereinander auf drei (oder vier) Gegenstände. Danach fragt sie die Kinder ‚Was habe ich gezeigt?'. Die Kinder nennen die Gegenstände in der richtigen Reihenfolge.

Figur / Hintergrund

- Aus einen Bild, auf dem mehrere ineinander verschachtelte Gegenstände aufgemalt sind, soll das Kind einen bestimmten finden und mit einer Farbe nachmalen.
- Auf einem Spieleplan, auf dem viele verschiedene Dinge abgebildet sind (z.B. ein Garten, in dem viele Tiere, Pflanzen, ein Haus, Spielsachen etc. sind), muß ein bestimmter Gegenstand, der auf einer Bildkarte abgebildet ist, gesucht werden (z.B. ‚Spielehaus' oder ‚Rategarten', Otto Maier Verlag, Ravensburg).

3.1.3 Taktil-kinästhetische Wahrnehmungsförderung

- Gegenstände mit geschlossenen Augen identifizieren
- Oberflächenstrukturen unterscheiden, bzw. zueinander gehörende Teile finden (z.B. die Tastbretter von M. Montessori) oder Fühldominos.
- Temperaturen, Formen über den Tastsinn unterscheiden.
- Zeigen, an welcher Stelle am Körper man eine Berührung oder leichten Druck gespürt hat.
- sich gegenseitig Formen auf den Rücken zeichnen (z.B. Ball, Haus, Kreuz) und sie erraten.

- Päckchen: Das Kind liegt als ‚Päckchen' auf dem Boden. Zunächst streicht die Spielleiterin das ‚Papier' glatt (der Rücken des Kindes wird mit den Händen von den Schultern zum Kreuzbein hin abgerieben). Das Päckchen wird im Auto zur Post gebracht und dabei kräftig durchgeschüttelt (mit flach aufgelegten Händen verschiedene Stellen des Rückens vibrieren), die Briefmarken werden aufgeklebt, (der Rücken wird mit den Fingerknöcheln behutsam geklopft) usw.
- Das ‚Guten Morgen' Spiel: Beine, Hände, Füße, Arme, Bauch usw. des Kindes werden durch vibrieren, ausschütteln und abstreichen zum Guten-Morgen-Lied ‚aufgeweckt'.

Günstig sind zudem alle Spiele, die taktil-kinästhetische Rückmeldungen an den Händen (Teig mit den Händen kneten, Fingerfarbe, Kleister mit den Händen mischen, Erbsen, Linsen, Reis mit den Händen anfassen, durch die Finger rieseln lassen) und am ganzen Körper ermöglichen (sich eincremen, Wasser-, Sand- und Lehmspiele, Rollspiele auf Matten, Reifen, Decken usw.).

Übungen zur Wahrnehmungsförderung sollten so gestaltet sein, daß sie den aktuellen kindlichen Bedürfnissen entsprechen. Motivierend und interessant für Kinder im Vorschulalter ist es beispielsweise, wenn Wahrnehmungsspiele in einen Handlungskontext integriert oder mit einer bestimmten Spielsituation z.B. ‚Wir machen eine Reise' verbunden sind. Bei wahrnehmungsgestörten Kindern darf die Ablenkung durch den Spielkontext aber nicht zu groß sein, damit die Konzentration auf die sensorischen Reize gewährleistet ist.

Sowohl in psychomotorischen als auch in musikalisch-rhythmischen Konzepten sind Wahrnehmungsübungen enthalten. Einige Möglichkeiten, zunächst zur psychomotorischen und später zur rhythmisch-musikalischen Förderung, sollen im folgenden vorgestellt werden.

3.2 Psychomotorik

> „Psychomotorik ist eine besondere Form der Bewegungserziehung. Es ist ein Lernen durch Bewegung. Dabei ist die Spielidee Ausgangspunkt der psychomotorischen Aktivitäten" (Regel & Wieland 1984, S. 43).

Psychomotorische Förderansätze ermöglichen es, ebenso wie rhythmisch-musikalische Ansätze, unterschiedliche Bereiche miteinander zu verbinden und kombiniert zu fördern. So gesehen handelt es sich um ein integratives Konzept, das eine Verbindung zwischen den einzelnen Förderbereichen erlaubt und als Grundlage einer ganzheitlichen Sprach- und Sprechförderung dienen kann (vgl. Grunder & Mertz 1992).

Übergreifendes Moment der verschiedenen bislang vorliegenden Konzepte zur psychomotorischen Intervention ist die umfassende Förderung von Bewegung, Wahrnehmung, Kognition, Emotion, Lernverhalten, sprachlichem und sozialem Verhalten auf entwicklungspsychologischer Grundlage. Dabei nimmt die Bewegung und die motorische Anpassung eine zentrale Rolle ein. So werden dem Kind Geräte (z.B. Rollbrett, Schaukeln, Hängematte, große Bälle u.a.) angeboten, die ihm sehr viel sensorische Rückmeldung geben können. Je nach Konzept sind neben motorischen auch musikalisch-rhythmische, sensorische und spielerische Teile enthalten.

Die Bewegungsspiele und Aufgaben sollen alle Sinne des Kindes ansprechen und starke eindeutige Reize, vorwiegend aus dem eigenen Körper, ermöglichen. Durch die Verbindung von Sensorik und Motorik in Bewegungsaufgaben soll die Integration von Reizen auf modaler, intermodaler und serialer Ebene verbessert und die Zusammenarbeit der Hirnstrukturen angeregt werden (vgl. Augustin 1990, S. 147), (vgl. Brand 1990, S. 66). Zudem erfolgt eine Förderung der Hand- und Visomotorik, eine Verbesserung der Gesamtkörperkoordination, des Gleichgewichts und der Raumlagewahrnehmung. Die eigene Körperlichkeit, und damit auch die eigene Identität, wird bewußt und spürbar (vgl. Olbrich 1987, S. 62).

Die ganzheitliche Förderung ist spielerisch und handlungsorientiert. Sie findet meist in Gruppen statt, greift alltägliche Themenbereiche auf und bietet sich durch ihre kommunikativ-interaktiven Elemente zur Sprach- und Sprechförderung und zur Entwicklung der pragmatischen Kommpetenzen geradezu an. Die psychomotorischen Interventionen stellen eine Möglichkeit dar, sprachlich-kommunikative Fähigkeiten bei Kindern zu fördern, indem Spielsituationen geschaffen werden, die durch Wahrnehmungs- und Bewegungsaktivitäten geprägt sind. Die Handlungsabläufe sind meist regelgeleitet, in einer bestimmten festen Reihenfolge aufgebaut, sie sind konstitutiv und in sich geschlossen, sie bieten Gelegenheit, die Aufmerksamkeit über eine geordnete Sequenz von Ereignissen zu verteilen. Sie erfüllen damit die von Bruner (1987) geforderten Elemente zur Einübung sprachlich-kommunikativer Grundmuster (vgl. Kap. II.3.2.3.). Spiel, Musik, Bewegung sprechen die kindlichen Bedürfnisse an und können dazu verhelfen, daß Kinder Freude an der Kommunikation finden und Mut zum Sprechen entwickeln.

Kiphard (1975) kann wohl als Gründer der deutschen Psychomotorik bezeichnet werden. Resultierend aus einer Analyse der unterschiedlichen ‚Bewegungsstörungen in der Lernbehindertenschule' schlug er als Konsequenz eine psychomotorische Förderung vor (vgl. Kiphard 1975, S. 123ff.). „Je nachdem, welche Entwicklungshemmungen und Störungen bei einem Kind im Vordergrund stehen", empfiehlt er (1979), „innerhalb der Bewegungsförderprogramme bestimmte Schwerpunkte" zu setzen, die „entweder auf eine Verbesserung der neuromotorischen bzw. sensomotorischen Koordination oder auf eine Verbesserung des psychomotorischen Individual- bzw. Sozialverhaltens" zielen (Kiphard 1979, S. 20).

Aus den Gedanken von Kiphard haben sich viele verschiedene Therapiekonzepte zur psychomotorischen Förderung entwickelt. Die einzelnen Ansätze weisen unterschiedliche Akzentuierungen auf. Im folgenden sollen einige kurz genannt werden, damit ein Eindruck ihrer Vielfalt entsteht.

Das zentrale Anliegen von Olbrich (1987, 1988, 1989b) ist es, in ihrer ‚integrierten Sprach- und Bewegungstherapie' die Kommunikation zwischen Mutter und Kind zu fördern, die Gesamtpersönlichkeit des Kindes zu stärken und die Wahrnehmungs- und Bewegungsfunktion zu verbessern. In ihrem Buch ‚Auditive Wahrnehmung und Sprache' geht Olbrich (1989a) insbesondere auf die auditive Wahrnehmungsförderung ein. Sie gibt eine ganze Fülle von praktischen Anregungen. Eckert (1988, 1989) hat in ihre ‚Integrierte Entwicklungs- und Kommunikationsförderung' gestaltpädagogische und gestalttherapeutische Elemente miteinbezogen. Für sie besteht das Ziel der psychomotorischen Förderung sprachentwicklungsgestörter Kinder darin, ihnen zu helfen, ihre Selbstgestaltungskräfte, ihre eigene Kreativität und ihr eigenes Explorationsverhalten zu entdekken. Flehmig (1988), Kesper & Hottinger (1999) und Brand (1988, 1989) beschäftigen sich mit der Therapie bei sensorischen Integrationsstörungen, Bill (1988) und Benderroth (1988) nehmen Lieder und Tanzspiele als psychomotorische Elemente auf. Mit betont sprachpädagogischer Zielsetzung hat Kleinert-Molitor (1987, 1988, 1989, 1990) ihre ‚psychomotorisch orientierte Sprachentwicklungsförderung' entwickelt. Eggert & Lütje & Johannknecht (1990a, 1990b) schlagen in bezug auf die Arbeit mit sprachauffälligen Kindern vor, zuerst Wahrnehmungs- und Atemübungen durchzuführen, um dann zu Rhythmuserfahrungen und Spielen zu kommen, die sich schwerpunktmäßig auf die Sprachebenen Artikulation, Grammatik, Semantik und Pragmatik beziehen. Auch ihre Interventionen erfolgen durch psychomotorische Spielsequenzen (1990b).

Aus meiner eigenen praktischen Arbeit mit sprachauffälligen Kindern sind mir psychomotorische Förderkonzepte, die sich an den Ansätzen zur Förderung der sensorischen Integration von Kesper & Hottinger und von Brand sowie an dem Ansatz von Kleinert-Molitor orientieren, besonders vertraut. Ich habe diese Konzepte als hilfreich und gewinnbringend für die Arbeit mit sprachauffälligen Kindern erlebt und möchte deshalb an dieser Stelle die Konzepte von Brand und Kleinert-Molitor etwas ausführlicher vorstellen[6]. So wird zumindest über die Darstellung dieser zwei möglichen Ansätze die praktische Umsetzung der psychomotorischen Zielsetzungen etwas konkreter.

3.2.1 Bewegung und Sprache im Sinne der sensorischen Integrationsförderung nach Brand

Die Probleme integrationsgestörter Kinder werden vor allem in den Bereichen Motorik und Wahrnehmung, Gedächtnis und Kognition, in der sprachlichen Entwicklung wie auch in der Motivation, Emotion und im Sozialverhalten deutlich.

Störungen der Motorik, der Sensorik und der sensorischen Integration können das Raumlage- und Bewegungsempfinden der Lippen-, Gaumen- und Zungenmuskulatur ebenso beeinträchtigen wie die Feinabstimmung der am Sprechvor-

---

6 Das Konzept von Vesper & Hottinger wird in ihrem Buch (1999) zur Mototherapie bei sensorischen Integrationsstörungen übersichtlich und praxisorientiert dargestellt und beschrieben.

gang beteiligten Muskulatur. Zudem können sie sich negativ auf die Aufnahme, Verarbeitung, Speicherung und Produktion der Sprache auswirken. Sie stellen mögliche Bedingungsfaktoren für das motorische oder zentrale Stammeln, für Sprachentwicklungsstörungen, für Stimmstörungen und auch für Poltern und Stottern dar.

Brand (1988, S. 99), Sonderschulleiterin am Institut für Schulpädagogik und Bildungsforschung (Höchberg), schreibt:

> „Ziel der Förderung von Kindern mit diesem Störungsbild muß die Verbesserung der Integrationsfähigkeit des Zentralnervensystems sein, um eine möglichst normale Weiterentwicklung zu gewährleisten."

Über die Förderung der Motorik und der Wahrnehmung soll aber auch das handelnde Forschen in der Umwelt, die kognitive Entwicklung und der Spracherwerb angeregt werden. Die Förderangebote kommen dem natürlichen Bewegungsdrang des Kindes entgegen.

Die Bewegungsaufforderung und die Bewegungsaufgabe ergeben sich dabei aus dem gezielten Materialangebot oder aus vorgeplanten Situationen. Die Spiele ermöglichen es den Kindern zuerst auf modaler, dann auf intermodaler und serialer Stufe sensorische Handlungsschemata auszubilden. Brand (1990, S. 68) legt Wert darauf, daß die Förderangebote dem Kind viel Freiraum lassen, um seine Umwelt neugierig, phantasievoll und kreativ zu erobern. Sie sollen das Kind zum ganzheitlichen Handeln herausfordern, ihm neue Erfahrungen vermitteln und damit Lernen ermöglichen.

Die psychomotorische Förderung nach Brand (1988, 1990) vollzieht sich auf vier Stufen:

1. Förderstufe/ Basisförderung
Durch die Anregung des taktil-kinästhetischen Systems sowie des vestibulären Systems (Gleichgewichtssystem) ist es möglich, die sensorische Integration zu verbessern. Die taktil-kinästhetische Stimulation wirkt ausgleichend auf den Muskeltonus, sie fördert die Figur-Grund-Unterscheidung und trägt zur Bildung des Körperschemas bei. Für Brand (1988, S. 100) ist dies die Voraussetzung für die Bildung sensomotorischer Schemata als Grundlage der Kognitions- und Sprachentwicklung. Taktil-kinästhetische Reize wirken anregend und fördernd auf die Finger-, Hand- und Fußmotorik und auf die Wahrnehmung und Differenzierung von Reizen durch diese Körperteile. Da ein enger Zusammenhang zwischen Hand- bzw. Finger- und Mundmotorik besteht, wirkt die taktile Förderung auch auf das Sprechen entwicklungsfördernd.

Als Spielangebote beschreibt Brand (1990, S. 72):

- Spiele mit Materialien, die zuerst kürzere, dann längere und stärkere Berührungsreize setzen: z.B. Rubbelspiele: Hände, Füße, den ganzen Körper warm reiben, klopfen oder sich an den Händen, Schultern, Hüften fassen und zu einem bestimmten Ziel gehen. Dies kann auch in Sprache gefaßt werden „Wir gehen zu...”

- Spiele, die das taktile Erkennen und Unterscheiden von Materialien nach Form, Größe, Oberflächenbeschaffenheit und Temperatur erfordern (z.B. Gegenstände im Krabbelsack erkennen und benennen, Anzahl von Kugeln und Walzen unter einer Decke ertasten)
- Spiele, die die Gleichgewichtswahrnehmung anregen, d.h. Vor/Zurück-, Auf-/Ab-, Hin/Her- und Drehbewegungen (z.B. Drehen auf dem Rollbrett, Rollen auf dem Boden, Eindrehen in die Hängematte)
- Spiele, die durch starken Zug und Druck auf die Sehnen und Gelenke die Kinästhetik anregen (z.B. schwer gängige Steckbausteine zu bestimmten Mengen zusammenstecken und wieder auseinandernehmen, schweren Medizinball rollen).

2. Förderstufe

Auf dieser Stufe wird ein ausgewogener Muskeltonus angestrebt (vgl. Brand 1988, S. 101). Der oft hypotone Tonus soll sich stabilisieren, indem Kinder beim Spielen den ganzen Körper oder Körperteile bewußt anspannen und wieder entspannen. Alle Spielaufgaben, die Stell-, Stütz- oder Gleichgewichtsreaktionen erfordern, wirken tonusregulierend. Schnelle Bewegungen erhöhen den Tonus, langsame reduzieren ihn.

Als Förderangebote sieht Brand (1990, S. 75) vor allem Spiele vor, die in allen Positionen und Bewegungsarten, vorwärts und rückwarts durchgeführt werden können:

- Bauchlage - Rückenlage: Rollbrett, Schaukelbrett, Wippbrett, Kriechtunnel, große Pappröhren und Fässer dienen als Übungsmaterialien. Dabei kann auch Sprache miteingebaut werden, indem das Kind sein Ziel angibt, z.B. bei Rollbrettspielen „Ich fahre in die Stadt”.
- Vierfüßlerstand auf dem Rollbrett, Schemel, Balancierbrett
- Sitzen - Knien - Stand: Schaukeln, Hängeleiter, Hängekorb

3. Förderstufe

Auf der dritten Förderstufe regt Brandt (1988, S. 102) die Entwicklung und den Ausbau des Körperschemas an. Sie bietet Spielsituationen, die durch An- und Entspannen, durch Zug und Druck einzelne Körperteile, ihre Bewegungsmöglichkeiten und ihre Stellung zueinander bewußt machen. Das Kind lernt zudem, seine (gedachte senkrechte) Körpermitte häufig und unbewußt zu überkreuzen. Dabei werden zunächst beide Körperseiten gleichermaßen miteinbezogen (Bilateralisation). Der Weg über die Bilateralisation führt zur Lateralisation. Wichtig dabei ist, daß nicht eine Körperseite völlig vernachlässigt wird.

Angebote zur Förderung des Körperschemas (vgl. Brand 1990, S. 77):

- Bewußte Wahrnehmung von Zug, Druck und Widerstand mit einzelnen Körperteilen (z.B. Zieh-, Drück- und Schiebespiele mit den Fingern, Händen, Armen über Aufgabekarten)
- Taktile Spiele zur Differenzierung und Lokalisation der Reize (z.B. wo wurde mit welchen Gegenstand der Körper berührt)
- Spiele auf federnden Unterlagen, Springen auf dem Trampolin
- Angebote, bei denen die Körpermittellinie überkreuzt wird (ebd.):
- Mit Händen, Armen, Beinen gleichzeitig (z.B. beidhändiges Rühren mit einem großen Kochlöffel, werfen von Gegenständen aus der Drehbewegung heraus)
- Mit Händen, Armen, Beinen nacheinander (z.B. Xylophonspiel mit zwei Schlägeln, überkreuzte Fußstapfen nachgehen, Malspiele an der Tafel - liegende Acht nachmalen).

4. Förderstufe

Auf der Grundlage entwickelter Haltungsmechanismen, eines guten Gleichgewichtssinns, einer sicheren Fortbewegung und eines exakten Körperschemas konzentriert Brand (1988, S. 102) ihr Förderangebot jetzt auf die Entwicklung der visuellen und auditiven Wahrnehmungsfähigkeit, sowie auf die Ausdifferenzierung der Handmotorik und der Auge-Hand-Koordination. Zudem soll langsam die echte Lateralität über die genaue Links-Rechts-Unterscheidung am eigenen Körper ausgebildet werden:

- Visuelle Wahrnehmung: Im Vierfüßlergang oder auf dem Rollbrett auf einem farbigen Strich entlang gehen bzw. entlang fahren, den Weg suchen und zu einem bestimmten Ziel kommen
- auditive Wahrnehmung: Geräusch- oder Lautquellen in verschiedenen Raumbereichen hören, suchen und in der gleichen Reihenfolge wieder aufsuchen
- Lateralisation / Rechts-, Links-Unterscheidung: Gehen auf Laufdollis oder Stelzen, FangWurf-Spiele
- Auge-Hand-Koordination: Spiele zum Greifen und Loslassen wie Ball werfen, Ball prellen, Trommeln (z.B. auch den Rhythmus eines Satzes)

Wenn das Kind alle Förderstufen erfolgreich durchlaufen hat, sind die notwendigen Voraussetzungen für das Lernen von kognitiven, sprachlichen und sozialen Inhalten ebenso wie für abstraktes und logisches Denken geschaffen. Brand (1990, S. 73) weist jedoch darauf hin, daß auch Spiele im Freien auf Wald, Wiese und Feld, sowie Lauf-, Kampf-, Schiebe-, Zieh-, Hüpf- und Wasserspiele die Wahrnehmung und Motorik und damit auch die sensorische Integration anregen.

Das Konzept von Brand bietet insbesondere für die Arbeit mit wahrnehmungsgestörten und motorisch beeinträchtigten Kindern eine gute Orientierung. Durch die Förderung der basalen Funktionen wird die Grundlage für die weitere sprachliche Entwicklung des Kindes geschaffen.

3.2.2 Die psychomotorisch-orientierte Sprach- und Sprechförderung nach Kleinert-Molitor

In dem Konzept von Barbara Kleinert-Molitor (1987, 1988, 1989, 1992), Diplom-Pädagogin, Fachlehrerin für Sprachheilpädagogik, treffen sich Psychomotorik und Sprach- und Sprechförderung im Handeln-Lernen. Sie versteht das kindliche Spiel als leibnahen, sinnvermittenden Sprachlern- und Handlungsort. Sprache erlernt das Kind durch kommunikative Spiel-Handlungsangebote, die zur Versprachlichung anregen und in denen Sprache beobachtbar, wiederholbar und nachahmbar wird. Mit der Bezeichnung ‚psychomotorisch orientierte Sprachförderung' macht sie darauf aufmerksam, daß in ihr Förderkonzept psychomotorische Inhalte und Verfahren miteinbezogen sind.

Kleinert-Molitor (1987, S. 255) betont: „Die altersgerechte Tätigkeitsebene des Kindergartenkindes ist vorrangig das Spielen". Es beansprucht die motorischen, auffassenden, sozialen und sprachlichen Kindeskräfte allesamt, treibt die Aneignung gesellschaftlicher Bedeutungen voran, übt individuelles und gemeinsames Handeln ein und erlaubt die Gestaltung, Veränderung und Umkehrung von Wirklichkeit. Das Kind formt und entwickelt das Spiel, „in dem es als frei handelnder Mittelpunkt agiert; das Spiel in seinen trieb- und neugierbefriedigenden, spannungsaufbauenden und -lösenden, problembewältigenden und kathartischen, Emphathie eröffnenden und Ich-ausdehnenden Tendenzen formt seinerseits das Kind" (Kleinert-Molitor 1992, S. 118). Nicht zugängliche Gegebenheiten können dabei in fiktiven Reaktionen durch andere Gegenstände bzw. Bedeutungszuweisungen und stellvertretende Handlungen gestützt bzw. ersetzt werden.

Für Kleinert-Molitor muß das Spiel aber auch Übung sein, d.h. die im Vordergrund stehende motorische oder sensorische Übung nimmt den Charakter des Spiels an oder das Spiel wird in die Übung integriert. So lassen sich gemeinsame Spielhandlungen mit Bewegungs- und Wahrnehmungsaufgaben verbinden, sie wecken das Neugierverhalten, ermöglichen Aufnahme und Verarbeitung sprachlicher Äußerungen und ermutigen dazu, selbst sprechhandelnd einzugreifen und zu steuern. „Empfindungen, Wünsche, Bedrängnisse können kundgetan, Benennungen, Bedeutungszuordnungen und Umdeutungen vorgenommen, geschmiedete Pläne abgesprochen, Anweisungen verstanden, Wissensanteile ausgetauscht, Spielverläufe sprachlich antizipiert, mit- und nachvollzogen werden" (Kleinert-Molitor 1987, S.257).

Zur Förderung des Sprachverständnisses und der Sprachproduktion ist es sinnvoll, Spielideen so anzulegen, daß sie bewegungsintensiv sind und Verbalisierungen provozieren. Direkte Spielideen, Körper- und Materialerkundungen sollen im Sinne Piagets direkt begreifbar und sprachlich begleitbar sein. „Aufeinander aufbauend gilt es zu erfassen, wer, was, womit, für wen, wozu, wo, wie und in welcher Reihenfolge tut, getan hat oder tun muß" (Kleinert-Molitor 1989, S. 236).

Die Gestaltung der emotionalen Grundlage ist für den Spiel- und Lernerfolg von Gewicht. „Die Schaffung positiver Erlebnisresonanzen in der Spielsituation wirkt energiemobilisierend, weckt Anstrengungsbereitschaft und fordert auf, neue, bisher unbewältigte Aufgaben selbständig in Angriff zu nehmen" (Kleinert-Molitor 1988, S. 114). Sie veranlassen das emotional beteiligte Kind Sprachhemmung zu überwinden und sich spontan mitzuteilen.

Die Spielhandlungen und Aufgaben wählt Kleinert-Molitor (1987, 1992) aus dem Erlebnis- und Themenkreis der Kinder. Sie können und sollen die Phantasie und Erzählfreude wecken, Sprechhandeln in der Situation auslösen und in ein Miteinander-Sprechen über die Situation einmünden.

Aus ihren theoretischen Überlegungen leitet Kleinert-Molitor (1992, S. 122) folgende Forderungen für die Planung einzelnder Stundenbilder ab:

- Spiele und Aufgaben sollen so motivierend gestaltet sein, daß es nahezu unmöglich ist, sich sprachlich nicht zu äußern.
- Neben den sprachlichen sollen auch mimische, gestische, körpersprachliche und ggf. rhythmisierende (Sprech-) Impulse als Verständnishilfen eingeflochten werden.
- Es gilt, Modelle sprachlicher Formgebungen einzubauen, sie sprachlich hervorzuheben und bedingt durch die Spielgestaltung wiederholt anzubieten.
- Zudem soll genügend Raum für die Ideen und Vorschläge der Kinder eingeplant werden.

Der Förderplan von Kleinert-Molitor (1988,1989) besteht aus drei Schritten:

1. Schritt: Wahrnehmungs- und Bewegungshandeln mit Sprachbegleitung
Der Schwerpunkt liegt auf der Schulung der Sensomotorik. Eine Vielzahl von Bewegungs- und Wahrnehmungsmustern werden intendiert. Bewegungsentwürfe, Wahrnehmungsübungen und Kontaktangebote gilt es in Spielhandlungen und Rahmengeschichten einzukleiden, um der Ganzheitlichkeit und Spielbezogenheit des kindlichen Lernens gerecht zu werden. Die Sprache steht zunächst im Hintergrund. Sie dient lediglich dazu, die Handlung zu beleben. Die Kinder sollen Vertrauen fassen, ihre Sprachhemmung überwinden, sich emotional beteiligen und sich über Gelungenes oder Neuentdecktes freuen können.

2. Schritt: Begegnung von Sprach- und Bewegungshandeln
Sprache wird durch eine entsprechende Situationsgestaltung zum Bestandteil der Spielaktivitäten, die weiterhin sensomotorische Fähigkeiten und Fertigkeiten festigen und ausdifferenzieren. In Spielhandlungen mit Problemlösecharakter bemerken die Kinder, daß Sprache in mehr als einer Hinsicht Handlungsmittel ist: Mit Sprache können sie zunehmend auf andere einwirken, Einfluß auf Teilhandlungen nehmen, den Handlungsverlauf sprachlich vorwegnehmen und die Handlungsdurchführung begleiten. Die Aktivitäten vollziehen sich in einem größeren Raum in Verbindung mit Bewegung.

3. Schritt: Sprachhandeln mit Bewegungsbegleitung

In diesem dritten Schwerpunkt sind Spiel- und eingepaßte Übungssequenzen direkter auf Sprache bezogen. Sensibilität für und die korrekte Anwendung von sprachlichen Strukturen, Begriffen, Lauten können sich in rollen- und regelgeleiteten Spielen ‚wie von selbst' ergeben. Je nachdem, welche sprachlichen Probleme vorherrschen, werden genau diese in die Fördersituationen integriert. Die spielerische Gestaltung bleibt dabei gewahrt, die Sprachförderung erfolgt implizit. Für den sprachlichen Transfer ist es wichtig, unterschiedliche Spielhandlungen mit mindestens teilweise ähnlichen Strukturen auszuwählen und Wiederholungen einzubauen. Dabei sollte das kindliche Sprechhandeln mit Bewegung belebt werden, da die Bewegung ein kindliches Element ist.

Ein Beispiel für die Umsetzung der psychomotorisch orientierte Sprach- und Sprechförderung ist die ‚Inselfahrt' (Kleinert-Molitor 1988, S. 119):

Sind in der ersten Etappe verschiedene „Inseln, Halligen und Deiche" mit Turnmatten, Bänken, Kästen und Klettergerüsten gebaut und „in allen Wetterlagen bei Ebbe und Flut" so weit erprobt, daß Spielaktivitäten in der Gruppe entwickelt werden können, in deren Verlauf Requisiten und Handlungsvollzüge mit wechselnden Bedeutungszuordnungen zu sprachlicher Begleitung auffordern, werden in einem zweiten Schritt die Aktivitäten der Kinder unter eine enger formulierte Spielidee/ ein Vorhaben gestellt: Wir fahren zum Leuchtturm. Als Kulisse dient: ein ausgebreitetes Bettlaken, ein Tisch mit Stuhl und Hocker obenauf - der Leuchtturm auf der Insel. Die Kindergruppe hockt mit der Sprachheilpädagogin in einiger Entfernung auf dem Boden und plant. Zunächst packt jeder etwas „Proviant" in den gemeinschaftlichen Rucksack: „Ich packe ein Brot mit Käse Ei;, und du?" (Marmelade, Leberwurst usw.). Auch Getränke und Ersatzschuhe für den Fall, daß wir nasse Füße bekommen werden nicht vergessen. Alsdann heißt es: „Wie kommen wir über das Wasser zur Insel?" Vorschläge werden geäußert: Mit dem Flugzeug, mit dem Ruderboot, mit der Fähre; „Ich hänge mich an einen Delphin", sagt ein Kind. Wir entschließen uns für den Wattwagen und überlegen, wie wir ihn bauen könnten. Schnell ist ein Tisch umgedreht, die Tischfläche auf zwei Rollbretter aufgelegt, ein „Pferd" vorgespannt, und die Mitfahrer steigen ein. Ab geht die Fahrt:"Trip-trap, trip-trap". Auch Eltern eignen sich hier gut als TÜV-geprüfte Zugpferde, die die singenden Wageninsassen (Wattwagenlied) vorsichtig durch den ganzen Raum, einmal um die Insel herum und dann aus dem Watt heraus an Land führen. Schon empfängt uns Herr Trappmann, der Leuchtturmwächter (Bürstenfigur): „Wie schön, daß ihr schon da seid!".

Im Hafen ist eine Ladung mit echten Kräckern eingetroffen. Wir sollen sie auf den Spielzeugtrecker packen und zum Leuchtturm bringen. Eifrig packen die Kinder der Reihe nach „Kräcker auf den Trecker" - „Kräcker auf den Trecker" und passen auf, daß nicht plötzlich ein Kind „Trecker auf den Trecker" sagt, denn das kann ja nicht stimmen, das sieht man doch! Nach dem Löschen der Ladung begeben wir uns zum Leuchtturm. Ein Kind klettert hinauf; die anderen rufen: „Jens, kannst du was sehen?" - „Wasser", flüstert der Turmbesteiger schüchtern. „Du mußt laut rufen, es ist sehr windig!" rät ihm die Sprachheilpädagogin und gibt ihm ein Bild in die Hand. „Kannst du was sehen?" rufen die anderen erneut, während sie mit ihren Händen einen Trichter vor dem Mund formen. „Ja, da sind zwei Kinder. Die haben einen Luftballon!" Abwechselnd erklimmen die Kinder den Turm. „Was kannst du sehen?" rufen die anderen immer wieder. Die Pädagogin gibt dem jeweiligen Turmbesitzer ein weiteres Bild einer zusammenhängenden Bildergeschichte: „Der Luftballon fliegt hoch. Und da ist ein Baum - ganz nah". - Der nächste: „Der Luftballon hängt am Baum - ganz hoch!" Am Ende des Leuchtturms werden Überlegungen angestellt: Ob die Kinder den Ballon wiederkriegen? Wie? Vielleicht kommt der Wind und pustet den Ballon frei. Vielleicht kommt ein Vater oder eine Mutter und hilft. Vielleicht holt ein Kind eine Leiter... „wer sieht mal nach?" Wieder besteigt ein Kind den Turm und gibt den Fortgang der (Bilder)Geschichte bekannt.

Jetzt haben wir aber Hunger. Unser Proviant wird bei gemütlichem Geplauder verzehrt, und zum Nachtisch gibt es einen Kräcker vom Trecker für jeden. Anschließend heißt es Zähne putzen! Die Zunge ist die Zahnbürste und putzt oben außen, unten außen, oben innen, unten innen. Mit dem Wattwagen geht es nach Hause, und dort erwartet und Kraxi, die Krähe (Handpuppe): „Wo seid ihr denn gewesen? - Was habt ihr da gemacht? - Wie seid ihr da hingekommen?" Die Kinder erzählen ihr bereitwillig, was sie erlebt und getan haben. Die im thematischen Zusammenhang gefallenen Begrifflichkeiten, die per Reihensprechen, Chorrufen, Liedtext gehäuft angebotenen phonologisch-artikulatorischen Elemente und morpho-syntaktischen Modelle können von den Kindern nunmehr im sprachlichen Nachvollzug nochmals aufgegriffen werden, der aber als Beantwortung von Kraxis Fragen zugleich auch Umformungen (Vergangenheitsform) notwendig werden läßt: „Wir haben einen Wattwagen gebaut, . . . Kräcker und Brot gegessen, wir sind auf einen Leuchtturm gestiegen" etc.. Inselfahrten als wiederkehrende Rahmenhandlungen lassen sich nach Bedarf mal mehr in Blick auf Bewegungs- und Wahrnehmungsaufgaben und mal stärker zielbezogen sprachfördernd ausrichten.

Das psychomotorisch ausgerichtete, spielerische und gleichzeitig auch sprach- und sprechtherapeutische Konzept von Kleinert- Molitor läßt sich sowohl für die Arbeit mit sprechscheuen, sprachgehemmten Kindern als auch für die spielerische Sprach- und Sprechförderung insgesamt einsetzen. Pragmatisch-kommunikative Kompetenzen können ebenso gefördert werden wie der Wortschatz, das Sprachverständnis, die Grammatik, die Lautbildung und das rhythmisch-akzentuierte flüssige Sprechen. Die handlungsorientierte und themenbezogene Sprach- und Sprechförderung läßt die Kinder erkennen, daß Sprache intentional einsetzbar ist. Durch die psychomotorische Ausrichtung ist das Konzept auch für wahrnehmungsgestörte Kinder geeignet, da verschiedenste Wahrnehmungsübungen miteinbezogen werden können.

Psychomotorisch orientierte Ansätze stellen eine Bereicherung für die ganzheitlich interaktional-kommunikative Förderung sprachauffälliger Kinder unter Einbeziehung verschiedener Entwicklungsbereiche dar. Sie ersetzen die spezifische Sprach- und Sprechtherapie nicht, ermöglichen jedoch eine ganzheitlich orientierte Förderung - nicht nur für sprachauffällige Kinder, sondern für alle Kinder im Vorschulalter. Angesichts des zunehmenden Verkehrs und der Bebauung von freien Flächen haben Kinder immer weniger Erfahrungs- und Erlebnisräume und dadurch oft kaum mehr Gelegenheit ihre Motorik über Gemeinschafts- und Straßenspiele zu fördern und basale Grunderfahrungen zu machen. Deshalb sollten psychomotorische Förderkonzepte beispielsweise im Kindergarten für alle Kinder regelmäßig angeboten werden.

3.3 *Konstruierende und darstellende Spiele*

Die Idee konstruierende und darstellende Spiele als Methode der pädagogischen Sprach- und Sprechtherapie einzusetzen, ist im Zusammenhang mit der Bedeutung des Spiels für die kindliche Entwicklung und mit den Überlegungen zum Spracherwerb zu sehen. Die Gedanken Piagets (1969) zur geistigen Entwicklung des Kindes verdeutlichen, daß insbesondere das Symbolspiel eine wichtige Phase für die kognitive und sprachliche Entwicklung des Kindes darstellt (vgl. Kap.II.2.2.). Im Spiel werden ebenso wie in der Sprache innere Repräsentationen symbolisiert. Bruner (1987) betont bei seinen Überlegungen zur Sprachentwicklung die besondere Bedeutung des Spiels für die Einübung interaktiver und sprachlicher Grundmuster. Das Spiel lenkt die Aufmerksamkeit des Kindes auf die Kommunikation und ermöglicht die Zuweisung von Rollen und die wechselseitige Bezogenheit aufeinander (vgl. Kap. II.3.2.3.).

Hoppe (1984) weist in seinem Artikel ‚Pädagogische Funktion und Implikation des Kinderspiels' im Zusammenhang mit der Bedeutung des Spiels für die kindliche Entwicklung darauf hin, daß Kinder im Rahmen spielerischer Betätigungen bereits vorhandene Fähigkeiten, Fertigkeiten, Kenntnisse und Werthaltungen durch die praktische Aktivierung und Anwendung im Spiel erweitern, verstärken und festigen können. Das Spiel dient der Bewältigung der primären Lebenswirklichkeit, es kann aber auch zum Inhalt von Lernerfahrungen werden und der Erreichung von bestimmten Lernzielen dienen[7].

So gilt für alle direkten und indirekten sprach- und sprechfördernden Maßnahmen, daß sie spielerisch gestaltet und auf die kindlichen Erlebniswelt ausgerichtet sein sollten. Es liegt nahe, das Kind in seiner Spielwelt aufzusuchen, sich auf es einzulassen und mit ihm zu spielen. Zudem bietet das Spiel viele Fördermöglichkeiten für die ganzheitlich-orientierte Therapie mit sprachauffälligen Kindern und ist zur Vermittlung von Lernerfahrungen bestens geeignet.

Ein Vorteil des Spiels liegt in seiner Symbolhaftigkeit, in der „Als-Ob-Relation" (Homburg 1983, S. 116) zur Realität. Das Kind kann aus seiner eigenen (sprachgehemmten) Rolle herausschlüpfen und in einer anderen Rolle neue und andersartige Erfahrungen machen. Entmutigte und isolierte Kinder gewinnen im Symbolspiel Kontakt zu anderen Kindern und damit auch Selbstvertrauen. Das Spiel, insbesondere das Symbolspiel, lädt zum sprachlichen Dialog und zur wechselseitigen Bezogenheit ein. So konnte ich immer wieder beobachten, daß selbst ausgesprochen zurückgezogene Kinder in der Therapie während des Symbolspiels zu sprechen begannen.

Insbesondere zur Förderung von sprachentwicklungs- und redeflußgestörten Kindern setze ich sprach- und sprechstimulierende Symbolspiele häufig ein. Themen wie ‚Die ganze Familie geht Schlittenfahren', ‚Wir bauen einen Zir-

---

7 Ein Überblick über die Nützlichkeit und die pädagogische Bedeutung des Spiels für die kindliche Entwicklung findet sich auch in dem Buch von Jürgen Fritz (1991) „Theorie und Pädagogik des Spiels".

kus', ‚Das Eichhörnchen Felix sammelt seine Wintervorräte' eignen sich für den kommunikativen Austausch und den Aufbau syntaktisch-morphologischer, semantisch-lexikalischer und phonematisch-phonologischer Strukturen.

Das Spiel bietet durch seine Handlungsbezogenheit nahezu ideale Voraussetzungen für die Erweiterung des Sprachverständnisses und des aktiven Wortschatzes im Zusammenhang mit modellierenden Techniken. Zudem eignet es sich für die Festigung einzelner Laute, die in der spezifischen Sprechtherapie mit stammelnden oder näselnden Kindern erarbeitet werden. Lautes und leises Sprechen, kräftiges (viel Spannung) und vorsichtiges (wenig Spannung) Sprechen kann in verschiedenen Rollen spielerisch und realitätsbezogen geübt werden. Für stimmgestörte, stotternde und polternde Kinder ist es wichtig, stimmliche und sprachliche Kontraste zu erfahren und bewußt zu produzieren. Ihre Eigenwahrnehmung wird damit verbessert (bewußtes Verändern der Stimme, Sprechgeschwindigkeit, Lautstärke usw.), wodurch die Möglichkkeit zur Eigenkorrektur geschaffen werden kann. Durch das Spiel entwickeln die Kinder zudem Freude und Spaß an der Kommunikation mit anderen. So dient das Spiel nicht nur zur Förderung der sprachlichen, sozial-emotionalen und pragmatischen Kompetenz, es wirkt sich fördernd auf die gesamte Persönlichkeitsentwicklung und Persönlichkeitsentfaltung des Kindes aus und regt seine Phantasie und Kreativität an.

Je nachdem, welche Lernziele durch das Spielen erreicht werden sollen, verändert sich das Sprachangebot, der Spielrahmen, die Spielidee und die strukurelle Gestaltung des Spieles.

Im folgenden werden verschiedene Möglichkeiten konstruierender und darstellender Spiele zur indirekten spielerisch ausgerichteten Sprach- und Sprechtherapie vorgestellt. Einerseits handelt es sich um Spielideen, die in der einschlägigen Literatur zu finden sind, anderseits werden Spiele vorgestellt, die sich aus meiner eigenen praktischen Arbeit mit sprachauffälligen Kindern entwickelt haben.

3.3.1 Konstruierende Spiele

Anhand von verschiedenen Materialien wird eine Spielsituation aufgebaut. Bahr & Nondorf (1991, S. 158) empfehlen für das konstruierende Spiel bei Kindern im Vorschulalter themenorientierte Spiele mit Playmobilfiguren und das Bauen mit Klötzen. Das Bauen nimmt ihrer Meinung nach eine wichtige Stellung in der Entwicklung des Kindes ein, weil es das Be-greifen ermöglicht, die kreativen Kräfte des Kindes anspricht und Möglichkeiten und Grenzen der individuellen Handlungsfähigkeit verdeutlicht.

Ich verwende als konstruierende Spielmaterialien, neben Playmobilfiguren, Legos und Bauklötzen, verschiedene Holzpüppchen (Vater, Mutter, Mädchen, Junge, Oma, Opa, Baby). Oft stelle ich aber auch gemeinsam mit dem Kind erforderliche Materialien her. Je nachdem, welches Thema oder welche Spielidee aufgegriffen werden soll, handelt es sich um ganz verschiedene Gegenstände.

Ein einfaches Papphaus aus einer Schachtel kann ebenso wie ein Baum, Blumen, ein See usw. gebastelt oder gemalt werden.

Im Gegensatz zu den darstellenden Spielen, die an die kindliche Phantasie- und Abstaktionsfähigkeit schon gewisse Anforderungen stellen, läßt sich in konstuierenden Spielen die Realität gegenständlich abbilden. So klettert z.B. in der Geschichte vom Eichhörnchen Felix dieses nicht auf einen imaginären Baum (z.B. Stuhl), sondern auf einen vorhandenen Pappbaum, der als solcher auch zu erkennen ist.

Über die Geschichte vom ‚Eichhörnchen Felix' soll verdeutlicht werden, wie ein konstruierendes Spiel aufgebaut und durchgeführt werden kann.

Nachdem ich dem Kind die Geschichte vom Eichhörnchen Felix, das sich seine Wintervorräte zusammensammelt, erzählt habe, bauen wir gemeinsam das Spielumfeld auf. Der Baum und das Nest, in dem Felix wohnt, die Hecke mit den Haselnüssen, das Wohnhaus nebenan, die Personen, die darin wohnen, wir malen den Bach, über den Felix springt, und die Straße, über die Felix hüpft. Je nachdem, mit welcher Zielsetzung gearbeitet wird, kann das Spiel unterschiedlich gestaltet werden. Geht es um den Kontakt, die Entwicklung der Sprechfreude oder den Aufbau von dialogischen Sequenzen, ist es sinnvoll, wenn Felix noch einen Freund hat, mit dem er sprechen und gemeinsam die Nüsse für den Winter einsammeln kann.

Soll der Wortschatz bzw. die Grammatik erweitert werden, bietet es sich an, in der Geschichte zwei Kinder (Holzpüppchen) vorkommen zu lassen, die sich gegenseitig erzählen, was Felix gerade tut. Die Therapeutin und das Kind spielen mit den Holzpüppchen und unterhalten sich über Felix: ‚Was macht Felix?' ‚Er klettert von seinem Baum'. ‚Er springt über den Bach'. ‚Er hüpft über die Straße'. Mit zunehmender Sicherheit wird das Kind beginnen, eigene Spielvarianten einzuflechten. Diese sollten dann spielerisch und sprachlich aufgegriffen werden. Nach Abschluß des Spiels kann die Handlung gemeinsam gemalt werden. So erfolgt eine Wiederholung und Festigung des Wortschatzes oder der grammatischen Struktur. Zudem wird die Feinmotorik (und damit indirekt auch die Artikulationsmotorik) gefördert oder Übungen zur Perfektbildung ‚Was hat Felix *gemacht*?' werden möglich.

Durch das Erzählen der Geschichte wurde das Thema und die Handlung für das Spiel bereits vorgegeben. Die Therapeutin kann auf diese Weise beeinflussen, in welchem semantischen Feld beispielsweise der Wortschatz erweitert wird, welche Satzkonstruktionen gelernt werden oder wie komplex das verwendete Sprachangebot ist. Bei konstruierenden Spielen ist es aber genauso möglich, die Handlung gemeinsam mit dem Kind zu entwickeln. Das konkrete methodische Vorgehen ist abhängig von der Persönlichkeit des Kindes, von den Zielen und von der jeweiligen Situation.

3.3.2 Darstellende Spiele

Als darstellende und szenische Spiele bezeichnet man Puppenspiele (z.B. Handpuppen, Fingerpuppen, Stabpuppen, Bürstenpuppen), Schattenspiele sowie Rollenspiele, mit denen eine bestimmte Situation, eine spontane Spielidee oder eine Geschichte spielerisch dargestellt wird.

Puppenspiele haben den Vorteil, daß nicht das Kind selbst, sondern die Puppe antwortet bzw. agiert. „Da das Puppenspiel den Sprechenden von sich selbst ablenkt, kann der Therapeut das sprachgestörte Kind behutsam zu ersten eigenen sprachlichen Äußerungen führen" (Offergeld 1988, S. 143). Als Einstieg eignen sich kleine Einzelszenen (z.B. Nachahmen von Tierlauten), die in Szenenabläufe und Dialoge einmünden. Es entstehen Gespräche, aus denen sich Übungssituationen für die Arbeit an Lauten, Worten und Sätzen ergeben können. Mit fortschreitender Sicherheit in der Sprache mündet das Puppenspiel in das Rollenspiel ein, in dem die Kinder ohne Puppen agieren und sprechen. Selbstbewußtsein, Kontaktbereitschaft und Gemeinschaftsfähigkeit entwickeln sich zunehmend.

In der praxisorientierten Literatur finden sich viele verschiedene Anregungen, von denen ich, neben eigenen Ideen, einige aufgreifen werde, um die breite Palette der Einsatzmöglichkeiten und Einsatzmaterialien zu verdeutlichen.

Bürstenspiele:
Reiner Bahr & Heiner Nondorf (1988, S. 292), Lehrer an Sprachheilschulen, setzen das Bürstenspiel in der Arbeit mit sprachauffälligen Kindern ein:

> Eine Spülbürste, eine Filtertüte, ein Blatt Papier, eine Schere, etwas Klebstoff und Farbstifte genügen zur Gestaltung der einfachen Form einer Bürstenpuppe. Die Phase der Puppengestaltung begleitet die Spielphase, da je nachdem, wie sich das Spiel entwickelt, Spielrollen neu besetzt werden müssen. Die Garderobe der Puppen wird durch Wolle, Filz, Silberpapier und andere Utensilien gestaltet. Häufig ist sie anspruchsvoll und ausgesprochen individualistisch. Die Kinder sind feinmotorisch aktiv, sie schneiden, bemalen, falten, bekleben; der kognitive Bereich wird angesprochen, die Kinder werden kreativ, entwickeln Phantasie und Spontanität, sie machen Pläne.

Schattenspiele:
Heidrun Weismann, Logopädin, weist auf das Schattenspiel als Medium für die sprach- und sprechtherapeutische Förderung hin[8].

> In Mutter-Kind-Gruppen werden Figuren zu einem bestimmten Thema hergestellt, z.B. zum Bilderbuch ‚Die kleine Raupe Nimmersatt'. Vor einer Lichtquelle (Overhead-Projektor), vor der ein weißes Leintuch gespannt ist, wird im abgedunkelten Therapieraum vor Zuschauern (Müttern) die Geschichte nachgespielt. Im Bereich der Wortschatzerweiterung stellt die Therapeutin bzw. eine Mutter Realgegenstände, Spielzeugfiguren oder Pappfiguren (z.B. aus dem Ravensburger Spiel ‚Blinde Kuh', Otto Maier Verlag) als Schatten dar, jetzt müssen die Kinder als Zuschauer raten. Zusammengesetzte Hauptwörter wurden durch Auflegen der entsprechenden Teilgegenstände erarbeitet (Feder+Ball=Federball). Verben können durch eine ausgeführte Handlung vor der Lichtquelle dargestellt und gefestigt werden; Gähnen, Schmatzen, Zunge rausstrecken, Winken, vieles ist möglich. Zur Erarbeitung von Sätzen (SubjektPrädikat) bietet es sich an, abwechselnd Handlungen auszuführen. Die Zuschauer begleiten die Handlungen mit einer Minigeschichte, d.h. mit einem Satz (z.B. die Oma schläft, die Raupe frißt, das Kind hüpft).

---

8 Zu Schattenspielen mit Kindern finden sich auch bei Susanne Stöcklin-Meier (1980) und Erika Zimmermann (1980) viele Anregungen.

Stabpuppen, Marionetten, Handpuppen:
Ich verwende für die spielerische Sprach- und Sprechförderung auch häufig einfache Marionetten, Stabpuppen oder Handpuppen.

Bei den Marionetten handelt es sich um Personen und Tiere die an zwei ca. 10-20 cm langen Schnüren an einem Holzstück befestigt sind. Sie wirken auf die Kinder sehr motivierend und sind für Kinder einfach zu halten und zu führen. Marionetten laden dazu ein, handelnd gemeinsame Geschichten zu entwickeln. Die Puppen können sich unterhalten, gemeinsam etwas unternehmen, sich gegenseitig Aufträge erteilen (Sprachverständnisübung, auditives Sequenzgedächtnis), oder kurze einfache Frage-Antwort-Dialoge können entstehen „was machst du?", „wo gehst du hin?".

Stabpuppen lassen sich schnell und einfach gemeinsam mit Kindern herstellen. Zu einer Geschichte oder einem Bilderbuch, z.B. „Der dicke, fette Pfannkuchen" (Anne Heseler), werden einzelne Figuren gemalt und auf einen Holzstab aufgeklebt. Die Kindergruppe kann nun die erzählte Geschichte nachspielen, wobei zwischen den einzelnen Puppen lebhafte Dialoge entstehen können.

Bei den Handpuppen sind die Tierhandpuppen besonders beliebt. Sie motivieren auch Kinder, die aus Sprechangst kaum sprechen oder die noch keine expressive Sprache entwickelt haben, einzelne Tierlaute auszuprobieren. In der Gruppentherapie (Stottern) z.B. begannen die vier teilnehmenden Kinder durch die Tierhandpuppen miteinander zu kommunizieren. Es entwickelte sich ein Verstecken und Suchen-Spiel, bei dem ‚die Tiere' in der Tiersprache miteinander aushandelten, wer als nächstes suchen muß. Eine lebhafte Verständigung entstand, ohne daß ein ‚Wort' fiel und der Kontakt zwischen den einzelnen Kindern war so gut, daß bald auch die verbale Kommunikation möglich wurde.

Rollenspiele:
Dem Rollenspiel kommt eine besondere Bedeutung für die emotionale und soziale Entwicklung des Kindes zu. Im Rollenspiel agiert das Kind nicht mit einem Medium, es spielt selbst als Person und macht dadurch vielschichtige Erfahrungen. So lernt es unterschiedliche Rollen (auch Erwachsenenrollen) und die damit verknüpften Verhaltenserwartungen (Rollenlernen) kennen, kann sich selbst beobachten, das eigene Verhalten mit anderen vergleichen (Selbstwahrnehmung) und im sanktionsfreien Rahmen des Rollenspiels Erfahrungen sammeln und neue Verhaltensweisen ausprobieren und einüben (vgl. Frisch 1987, S. 168ff.). Im Rollenspiel hat das sprachauffällige Kind die Möglichkeit, seine pragmatisch-kommunikativen Kompetenzen ebenso zu entwickeln und zu erweitern, wie seinen Wortschatz, seine Erfahrungen, sein Wissen, seine Vorstellungskraft und seine Fähigkeiten zur positiven sozialen Interaktion.

Das Rollenspiel ist als Methode der sprachlichen Förderung vielschichtig einsetzbar und zudem beliebt bei den Kindern. Im folgenden beschreibe ich zwei Beispiele aus meiner Sprachfördergruppe.

Zu Beginn unserer Gruppenstunde erzählen die insgesamt vier Kinder, was ihnen im Laufe der Woche Schönes und Nicht-Schönes passiert ist. Häufig sind Anlässe dabei, die sich im Rollenspiel darstellen und aufarbeiten lassen. So berichtete Daniela, daß sie von einem Kind im Kindergarten wegen ihres Stammelns ausgelacht wurde. Gemeinsam überlegen wir, was man in so einer Situation tun könnte. Dabei ergeben sich unterschiedliche Lösungen, die im Rollenspiel gespielt werden. Wir verteilen die Rollen, bauen das Therapiezimmer in Danielas Kindergarten um und spielen verschiedene Situationen und Lösungen im Rollentausch durch. Anschließend wird besprochen, welche Verhaltensweisen und Reaktionen hilfreich und welche nicht hilfreich waren, wie es den Kindern in den verschiedenen Rollen erging und was Daniela oder die anderen Kinder künftig in einer solchen Situation tun könnten.

Das Rollenspiel kann aber auch dazu dienen, den passiven und aktiven Wortschatz der Kinder zu erweitern (z.B. Bezeichnungen für Obst, Gemüse, Lebensmittel) und bestimmte Satzmuster (Subjekt-Prädikat-Objekt-Ich möchte..) im spielerischen Kontext zu festigen. So bauen wir einen Einkaufsladen auf, suchen verschiedene Einkaufsobjekte zusammen (z.B. Obst- und Gemüsesorten /Plastikobst), verteilen sie in den ‚Regalen' und das Einkaufsspiel beginnt.

Rollenspiele, und insbesondere das problembezogene Rollenspiel, stehen nicht am Anfang, sondern am Ende der kommunikativen Auseinandersetzung (vgl. Kluge 1987, S. 134), da sie schon hohe Anforderungen an die Kommunikationsfähigkeit des Kindes stellen. Als Einstieg in die sprach- und sprechtherapeutische Förderung sind einfache Puppenspiele oder konstruierende Spiele weitaus besser geeignet.

Im darstellenden Spiel steht die Kommunikation und das interaktionale Handeln im Vordergrund. Die Gesprächspartner haben die Aufgabe, sich aufeinander einzustellen und sich gegenseitig zu verständigen. Im Spiel entwickelt sich auch der Gefühlsbereich - Puppen bringen Kinder zum Staunen, Lachen, Erschrecken und zur Anteilnahme. Die Therapeutin erhält eine Möglichkeit verstörte Kinder aus ihrer Erstarrung und Erlebnisverarmung zu lösen und sie zum Mittun, Mitdenken und zum Kontakt zu führen.

3.4 Finger-, Kreis- und Sprechspiele

Finger-, Kreis- und Sprechspiele eignen sich hervorragend zur rhythmisch-musikalischen und sprachlichen Förderung. Sprache, Rhythmus, Bewegung und Handlung sind dabei unmittelbar miteinander verbunden, so daß ihre Koordination ganzkörperlich eingeübt wird.

Genau diese Koordinationsvorgänge sind bei sprachauffälligen Kindern, insbesondere bei stotternden, polternden und dysgrammatisch sprechenden Kindern häufig gestört. Durch rhythmisierte Spielformen kann Koordinationsfähigkeit langsam vom Einfacheren zum Komplexeren in Verbindung mit Sprache aufgebaut werden. Zudem ist es möglich, den Wortschatz zu erweitern und einfache Sätze zu erlernen. Selbst wenn die Kinder einzelne Texte nicht ganz verstehen, folgen sie fasziniert der Stimmung und der Bewegungskoordination, die vom Rhythmus ausgeht. Auf spielerische Weise stellen Finger-, Kreis- und Sprechspiele einen hilfreichen Übergang zur sprachlichen Kommunikation dar. Sie unterstützen die Einübung interaktiver und sprachlicher Grundmuster und ermöglichen es, die Aufmerksamkeit des Kindes auf eine geordnete Sequenz von Handlungen in Verbindung mit Sprache zu lenken. Dabei zeichnen sie sich durch feste Regeln und Wiederholungen aus und kommen dem spontanen Bewegungsbedürfnis der Kinder entgegen.

Bewegungsspiele mit den Fingern sprechen insbesondere die Handmotorik (Feinmotorik) an. Durch die unmittelbare Nachbarschaft von Sprach- und Handmotorik im Gehirn, wirkt sich die Förderung der Handmotorik auch positiv auf die Artikulationsmotorik und damit auf das Sprechen aus.

Bei den Finger-, Kreis- und Sprechspielen handelt es sich um Spielformen, die zu zweit oder mit mehreren Kindern gemeinsam durchgeführt werden können. Als Gemeinschaftsspiele dienen sie der Kontaktaufnahme; das kontakt- und/ oder sprachgestörte Kind kann sich in ein geordnetes Miteinander einreihen.

In der Literatur finden sich verschiedene Anregungen für Finger-, Kreis- und Sprechspiele[9].

Bei den hier beschriebenen Beispielen handelt es sich um mündliche Überlieferungen, die ich während meiner Tätigkeit als Erzieherin im Kindergarten kennengelernt habe.

Fingerspiel:
Das ist der Daumen,
der schüttelt die Pflaumen (Zeigefinger),
der hebt sie auf (Mittelfinger),
der trägt sie nach Haus (Ringfinger),
und der Kleine ißt sie alle auf (kleiner Finger).
(Jeder Finger wird, passend zum Reim, kurz angetippt)

Kreisspiel:
1. Im Garten steht ein Schneemann im weißen Rock,
der drohet uns schon lange mit seinem Stock,
Schneemann, Schneemann sieh nur her,
wir fürchten dich schon lang nicht mehr,
wir tanzen vor Vergnügen im Kreis umher.
2. Da kommt die liebe Sonne und scheint so warm,
dem Schneemann fällt vor Schrecken der Stock aus dem Arm,
da auf einmal, oh wie dumm,
fällt der ganze Schneemann um,
wir tanzen vor Vergnügen im Kreis herum.
(Melodie von ‚Ein Männlein steht im Walde')

Ein Kind steht als Schneemann in der Kreismitte, es hält einen Spazierstock in der Hand. Es bewegt sich passend zum Lied. Ein anderes Kind spielt die Sonne. Die restlichen Kinder der Gruppe stehen im Kreis und singen, am Schluß tanzen sie ‚im Kreis herum'.

9 Z.B. bei Stöcklin-Meier (1980), Brüggebors (1991) und König (1980).

Reim in Verbindung mit Sprechzeichnen:
Lirum, larum, Löffelstiel
wer dies kann,
der kann schon viel

Beim Sprechzeichnen wird der Reim mit einer bestimmten einfachen Malübung verbunden; es wird gleichzeitig gemalt und rhythmisch dazu gesprochen. Bei diesem Reim malt das Kind kreisförmig. Dabei ist es unwichtig, ob der Kreis rund ist, auf das koordinierte rhythmisierte Zusammenspiel von Sprechen und Malen kommt es an. Das Sprechzeichnen eignet sich für Kinder, die aufgrund einer hypotonen Spannung der Artikulationsorgane eine sehr undeutliche vernuschelte Artikulation aufweisen (z.B. offenes Näseln) ebenso wie für stotternde und polternde Kinder.

3.5 Rhythmik

Die Rhythmik ist eine Weiterentwicklung der Musikpädagogik, sie ist „die Erziehung zur Musik und die Erziehung durch Musik" (Offergeld 1988, S. 124). Sie geht auf Emile-Jaques Dalcroze (1865-1950) zurück, der als Komponist und Musikerzieher um die Jahrhundertwende die Idee einer Erziehung durch Musik und Bewegung entwickelte. Die rhythmisch-musikalische Förderung ist ganzheitlich ausgerichtet und damit für die pädagogische Sprach- und Sprechtherapie gut geeignet. Durch die rhythmisch-musikalischen Elemente kommt es zu einer „Verschmelzung von Bewegung, Musik und Sprache, wobei motorische, sensorische, affektive, kognitive, kreative und sozialkommunikative Dimensionen angesprochen werden" (Grohnfeldt 1985, S. 61).

Rhythmisch-musikalische Angebote in der Gruppe fördern den sozialen Kontakt, das Einfühlungsvermögen und die Fähigkeit zur Rücksichtnahme. Sie ermöglichen es, eigene Grenzen zu erfahren und stabilisieren die emotionale Entwicklung des Kindes. Zudem wird die visuelle, auditive und taktil-kinästhetische Wahrnehmungsfähigkeit und -verarbeitung geschult, und Konzentrations- und Begriffsbildungsübungen erfolgen auf dem Wege es körperlichen Erlebens und über musikalische Eindrücke. Koordinations- und Geschmeidigkeitsübungen, als Elemente der Rhythmik, fördern die Motorik, führen eine allgemeine Lockerung herbei und schulen das kinästhetische Empfinden (vgl. Borstel 1982, S. 329), (vgl. Schneider 1990, S. 210).

Eggert (1988, S. 159) weist darauf hin, daß musikalisch-rhythmische Spiele für sprachauffälligen Kindern einen Weg darstellen, „die gestörte Ordnung der Erfahrungen, das Unrhythmische und Unverknüpfte ihrer Wahrnehmung wieder zu harmonisieren".

Bahr & Nondorf (1990, S. 188) betonen die „allgemein persönlichkeitsstabilisierenden, sozialintegrierenden und vor allem motivierenden" Eigenschaften der Musik. Zawichowski (1984, S. 130f.) sieht die musisch-rhythmische Erziehung als Wegbereiter der Sprach- und Sprechförderung: „Bewegungsformen und Bewegungsabläufe werden geübt, sie steigern die Leistungsfreude und tragen erheblich zur besseren Ausdrucksfähigkeit, zur Erweiterung des Wortschatzes und zur Verbesserung der Lautbildung bei", denn „der Sprechrhythmus ist ein wesentliches Element zur Verständlichkeit und Deutlichkeit der Sprache".

In der Rhythmik gibt es vier wesentliche Elemente:

- Zeit (Rhythmus) z.B. langsam-schnell,
- Kraft (Dynamik) z.B. laut-leise,
- Raum (Tonraum, Bewegungsraum) z.B. hoch-tief,
- Form (Gestalt) z.B. offen-geschlossen.

Alle vier Elemente weisen eine erstaunliche Parallelität zur Sprache auf. Auch die Sprache verändert den Rhythmus, die Dynamik, den Ton/ Raum und ihre Form/ Gestalt. Deshalb ist es nicht nur im Rahmen der sozialen, emotionalen, sensorischen, motorischen und kognitiven Basisfunktionen sinnvoll, rhythmisch-musikalisch zu arbeiten. Über die Rhythmik werden die wesentlichen Grundelemente des Sprechens spielerisch und ganzkörperlich vermittelt.

Damit beinhaltet die musikalisch-rhythmische Förderung vielschichtige Einsatz- und Variationsmöglichkeiten für die Arbeit mit sprachauffälligen Kindern. Die Bedeutung des Rhythmus als therapeutisches Prinzip ist in der Sprach- und Sprechtherapie schon lange bekannt. Der Körperrhythmus beeinflußt den Rhythmus der Atmung und trägt zur Rhythmisierung des Sprechablaufs bei (vgl. Borstel 1982, S. 330). Eine mangelnde Erfassung und Umsetzung der sprachrhythmischen Elemente kann zu leisem, monotonem, einsilbigem und damit auch schlecht verständlichem Sprechen führen. Rhythmische Übungen helfen den Kindern die Möglichkeiten ihrer eignen Stimme zu erfahren, bestimmte Laute zu bilden, den Wortschatz zu erweitern und Sätze korrekt zu sprechen, denn für das Erlernen der Grammatik sind prosodisch-rhythmische Elemente von großer Bedeutung.

Zudem wird die rhythmische Koordination von Sprechen, Bewegung und Atmung geübt, die Kindern mit Redeflußstörungen oft schwer fällt. Durch rhythmisch-akzentuiertes Sprechen kann die Symptomatik verringert und auftretendes Stottern leichter überwunden werden (vgl. Smith & Thyme 1980).

Die folgenden Übungen und Spielanregungen dienen dazu, die ganzheitlich ausgerichtete rhythmisch-musikalische Förderung[10] zu beschreiben. Die Verbindung und Wechselwirkung von Musik und Bewegung als rhythmisch-musikalisches Grundmedium wird daran deutlich.

---

10 Die beschriebenen Übungen orientieren sich an den Ausführungen von Schneider (1990), Offergeld (1988) und Zawichowski (1984). Weitere Anregungen finden sich bei Tischler & Moroder-Tischler (1990), Amrhein (1993, S. 575ff.) sowie bei Glathe & Krause-Wichert (1981), die in ihrem Buch ‚Rhythmik - Grundlagen und Praxis' konkrete Stundenbilder ausgearbeitet haben.

Soziale Übungen:

- Kontakt aufnehmen: Die Kinder laufen zum Trommelspiel der Leiterin durch den Raum. Wird das Tempo verändert, finden sich die Kinder zu zweit zusammen und bewegen sich an den Händen gefaßt durch den Raum.
- Sich einordnen: Die Kinder sitzen im Kreis und klatschen auf die Oberschenkel. Wenn ein unbestimmtes Kind zu klatschen oder zu stampfen beginnt, wird diese Spielart von der gesamten Gruppe sofort aufgegriffen und fortgeführt, bis einem anderen Kind eine neue Idee kommt.
- Führen und folgen: Zwei Kinder tragen zusammen ein Tuch, einen Reifen oder ein Seil. Ein Kind führt, indem es die Bewegungsrichtung angibt. Auf ein bestimmtes Zeichen der Leiterin hin erfolgt ein Führungswechsel; es kann aber auch selbständig gewechselt werden. Die Aufgabe wird erschwert, wenn das geführte Kind die Augen geschlossen hält.

Ordnungsübungen:

- Im Raum, in den Dingen, in sich selbst: Die Kinder bewegen sich frei im Raum durcheinander. Auf ein Zeichen der Leiterin hin sollen alle in eine gemeinsame Richtung gehen oder das gleiche Tempo haben.
- Die Kinder halten sich mit geschlossenen Augen an einem Reifen fest und versuchen ihn gemeinsam auf- und abwärts zu bewegen.

Motorische Übungen:

- Geschicklichkeit: Sich zwischen verschiedenen Gegenständen im Raum zu Musik bewegen, ohne irgendwo anzustoßen.
- Koordination: Durch den Raum gehen oder laufen und sich selbst mit einer Rassel oder Schlaghölzchen begleiten.

Reaktionsübungen:

- Unterbrechen: Freie Fortbewegung durch den Raum. Auf ein hörbares, spürbares oder sichtbares Zeichen der Leiterin halten die Kinder an.
- Umschalten: Die Kinder wechseln zwischen Stehen und Fortbewegung ab. Das wechselnde Tempo der Handtrommel oder die hoch-tief wechselnde Gestik der Leiterin gibt an, was getan wird. Dabei soll der Wechsel sofort erfolgen, ohne daß die Kinder stehen bleiben.

Begriffsbildende Übungen:

Die Kinder erleben Begriffsinhalte im rhythmisch-musikalischen Tun, bevor diese Inhalte sprachlich benannt werden.

- Musikalische Begriffe: schnell-langsam, kurz-lang, laut-leise, schwer-leicht...
- Bewegungsbegriffe: Schleichen, gehen, hüpfen, galoppieren, drehen, rollen, ziehen...
- Räumliche Begriffe: groß-klein, weit-eng, hoch-tief...
- Beispiel: Laut-leise: Die Kinder reagieren mit Bewegung auf das in der Lautstärke wechselnde Trommelspiel der Leiterin; z.B. sollen die Kinder Tiere darstellen, die sich hörbar (laut) und nicht hörbar (leise) bewegen.

Konzentrationsübungen:

- Akustisch: Die Kinder hören mit geschlossenen Augen das Prellen eines Balles oder das Drehen eines Reifens und begleiten dieses Geräusch mit der Stimme.
- Taktil: Die Kinder sitzen verteilt im Raum auf dem Boden, jedes hat eine Schnur in der Hand. Die Leiterin zeichnet jedem Kind die Form auf den Rücken, die mit der Schnur gelegt werden soll.
- Visuell: Jedes Kind rollt einen Ball durch den Raum und bewegt sich im entsprechenden Tempo neben dem Ball her, bis dieser stillsteht.

Phantasieübungen:

- Die Leiterin singt oder spielt Melodien im unterschiedlichen Tempo. Die Kinder sollen mit Tüchern passende Bewegungen dazu erfinden.
- Die Kinder bewegen sich während eines Beckenklangs durch den Raum, am Ende verwandeln sie sich in ein Tier, ein Baum, eine Blume u.a. und erzählen, was sie darstellen.

Das Windspiel:

Ein Beispiel für eine themenorientierte Rhythmikeinheit mit sprachauffälligen Kindern.
Das Windspiel ist ein rhythmisch-musikalisches Spiel, daß sich in dieser Form aus meiner praktischen Tätigkeit bei der Förderung sprachauffälliger Kinder entwickelt hat. Die einzelnen Übungen sind dem Rahmenthema ‚Herbst' zugeordnet.
Als Einstieg überlege ich gemeinsam mit den Kindern, welche Gegenstände der Wind im Herbst von den Bäumen schüttelt. Anschließend werden passende Gegenstände aus einem Säckchen geholt; Äste, Blätter, Äpfel, Birnen, Tannenzapfen, Kastanien. Alle Teile werden auf einen Tisch gelegt und benannt (Sprachverständnis). Der aktive Wortschatz kann gefördert werden, indem ein Kind die Augen geschlossen hält und ein anderes ihm einen Gegenstand in die Hände legt. Dieser soll erraten werden, es ist aber auch möglich die Spürempfindungen in Worte zu fassen (Adjektive wie rund, rauh..). Wenn alle Gegenstände erraten und benannt sind, verteilen die Kinder sie im Raum auf den ‚Bäumen'.
Nun werden die verschiedene Windarten vorgestellt, der leise und sanfte Wiegewind (Musik: leises Glockenspiel, Laut:/w/, Bewegung: leises Schleichen), der Rauschewind (Musik: Rassel, Laut:/sch/, Bewegung: gehen), der wilde Sausenwind (Musik: Holztrommel, Laut/z/, Bewegung: rennen). Die Kinder spielen als ‚Wind-Kinder' verschiedene Windarten. Dazu bieten sich folgende Übungsmöglichkeiten an:

- Die Leiterin spielt ein Instrument, die Wind-Kinder müssen die richtige Bewegungsart finden, zu der Bewegung kommen die windspezifischen Laute hinzu. Die Kinder bewegen sich zum Klang des Instrumentes und lautieren /w/, /sch/, /z/.
- Die Kinder nehmen nacheinander die Rolle der Leiterin ein, je ein Kind spielt ein Instrument seiner Wahl und die anderen bewegen sich dazu und lautieren.
- die Leiterin gibt den Windlaut vor, die Kinder raten, um welchen Wind es sich handelt (auditive Lautdiskrimination); auch hier ist ein Rollentausch möglich.

Bei der Einführung der einzelnen Windarten kann auch der folgende Reim (mündlich überliefert) eingesetzt werden. Er wird mit bestimmten Bewegungen der Hände und Arme begleitet:

- Der Wind schickt seine Kinder aus, sie kommen aus dem Windhaus heraus, horcht einmal, ob ihr wohl wißt, welches dieses Windkind ist?
  sch- sch - sch - der Rauschewind raschelt im Wald,
  /sch /- /sch/ - mal laut - /sch/ - /sch /- mal leise - /sch/ - /sch/,
  so tönt die Rauschwindweise
- Der Wind schickt ...
  /w/- /w/- /w/- Der Wiegenwind wiegt und singt,
  /w/-/w/-/w/ hört nur hört, wie schön das klingt.
- Der Wind schickt ...
  /z/ -/z/- /z /- der Sausenwind kommt angebraust,
  er zi-, za- zaust, er zi-, za- zaust
  und ist schon wieder weggesaust /z/ - /z/ - /z/

Das Spiel kann weiter ausgebaut werden, indem die Kinder selber nicht nur den Wind spielen, sondern auch die Rollen der Gegenstände einnehmen, die der Wind vom Baum pustet:

Die Blätter (leises Xylophonspiel):

- Die Blätter schweben --- trudeln --- haben sich gedreht --- und sind langsam zur Erde herniedergeschwebt, (Blattbewegungen nachahmen und in die Hocke gehen).
- die Tannenzapfen (Handtrommel): Ticke, tecke, ticke, tecke, ticke, tecke tu, alle sind am Boden im Nu! (Stampfen und in die Hocke gehen).

Das Windspiel kann noch variantenreich fortgeführt werden, aber ich denke, dies genügt, um einen Einblick in die sprach- und sprechfördernden Möglichkeiten der Rhythmik zu bekommen.

Die Rhythmik hilft den Kindern, sich auf sich selber zu besinnen und Ruhe und Konzentration zu finden. Die Übungen werden meist in einem großen reizarmen Raum durchgeführt. Diese äußeren Bedingungen erleichtern es insbesondere wahrnehmungsgestörten Kindern, sich auf die gestellte Aufgabe und die dargebotenen Reize zu konzentrieren. Durch die sehr dosiert eingesetzten Rhythmikmaterialen (verschiedene Instrumente, Tücher, Bälle, Reifen, Seile, Schnüre u.a.) können sich die Kinder auf die jeweiligen Spiele einlassen, ohne abgelenkt zu werden. Im heutigen Medienzeitalter sind sie häufig mit zu vielen Reizen gleichzeitig konfrontiert. Die Rhythmik bietet einen sinnvollen Ausgleich.

3.6 Bilderbücher

Für die Sprachförderung ist das Bilderbuch ein ansprechendes und sinnvolles Medium. Es bietet den Kindern die Möglichkeit zum Zuhören, Aufnehmen, Speichern, Nachsagen, Benennen und zum spontanen Sprechen. Gegenstände, Situationen und Handlungen können auf dem Bild wiedererkannt und in Sprache gefaßt werden, so daß der aktive und passive Wortschatz erweitert wird. Zudem laden Bilderbücher zum Gespräch ein, sie schaffen eine behagliche Kommunikationssituation des Schauens, Hörens und Innehaltens, bieten die Möglichkeit zur beliebigen Wiederholung fördern die sprachliche Ausdrucksfähigkeit und regen die Phantasie des Kindes an. Das Bilderbuch „beinhaltet kognitive, sprachliche, emotional-affektive und soziale Lernmöglichkeiten" (Loidl 1984, S. 103f.).

Die Einsatzmöglichkeiten des Bilderbuchs können unterschiedlich sein:

- Zeigen, vorlesen, erzählen - die Kinder hören zu, stellen sich Dinge vor, erleben sie mit
- Zu einem Bild Fragen nach ähnlichen Erlebnissen der Kinder stellen - die Kinder erzählen eigene Erlebnisse zu den Bildern
- Beobachtungsaufgaben zu einem Bild stellen - die Kinder beobachten, suchen, zeigen, benennen
- Rätselraten ‚Wo ist...' - Das Sprachverständnis wird geübt
- Mehrere Handlungsfolgen werden erzählt - die Kinder erzählen anhand des Buches nach was passiert ist (Merkfähigkeit, auditives Sequenzgedächtnis)
- Das Bilderbuch als Anregung zur eigenen Tätigkeit: Verklanglichung mit Instrumenten oder mit der eigenen Stimme; konstruierende oder darstellende Spiele; die Bilderbuchgeschichte als Anregung zur rhythmisch-musikalischen und/ oder psychomotorischen Umsetzung u.a.

Sabine Geisbühler (1984, 1987) hat viele Anregungen gesammelt, wie Bilderbuchgeschichten in Verbindung mit Liedern, Versen und Bewegungen dargestellt werden können. Pretzell (1980, S. 91f.) beschreibt den allgemeinen Einsatz von Bilderbüchern. Schwarting (1976) gibt Beispiele für die Verklanglichung von Geschichten. Bilderbücher dienen als Grundlage für darstellende Spiele und liefern für das Puppenspiel oder Rollenspiel viele Impulse.

Bei der Arbeit mit sprachauffälligen Kindern muß darauf geachtet werden, daß Bilderbücher dem sprachlichen und allgemeinen Entwicklungsstand des Kindes entsprechen. Bei mittelgradigen bis schweren Sprachentwicklungsstörungen kann es notwendig sein, ganz einfache Bücher zu wählen, z.B. Elementarbilderbücher, die Einzelerscheinungen aus dem alltäglichen Leben des Kindes darstellen. Möglich sind auch wirklichkeitsnahe Bilderbücher oder Sachbilderbücher, die die Umwelterfahrungen des Kindes aufgreifen. Auf ältere Vorschulkinder mit leichten sprachlichen Beeinträchtigungen wirken phantastische Bilderbuchgeschichten oft sehr motivierend. Insgesamt kann beobachtet werden, daß sich die meisten Kinder gerne mit Bilderbüchern beschäftigen. Sie bieten deshalb nicht nur für sprachauffällige, sondern für alle Kinder im Vorschulalter vielschichtige Möglichkeiten zur Sprach- und Sprechförderung.

Die bisherigen Ausführungen haben gezeigt, daß die allgemein ausgerichtete sprach- und sprechtherapeutische Förderung über verschiedenste Methoden, Medien und Materialien erfolgen kann. Welche Angebote gewählt werden, hängt von den Bedürfnissen, Interessen, der Persönlichkeit und den jeweiligen Störungen der Kinder ab. Entwicklungsspezifische, störungsspezifische und persönlichkeitsspezifische Faktoren dienen demnach als Orientierung für die Auswahl der jeweiligen Fördermaßnahmen. Wesentlich ist, daß kein isoliertes

Funktionstraining vorgenommen, sondern die Ganzheitlichkeit des kindlichen Erlebens berücksichtigt wird.

Die allgemein ausgerichteten therapeutischen Angebote werden durch die spezifische Sprach- und Sprechtherapie ergänzt. Ein möglicher Aufbau spezifisch sprach- und sprechtherapeutischer Maßnahmen wird im folgenden vorgestellt.

4. Spezifische Sprach- und Sprechtherapie

In der spezifischen Sprach- und Sprechtherapie geht die Therapeutin auf die beim einzelnen Kind vorliegenden sprachlichen Störungen ein. Die sprachlichen Auffälligkeiten können von Kind zu Kind sehr verschieden sein. Spezifische sprach- und sprechfördernde Maßnahmen müssen deshalb individuell ausgearbeitete Förderkonzepte und Hilfen anbieten. Sie orientieren sich am sprachlichen Erscheinungsbild des einzelnen Kindes und den möglichen Bedingungsfaktoren. Es werden Verfahren und Vorgehensweisen ausgewählt, die sich dazu eigenen, die Verständlichkeit der sprachlichen Äußerungen des Kindes zu verbessern und seine sprachlichen Kompetenzen zu erweitern. Um eine individuelle Ausrichtung zu gewährleisten, werden spezifische sprach- und sprechfördernde Maßnahmen meist in der Einzeltherapie, teilweise auch in Kleingruppen durchgeführt.

Je nachdem, welches sprachliche Störungsbild vorliegt, stehen unterschiedliche Förderbereiche im Vordergrund. Bei Kindern, die stottern und poltern, muß der Schwerpunkt der Arbeit auf rhythmischen Übungen liegen. Die Koordination von Atmung, Bewegungen (z.B. Artikulations- und Stimmlippenbewegungen) und Sprache muß verbessert werden. Dazu gehören tonusregulierende Übungen (z.B. Entspannungsübungen), Atemübungen, sprechrhythmische Spiele, eine verbesserte Eigenwahrnehmung, sowie beim Stottern der Abbau der Sekundärsymptomatik und beim Poltern Übungen zum Langsamsprechen. Liegt ein Dysgrammatismus vor, gilt es, das auditive Sequenzgedächtnis zu erweitern, die Fähigkeit zur Aufnahme, Speicherung und Verarbeitung von rhythmisch-prosodischen Elementen zu fördern und einzelne fehlende Satzmuster über handlungsorientiert-spielerische Angebote in Verbindung mit modellierenden Techniken zu stimulieren und zu festigen. Bei Kindern mit Stimmstörungen ist es wichtig, die Eigenwahrnehmung für den lauten und leisen Stimmgebrauch zu schulen und zudem Spiele mit der eigenen Stimme und spannungsregulierende Übungen zum Abbau der meist vorliegenden Hypertonie durchzuführen. Die Erweiterung des Sprachverständnisses und des aktiven Wortschatzes ist meist bei sprachentwicklungsgestören Kindern angezeigt. Handlungsbezogene Alltagssituationen (z.B. Pflanze eintopfen, Puppenwäsche waschen u.a.) bieten sich zur Erweiterung des aktiven und passiven Wortschatzes und zur Festigung der erlernten Wörter im Satz an. In der Rhinophonie-Therapie (offenes Näseln) werden ganzkörperlich-motorische Übungen zur Verbesserung der Gaumensegelfunktion und zur Tonusregulierung angeboten; hinzu kommen Atem- und Pusteübungen und Maßnahmen zur Lautkorrektur.

Aus jedem sprachlichen Störungsbild leiten sich bestimmte Therapieschwerpunkte ab. Das therapeutische Vorgehen sowie die Intensität der Förderung kann jedoch sehr unterschiedlich sein.

Als Beispiel zur Verdeutlichung der spezifischen Sprach- und Sprechtherapie greife ich das Störungsbild des Stammelns heraus. An diesem Erscheinungsbild soll verdeutlicht werden, wie gezielte sprechtherapeutische Maßnahmen aussehen können; z.B. welche Hilfen eingesetzt werden, wie eine Therapie aufgebaut sein kann, welche Übungselemente auf welcher Stufe angeboten werden und welche Therapieprinzipien gelten. Ich beschreibe im folgenden mein eigenes therapeutisches Vorgehen bei der Förderung stammelnder Kinder, ich beziehe deshalb nur wenig Literatur mit ein.

4.1 Grundgedanken und Therapieprinzipien zur spezifischen Therapie des Stammelns

In den Ausführungen zu ‚Ebenen und Phasen der normalen Sprachentwicklung' des Kindes wurde darauf hingewiesen, daß das Kind Sprachlaute zu bestimmten Zeitpunkten lernt. Es beginnt dann die Laute wahrzunehmen (Aktivierung der interpersonalen auditiven Regelkreise) und sie mit der eigenen Lautproduktion zu vergleichen (Aktivierung der intrapersonalen Regelkreise). Im Laufe der Zeit filtert das Kind alle phonetischen Merkmale heraus, die den Laut charakterisieren. Visuelle, auditive und taktil-kinästhetische Wahrnehmungen helfen ihm dabei, ein „Standardmuster" (van Riper & Irwin 1976, S. 128), eine Art auditive Normvorstellung des Lautes zu entwickeln. Dies geschieht, indem das Kind den Laut wahrnimmt, ihn mit dem Standardmuster vergleicht und seine eigenen Artikulationsbewegungen modifiziert und korrigiert.

Auf diesem Hintergrund läßt sich die Behandlung des Stammelns als „nachgeholte Lautkorrektur" (Westrich 1982, S. 113) verstehen, die an der Stelle ansetzt, wo die Entwicklung gestört wurde. Ziel der pädagogisch-therapeutischen Förderung des Stammelns ist es, „durch das Ingangsetzen von Lernprozessen die Angleichung der Phonemrealisierung an die Erwartungsnorm der Sprachgemeinschaft zu erreichen" (Kilens 1982, S. 184).

Das Ingangsetzten von Lernprozessen ist ein grundlegendes Prinzip sprach- und sprechterapeutischer Maßnahmen. Deshalb kommt der Motivation, der Verstärkung und der Imitation beim Erlernen der Sprachlaute eine große Bedeutung zu.

Der Erfolg des Lernens wird zudem durch weitere lern- und entwicklungspsychologische Merkmale beeinflußt. Aus all diesen Faktoren leiten sich folgende Therapieprinzipien ab:

Motivation
Es wird zwischen intrinsischer Motivation, bei der keine äußeren Antriebe notwendig sind und eine Sache um ihrer selbst willen durchgeführt wird, und ex-

trinsischer Motivation unterschieden, die durch äußere Umwelteinflüsse induziert wird (vgl. Grohnfeldt 1993, S. 141).

Damit die Kinder bereit und motiviert zum Lernen sind, muß das Spiel- und Übungsmaterial so aufbereitet und strukturiert sein, daß es die kindlichen Interessen und Bedürfnisse anspricht. Sprach- und sprechterapeutische Angebote sollten dem Kind möglichst Spaß machen und es ermuntern, sich auf die Übungen einzulassen. Eine spielerische Gestaltung, die zur Kommunikation, zur Bewegung und zum affektiven Miterleben anregt und sich auf interessante Themen bezieht, wie z.B. Zirkus, Indianer, erweist sich als günstig.

Imitation
Im allgemeinen gilt die Imitation in der Psychologie als „Prozeß, in dem durch Nachbilden des Verhaltens eines Modells selbst Verhalten erworben wird" (Oksaar 1987, S. 148). Aus lerntheoretischer Sicht besteht sprachliches Imitationslernen hauptsächlich darin, daß das Kind Äußerungen, für deren Produktion es verstärkt wurde, mit großer Wahrscheinlichkeit wiederholt[11].

Viele Autoren, z.B. Hardmeier-Hauser (1993, S. 21), Richter (1984, S. 20f.), Wendlandt (1992, S. 18), Zimmer (1988, S. 21f.), sind sich darüber einig, daß die Imitation eines Vorbildes eine wichtige Voraussetzung für den Sprachlernprozeß ist. Die Lerntheorien, die Piaget-Schule und die interaktionistischen Ansätze sehen in der Imitation einen wesentlichen Faktor für das Erlernen von Sprache und Sprechen. In der Therapie des Stammelns wird, insbesondere bei den mundmotorischen Übungen oder bei der direkten Lautanbahnung, häufig über die Imitation gearbeitet.

Verstärkung
Durch die Verstärkung soll die Wahrscheinlichkeit des Auftretens einer bestimmten Verhaltensweise erhöht werden. „Wichtig ist es dabei, daß immer diejenige Verhaltensform verstärkt wird, die der Verstärkung unmittelbar vorausgeht" (Correll 1973, S. 53), wobei positive Verstärkungen wie Lob oder Lächeln am wirkungsvollsten sind. Die Verstärkung wird in der Therapie des Stammelns gezielt eingesetzt. Beim Erlernen eines neuen Lautes und seiner Anwendung auf Silben-, Wort- und Satzebene erfolgt auf die korrekte Lautproduktion anfangs eine kontinuierliche und mit zunehmender Sicherheit des Kindes eine intermittierende Verstärkung. So kann eine nachhaltige Festigung des neuen Verhaltens erreicht werden.

Wiederholung und Übung
In der Therapie des Stammelns gilt es, das ursprünglich fehlgebildete Lautengramm durch ein neues, korrektes Engramm zu ersetzen. Damit das erreicht

---

11 Eine Zusammenfassung zum sprachlichen Imitationslernen aus lerntheoretischer Sicht findet sich bei Brack (1977).

werden kann, muß der Ziellaut kontinuierlich geübt und wiederholt werden. Nur so kann er sich auch im freien Sprechen etablieren und automatisieren.

Zur Übung gehört die Korrektur. Da das fehlgebildete Lautmuster bei den Kindern meist sehr fest eingeschliffen ist, benötigen sie während der Übungen die gezielte Rückmeldung/ Korrektur der Therapeutin.

Wechselseitigkeit
Die Eltern-Kind-Interaktion zeichnet sich von Anfang an durch den Dialog und eine Anpassung aneinander aus. Eltern und Kinder agieren und reagieren. In diesem Wechselspiel werden erste Laute und später Worte und Sätze erlernt. Die Wechselseitigkeit ist deshalb auch ein wichtiges Prinzip in der Therapie. Indem die Therapeutin im Wechsel mit dem Kind lautiert bzw. spricht, erhält das Kind intra- und interpersonale Rückmeldungen und kann die eigene Lautbildung durch den Vergleich mit dem Standardmuster modifizieren, korrigieren und angleichen. Die in der Therapie angebotenen Spiele sollten deshalb so ausgerichtet sein, daß sie die wechselseitige Artikulation von Therapeutin und Kind ermöglichen.

Kleine Schritte und Segmentierung in Teilziele
Das therapeutische Vorgehen wird an den Möglichkeiten und Fähigkeiten des Kindes orientiert. Die einzelnen Schritte, Teilziele und Hilfen müssen auf den Leistungsstand des Kindes abgestimmt werden und seinem individuellen Tempo entsprechen. Kann es beispielsweise einen Laut /k/ auf Silbenebene bilden /ka,ke,ki,ko,ku/, aber auf Wortebene in Anlautposition noch nicht, ist es Aufgabe der Therapeutin, gezielte Übergangshilfen anzubieten: Möglich ist, zunächst nur einsilbige Wörter zu üben oder zweisilbige Wörter in ihre Einzelsilben zu untergliedern (Ka-mel, Ku-chen). Mit zunehmender Artikulationssicherheit werden die einzelnen Silben zum Wort zusammengezogen.

Leistungsgrenze einhalten
Die Therapie sollte so ausgerichtet sein, daß sie die Leistungsgrenzen des Kindes nicht überfordert. Es werden nur Leistungen verlangt, denen das Kind auch nachkommen kann. Deshalb bahnt man beispielsweise in der Therapie mit stammelnden Kindern in der Regel immer nur einen Laut an. Erst wenn dieser gefestigt ist, folgt der nächste. Insbesondere wenn Kinder Sprachhemmungen oder Sprechängste zeigen, ist es wenig sinnvoll, sie durch hohe Leistungsanforderungen noch stärker zu verunsichern. Vielmehr gilt es, das Selbstvertrauen und die Redefreudigkeit des Kindes zu stärken.

Spielmaterial
Die Spielmaterialien, die in der Therapie verwendet werden, sollten ansprechend und auf die jeweiligen Interessen und Bedürfnisse des Kindes ausgerichtet sein. Günstig ist einfaches, eindeutiges Material, dessen Einsatz möglichst wenig Erklärungen erfordert. Insbesondere wenn ein Laut neu angebahnt

wird, oder es dem Kind sehr viel Mühe macht ihn korrekt zu artikulieren, sollte bewußt einfaches Spielmaterial gewählt werden, damit das Kind nicht von der Artikulation abgelenkt wird. Ist die Therapie des Stammelns hingegen schon weit fortgeschritten, und das Kind kann den Ziellaut ziemlich sicher bilden, kann die Therapeutin Spiele und Spielmaterialien auswählen, die viele Anforderungen an das Kind stellen und einen hohen Ablenkungsgrad aufweisen. Damit wird die Übungssituation mehr und mehr der Spontansprachsituation angeglichen.

Kontakt
Der gute Kontakt zwischen Kind und Therapeutin ist ein ganz wesentlicher Faktor für die Therapie mit sprachauffälligen Kindern. Die Übungstherapie verlangt die Überwindung von Schwierigkeiten und Mißerfolgen und setzt das Kind gewissen Leistungsanforderungen aus. Eine vertrauensvolle Beziehung zwischen Kind und Therapeutin kann für die Bewältigung der Anforderungen hilfreich sein. Auf der Basis eines guten Kontaktes entwickeln sich Selbstvertrauen und Freude an der eigenen Leistung, kurzfristige Mißerfolge können eher ausgehalten und Korrekturen von seiten der Therapeutin bereitwilliger angenommen werden. Mit Übungen z.B. zur Verbesserung der Aussprache sollte in der Sprechtherapie deshalb erst begonnen werden, wenn sich eine vertrauensvolle Beziehung zwischen Kind und Therapeutin entwickelt hat. Die dafür notwendig Zeit muß vorhanden sein, auch wenn mehrere Therapiestunden dafür erforderlich sind.

Die genannten Faktoren dienen als grundlegende Orientierungsmerkmale für die Therapie mit sprachauffälligen Kindern. Sie bestimmen die Durchführung der sprach- und sprechtherapeutischen Förderung mit.

Im folgenden beschreibe ich ein mögliches Vorgehen für die spezifische Sprechtherapie mit stammelnden Kindern. Die therapeutische Förderung gliedert sich in vier Hauptbereiche auf; die Lautanbahnung, die Lautfestigung, die Lautdiskrimination und die Mundmotorik.

4.2 Die Therapie des Stammelns

Die Lautanbahnung und -festigung, die Lautdiskrimination und die Übungen zur Mundmotorik sind feste Bestandteile in der Therapie des Stammelns. Hinzukommen können allgemein ausgerichtete sprach- und sprechtherapeutische Übungen, sowie spontane Spielideen und Wünsche der Kinder.

Die therapeutische Förderung findet sowohl mit dem einzelnen Kind als auch in kleinen Gruppen statt. Meistens beziehe ich die Eltern in die Therapie mit ein, damit sie die Möglichkeiten der therapeutischen Förderung kennenlernen. Zudem wird auf diese Weise ein guter Kontakt zu den Eltern hergestellt.

4.2.1 Lautanbahnung

Die Lautanbahnung ist nicht bei allen stammelnden Kindern erforderlich. Bei inkonstanten, inkonsequenten Fehlbildungen, bei Lautauslassungen und teilweise bei Lautersetzungen kann der Einzellaut vom Kind gegebenenfalls gebildet werden. Eine Neuanbahnung ist nur dann erforderlich, wenn das Kind den vorgegebenen Einzellaut nicht spontan imitieren kann.

Ziel der Lautanbahnungsphase ist es, stammelnden Kindern möglichst eindeutige auditive, visuelle, taktil-kinästhetische und motorische Informationen über den Ziellaut und seine Bildung zu vermitteln. In der Lautanbahnungsphase müssen die Artikulationsorgane andere Stellungen als gewohnt einnehmen, um den Ziellaut korrekt zu bilden. Das Kind probiert deshalb zunächst unterschiedliche Bewegungen aus, vergleicht sein Lautprodukt auditiv mit dem der Therapeutin, versucht die vorgemachten Bewegungen zu imitieren und variiert die eigenen Artikulationsbewegungen.

Bevor mit der Lautanbahnung begonnen wird, stellt sich, wenn mehrere Laute betroffen sind, die Frage, welcher Laut zuerst angebahnt werden sollte.

Reihenfolge der Lautanbahnung

Die Beantwortung dieser Frage wird ebenso wie die Planung und Durchführung der Therapie einen individuellen Lösungsansatz erfordern. Folgende Kriterien können jedoch als Entscheidungshilfe dienen:

- Aus der Beschreibung der Ebenen und Phasen des Spracherwerbs (Kap. III.1.) ging hervor, daß die einzelnen Laute in einer bestimmten zeitlichen Reihenfolge erlernt werden. Diese Reihenfolge der physiologischen Lautentwicklung kann als Orientierungshilfe dienen; früh erworbene Laute werden im allgemeinen zuerst angebahnt.
- Bei Kindern mit Sprachhemmungen oder auch bei unmotivierten Kindern kann es günstig sein, mit inkonstant fehlgebildeten oder leicht stimulier- und ableitbaren Lauten zu beginnen. Die schnellen Erfolgserlebnisse wirken sich meist positiv auf das Selbstvertrauen und auf die Motivation des Kindes aus.
- Insbesondere bei multiplem oder universellem Stammeln ist die Verständlichkeit der kindlichen Äußerungen deutlich reduziert. In diesen Fällen ist es sinnvoll einen Laut anzubahnen, der häufig vorkommt. Damit verbessert sich die Verständlichkeit des kindlichen Sprechens schnell und die Frustration, die durch mangelnde Verständigung verursacht wurde, reduziert sich.

Steht der Ziellaut fest, muß entschieden werden, auf welche Weise er angebahnt wird. Ich setze vorwiegend drei Anbahnungsmethoden ein: Die Ableitungsmethode, die direkte aktive Anbahnungsmethode und die lautunterstützenden Bewegungen. In der praktischen Arbeit mit stammelnden Kindern werden diese Methoden häufig miteinander kombiniert. Aus Gründen der Systematik beschreibe ich sie hier jedoch einzeln.

a) Ableitungsmethode

Bei dieser Methode wird der noch nicht beherrschte Laut aus einem anderen phonetisch ähnlich zu bildenden Nachbarlaut abgeleitet, der vom Kind bereits korrekt gesprochen werden kann. Voraussetzung für die Ableitung des Ziellautes aus einem Hilfslaut ist, daß die Artikulationsstellen, das Artikulationsorgan und die Bildungsweisen der beiden Laute übereinstimmen. Entscheidende Kriterien sind die Luftführung, die Zungenlage, die Lippenstellung, die Gaumensegelfunktion und die Stimmgebung. Die Ableitungsmethode geht auf Fröschels 1926 zurück; sie wurden später in der ‚Wiener Schule' ausgebaut und propagiert.

Beispiele für die Ableitungsmethode:

Ziellaut /s/:

- /t/ „ /ts/ „ /s/: Das /t/ gibt die Artikulationsstelle an; über das /ts/ wird ein Übergang geschaffen zum /s/
- /sch/ „ /s/: Das /sch/ bilden, dabei die Lippen breitziehen zum /s/

Ziellaut /k/:

- /ng/ „ /k/: Das /ng/ gibt die Artikulationsstelle an; durch die schnelle Lösung der Zunge vom Gaumen entsteht das /k/
- /ch2/ „ /k/: Das /ch2/ (z.B. bei Drachen) immer mehr verkürzen und mit einem Knallen (Zungenlösung vom Gaumen) enden lassen

Ziellaut /sch/:

- /t/ „ /tu/ „ /tsch/: Das /t/ gibt die Artikulationsstelle an; das /u/ bewirkt die Formung der Lippen, die bei /tsch/ bestehen bleiben soll
- /s/ „ /sch/: Das /s/ bilden; dabei die Lippen langsam runden zum /sch/

Bei manchen Lauten ist es auch möglich, den Ziellaut aus vorsprachlichen Lautgeräuschen, wie z.B. aus dem Gurgeln /r/, Schnarchen /ch2/, Lachen /ha/ abzuleiten. Diese Methode, die nur begrenzt einsetzbar ist, wurde von Wulff (1963) erstmals beschrieben.

Die Ableitungsmethode ist für die therapeutische Arbeit mit stammelnden Kindern sehr gut geeignet. Sie hat den Vorteil, daß der zu übende Laut in ein Spiel miteinbezogen werden kann, ohne daß die fehlerhafte Artikulation explizit zum Thema gemacht werden muß. Für die Arbeit mit kleineren oder sprachentwicklungsgestörten Kindern ist es günstig, wenn beim Erlernen des neuen Lautes keine sprachlichen Erklärungen erforderlich sind. Ich beginne die Lautanbahnung fast immer mit der Ableitungsmethode. Bei manchen Kindern genügt dies aber nicht. Direkte aktive Anbahnungsmethoden müssen hinzugenommen werden. Bei ihnen wird die Aufmerksamkeit des Kindes allerdings stärker auf den Artikulationsvorgang und damit auf die eigene ‚falsche' Artikulation gelenkt.

b) Direkte aktive Anbahnungsmethoden

Bei der direkten Lautanbahnung wird der Ziellaut von der Therapeutin vorgegeben. Visuelle, taktil-kinästhetische, auditive und verbale Hilfsmittel verdeutlichen dem Kind, wie die Bildung des zu erlernenden Lautes erfolgt. Dabei müssen die Hilfsangebote differenziert auf die individuellen Schwierigkeiten des Kindes abgestimmt werden.

Mögliche Hilfestellungen können sein:

- Berühren und Ertasten der Artikulationsstelle: Dies ist möglich mit dem Zeigefinger, mit der Zunge oder mit kleinen (Buchstaben)Nudeln, die man an die entsprechende Artikulationsstelle legt. Auch den Luftstrom und die Lippenvibration kann das Kind während des Sprechens bei sich selber und bei der Therapeutin mit der Hand erspüren; Unterschiede und bestimmte Merkmale, die den Ziellaut auszeichnen, können auf diese Weise verdeutlicht werden. Ähnlich klingende stimmhafte und stimmlose Laute, wie /w/ und /f/, sind am Kehlkopf taktil mit der Hand wahrnehmbar: Vibrationen entstehen, durch die Schwingung der Stimmlippen, nur bei stimmhaften Lauten, also z.B. bei /w/.

- Lautanbahnung vor dem Spiegel: Durch die Lautanbahnung vor dem Spiegel wird die taktil-kinästhetische Wahrnehmung der Artikulationsbewegung durch die visuelle ergänzt. Das Kind spürt seine Artikulationsbewegung nicht nur, es sieht sie auch gleichzeitig und kann sie so besser kontrollieren. Dabei sollte der Spiegel so breit sein, daß die Gesichter von Kind und Therapeutin nebeneinander zu sehen sind. Das Gesicht der Therapeutin befindet sich ungefähr auf der Augenhöhe des Kindes. So hat das Kind die Möglichkeit, seine eigenen Sprechbewegungen mit denen der Therapeutin zu vergleichen.

- Das Mundbild: Die Therapeutin macht die Artikulationsbewegung des Ziellautes deutlich vor; damit demonstriert sie das Mundbild. Hilfreich kann auch eine Bildkarte sein, auf der das Mundbild des Ziellautes abgebildet ist (z.B. frontales Mundbild oder Mundquerschnitt). Mundbildkarten verdeutlichen die charakteristische Stellung von Zunge und Lippen bei den jeweiligen Lauten: Sie ermöglichen es, Unterschiede zwischen den einzelnen Lauten, z.B. zwischen dem Ziellaut und dem vom Kind benutzten Ersatzlaut, zu erarbeiten.

- Verbale Erklärungen: Bei Kindern, die über ein gutes Sprachverständnis verfügen, können auch verbale Erklärungen für die Lautanbahnung hilfreich sein. Die Bildung des Ziellautes wird nicht nur taktil-kinästhetisch und visuell verdeutlicht, sie wird auch sprachlich genau beschrieben. Die Therapeutin erklärt dem Kind, welche Stellung die Zunge, die Lippen, die Zähne und der Kiefer einnehmen müssen, damit die korrekte Lautbildung möglich wird. Verbale Erklärungen eignen sich vor allem für ältere Vorschulkinder und für Schulkinder.

Die multisensorielle Stimulation, die Einbeziehung möglichst vieler verschiedener Informationskanäle, erweist sich meist als sehr sinnvoll.

Bei der Anbahnung des Lautes /t/ kann eine multisensoriell ausgerichtete Förderung wie folgt aussehen:

Um die Artikulationsstelle am Zahndamm hinter den oberen Schneidezähnen zu verdeutlichen, spielen das Kind und die Therapeutin das Stempelspiel. Mit verschiedenen Stempeln (Tiere, Baum, Haus, Zäune, Personen) wird ein Bauernhof gestempelt. Die Therapeutin und das Kind wechseln sich ab. Dabei ‚hilft' die Zunge der Hand beim Stempeln. Bevor gestempelt wird, drückt die Zunge gegen den Zahndamm, genau an die Stelle, an der später das /t/ gebildet werden soll. Der Therapeutin zeigt den Kind die Bewegung (Mundbild) und sie erklärt dem Kind, wo seine Zunge hingehen soll. Das Kind imitiert die Bewegung, kontrolliert sich dabei im Spiegel und spürt die Bewegung der Zunge. Wenn die Artikulationsbewegung möglich ist, versucht das Kind nach Vorgabe des Therapeutin das /t/ zu bilden. Durch Zuhören, Zuschauen, Erspüren und selber Ausprobieren erlernt das Kind die korrekte Bildung des Lautes.

c) Lautunterstützende Bewegungen
Daß eine enge Verbindung zwischen Feinmotorik und Mundmotorik aufgrund der neurophysiologischen Nachbarschaft der beiden Regionen im Cortex besteht, wurde im Verlauf dieser Arbeit schon erwähnt. Mit den lautunterstützenden Bewegungen macht man sich diese Verbindung für die Lautanbahnung zunutze. Bestimmte Bewegungen der Hände beeinflussen die muskuläre Spannung der Zunge und der Lippen; damit erleichtern sie die Artikulation eines bestimmten Lautes.

Für jeden Laut gibt es eine bestimmte Handbewegung, die die Lautbildung unterstützt. Die einzelnen Bewegungen unterscheiden sich in ihrer Richtung, Art und Dauer. Dabei erfolgt die Lautbildung parallel zur Bewegungsausführung.

Beispiele für lautunterstützende Bewegungen:

- Ziellaut /s/: Vorsichtige, spannungsaufbauende Bewegungen. Die Bewegungsrichtung ist nach oben, zum eigenen Körper hin. Beim /s/ bietet es sich an, Gegenstände mit den Fingerspitzen festzuhalten und zu sich herzuziehen. Beispiele: Ziehen von Fäden, Federn, Puzzleteilen, Karten u.a.
- Ziellaut /k/: Druckhafte Bewegungen mit dem Handballen, der Ferse oder mit dem Daumen. Die Bewegungen zeichnen sich durch einem starken Impuls von oben nach unten aus. Beispiele: Abdrücke mit dem Daumen oder Handballen in Ton, Fingerdruckstempeln mit dem Daumen, Reißbilder (mit dem Daumen oder Handballen die Papierschnipsel festkleben), Fußball spielen mit den Fersen, Fersengang u.a.
- Ziellaut /sch/: Beidhändige Bewegung nach oben und zum Körper hin. Bei Tischspielen können auch die Handkanten beidseitig eingesetzt werden. Beispiele: Therapeutin und Kind spielen Lokomotive. Sie legen ihre Handflächen gegeneinander und drücken sie im Wechsel bei einer Bewegungsrichtung von unten nach oben auf /sch/ weg. Es eignen sich auch alle Spiele, bei

denen man etwas mit beiden Händen zu sich herziehen muß oder bei denen man die Handkanten einsetzen kann.

Insbesondere bei Kindern, die eine hypotone Mund- und Gesamtkörperspannung aufweisen, habe ich mit lautunterstützenden Bewegungen gute Erfahrungen gemacht. Meist genügt diese Methode allein jedoch nicht. Es ist sinnvoll, lautunterstützende Bewegungen mit Ableitungsmethoden oder direkten aktiven Anbahnungsmethoden zu koppeln.

Lauthandzeichen, z.B. aus dem ‚Phonembestimmten Manualsystem' (PMS), können sich ebenfalls positiv auf die Artikulation auswirken. Jedes Phonemzeichen bietet Informationen zu den Bildungsmerkmalen, z.B. lange versus kurze Dauer, Stimmhaftigkeit oder Stimmlosigkeit, orale oder nasale Luftführung, gespannter oder ungespannter Muskeltonus.

Wenn der Einzellaut erfolgreich über die beschriebenen Methoden angebahnt wurde, setzt die Phase der Lautfestigung ein. Die Festigung sollte keinesfalls gleich auf Wortebene beginnen. Bisher hat das Kind den Laut in Wörtern fehlgebildet. Diese Fehlbildungen sind als Engramme im Cortex gespeichert. Durch die Festigung auf Wortebene würden sofort Assoziationen mit dem nicht korrekt gesprochenen Laut herstellt werden. Die Lautfestigung ist deshalb stufenweise aufgebaut. Sie vollzieht sich auf Laut-, Silben-, Wort- und Satzebene vom Einfachen zum Komplexen hin.

4.2.2 Lautfestigung

a) Lautebene

Zunächst wird das neu erlernte Lautmuster isoliert gefestigt, indem es bei verschiedenen Spielen häufig wiederholt wird. Durch das bewußte Wahrnehmen der Artikulationsbewegungen im Mundbereich und durch den auditiven Vergleich zwischen eigener und fremder Lautproduktion werden taktil-kinästhetische und auditive Kontrollmechanismen aktiviert. Das Kind erlangt dadurch zunehmend mehr Sicherheit und kann den erlernten Laut willentlich und korrekt produzieren.

Ich führe isolierte Lautübungen auch dann durch, wenn Störungen des Lautgebrauchs vorliegen, also wenn das Kind den Ziellaut spontan richtig bilden kann, aber beispielsweise in Wörtern nicht richtig einsetzt. Ich halte es für wichtig, die Wahrnehmung des Kindes für den Ziellaut zu sensibilisieren, denn ein Laut, der bewußt wahrgenommen und gebildet wird, kann er auch gezielt eingesetzt werden.

Im folgenden beschreibe ich einige Spiele zur Lautfestigung auf Lautebene aus meiner logopädischen Praxis[12]. Dabei unterscheide ich zwischen allgemeinen Spielen, die bei unterschiedlichen Ziellauten eingesetzt werden können, und

---

12 Weitere Anregungen und Übungsmaterialien zur Lautfestigung auf Laut- und Silbenebene finden sich bei Gollwitz (1993), Narville (1992) und Schilling (1990).

lautspezifischen Spielen, die sich für die Lautfestigung bei einem bestimmten Laut besonders eignen.

Allgemeine Spiele zur Lautfestigung:

- Kegeln: Die Kegel werden gemeinsam aufgestellt. Die Therapeutin und das Kind wechseln sich beim Kegeln ab. Als Startsignal wird der Ziellaut korrekt artikuliert.
- Angelspiel: Bei diesem Spiel werden Fische, die in einen ‚Teich' sind, mit Magnetangeln geangelt. Der Ziellaut wird beim Auswerfen oder Einholen der Angel artikuliert.

Lautspezifische Spiele zur Lautfestigung:

- Wettsegeln /sch/: Gemeinsam mit dem Kind werden sechs Segelboote in den Farben, die auf dem Farbwürfel abgedruckt sind, gefaltet. Die Schiffe starten auf einer Uferseite des Sees (Spielplan, auf dem für jedes Schiff ein Weg zum Ziel eingezeichnet ist). Losfahren darf das Schiff, dessen Farbe erwürfelt wurde. Um fahren zu können benötigen die Schiffe Wind, /sch/. Bei der Artikulation des Ziellautes werden beide Hände (Handkanten) auf dem Tisch aufgesetzt, die Hände bewegen sich zur Körpermitte hin. Das Spiel kann auch zu Hause wiederholt werden.
- Zaubern /s/: Das Kind und die Therapeutin spielen Zaubern, beide sind als Zauberer verkleidet und haben einen Zauberstab. Aus einem zugedeckten Körbchen werden Tiere (10-20, je nach Konzentrationsfähigkeit des Kindes) herbeigezaubert. Die Tiere sind nicht zu sehen, lediglich die Fäden, an denen sie befestigt sind, schauen aus dem Korb heraus. Gezaubert wird, indem das Kind und die Therapeutin im Wechsel den Laut /s/ als Zauberspruch bilden und gleichzeitig als lautunterstützende Bewegung an einem Faden ziehen, bis das Tier aus dem Korb ‚heraushüpft'.
- Fingerdruckbild /k/: Mit Bleistift malt das Kind ein einfaches Motiv, z.B. Ball, Blume, Baum, Schneemann je nach Jahreszeit und Ideen des Kindes, auf ein Zeichenblatt. Der Daumen wird in Fingerfarbe getaucht. Abwechselnd bedrucken das Kind und die Therapeutin das Motiv, wobei der Abdruck des Daumens mit der Lautbildung verbunden wird. Solche Bilder können auch zu Hause bei gemeinsamen Übungen mit den Eltern hergestellt werden.

b) Silbenebene
Wenn der Einzellaut mühelos gebildet werden kann, erfolgt die weitere Festigung auf Silbenebene. Dabei wird der Ziellaut mit Vokalen verbunden. Das Üben mit sinnlosen Silben hat den Vorteil, daß der Einzellaut mit anderen Lauten kombiniert werden kann, ohne daß das falsch eingeschliffene Lautmuster assoziiert und abgerufen wird.

Beispiel: Schlittenfahren /sch/
Auf einer Schlittenbahn, (Brett, das an einen Stuhl angelehnt ist) starten verschiedene Kinder (Holzpüppchen) in ihren Schlitten (mit dem Kind gemeinsam aus Streichholzschachteln gebastelt). Immer zwei Kinder fahren gemeinsam los. Das ‚Startwort', der Ziellaut in Silbenverbindung (z.B. /scha/, /sche/, /schi/, /scho/, /schu/), signalisiert den Beginn.

Wenn die Einzelsilben gut gebildet werden können, ist es möglich verschiedene Silben aneinanderzureihen (z.B. scha-schi-scha oder schi-schi-scho) und die Silben stärker zu variieren (z.B. scheu, schau, schap) Als Spielform eignet sich das Sprechzeichnen, bei dem gleichzeitig gemalt und rhythmisch dazu gesprochen wird.

Beispiel: Sprechzeichnen
Sprechzeichen: Das Kind und die Therapeutin sprechen abwechselnd Reime, wie ‚Scha-schi-scha, ich bin da' oder ‚Scha-schi-scho, ich bin froh'. Dazu werden Muster (z.B. liegende Acht, Kreise, Zacken..), die zum rhythmischen Sprechen passen, an die Tafel oder auf ein Papier gemalt. Manche Kinder denken sich eigene Reime aus, so können lustige Varianten entstehen.

c) Wortebene
Wenn die korrekte Bildung des Lautes auch in Silben möglich ist, beginnt die Förderung auf Wortebene. Das Vorgehen ist systematisch aufgebaut. Die Erfahrung hat gezeigt, daß es den Kindern am leichtesten fällt, den Ziellaut auf Wortebene in Anlautposition und in Vokalverbindung zu bilden. Die Koppelung Ziellaut und Vokal wurde auf Silbenebene schon vorbereitet.

Für das Üben auf Wortebene ist es sinnvoll, einfache Wörter aus dem tägliche Leben des Kindes auszuwählen; z.B. bei /s/ - /Sonne/, /Sahne/, /Suppe/, /Sieb/. Erst wenn der Ziellaut in Anlautposition sicher gebildet werden kann, kommen Wörter, in denen der Laut in Auslautposition steht, z.B. /Bus/, /Eis/, /Haus/ hinzu. Anschließend wird die Inlautposition, z.B. /Besen/, /Schüssel/ erlernt.

Für die Übungen auf Wortebene eignen sich passende Bildkarten[13] oder Realgegenstände, mit denen verschiedene Spiele durchgeführt werden können:

- Memory (umgedrehte Karten benennen),
- Lottospiele (gezogene Bilder benennen),
- Ratespiele: Welche Bildkarte/ welcher Gegenstand fehlt?,
- Versteckspiele: Bildkarten oder Gegenstände im Zimmer verstecken, auf ein Startwort suchen, benennen und dann vergleichen, wer die meisten gefunden hat.
- Gegenstände ertasten.

---

13 Häufig verwendetes Material sind die Bilderbögen in der ‚Werscherberger Sprachfibel', (1993), die ‚Hamburger Bilderserie zur Sprachförderung' von Eckel (1993) und die Bilder und ‚Spiele zur Stammlerbehandlung' von Grziwotz (1993).

Gelingt es einem Kind nicht, den Ziellaut auf Wortebene korrekt zu artikulieren, ist es sinnvoll noch einmal auf die Silbenebene zurückzugehen oder Zwischenschritte einzubauen, wie z.B. das silbenweise Sprechen des Wortes /Sonne/.

Nachdem der zu übende Laut auf Wortebene in Vokalverbindung sicher gesprochen werden kann, beziehe ich schrittweise die Konsonantenverbindungen in die Übungen mit ein. Beim /k/ wird jetzt auch /kr/, /kw=qu/, /kl/, /kn/, /nk/ geübt. Wenn es dem Kind schwer fällt, den Ziellaut in einer bestimmten Konsonantenverbindung fehlerfrei zu artikulieren, gilt es, die jeweilige Konsonantenverbindung auf Lautebene einzuschleifen und zusammenzuziehen, z.B. /k-r/ /kr/. Dann wird auf Silben- und schließlich auf Wortebene weitergeübt. Sind alle Konsonantenverbindungen auf Wortebene mühelos bildbar, erfolgt die weitere Förderung auf Satzebene.

d) Satzebene
Das Üben auf Satzebene beginnt mit kurzen einfachen Sätzen, die zunächst nur einen Ziellaut enthalten, z.B. bei Memory: ‚Ich habe den *K*offer'.

Meistens dauert es nicht lange, bis das Kind zwei oder mehrere Ziellaute in einem Satz korrekt bilden kann, z.B.: Das Kind und die Therapeutin packen verschiedene Sachen für eine Reise in einen Koffer: ‚Ich pa*ck*e die Ja*ck*e in den *K*offer'. In einem nächsten Schritt soll das Kind eigene Sätze bilden und dabei die Ziellaute richtig artikulieren. Z.B. besuchen das Kind und die Therapeutin verschiedene Tiere (Krähe, Käfer, Krebs, Kuh, Katze). Sie bringen den Tieren Geschenke mit (Bilderkarten oder Realgegenstände, die den Ziellaut enthalten) und verteilen sie: ‚Die *K*rähe be*k*ommt die *K*örner'.

Im Verlauf der weiteren Therapie werden die Sätze zunehmend freier gebildet. Sie nähern sich dem spontanen freien Sprechen an. Rollenspiele, Handpuppenspiele, Fingerspiele, Kreisspiele, darstellende und konstruierende Spiele bieten sich für die Lautfestigung in freien Sätzen ebenso an wie Bilderbücher und Geschichten.

Die Spielsituationen in der Therapie sollen mehr und mehr den natürlichen Bedingungen angeglichen werden. Deshalb setzt man Spiele ein, die Zeit- und Emotionsdruck schaffen (Wettspiele) oder die sehr komplex gestaltet sind und einen hohen Ablenkungsgrad aufweisen. Wichtig ist, daß die Kommunikationssituationen auf der Ebene des freien Sprechens der echten Informationsvermittlung dient und daß Sprache auf natürliche kommunikativ-interaktive Weise eingesetzt wird.

Auf allen Übungsebenen korrigiert die Therapeutin das Kind, wenn es den Ziellaut fehlbildet. Nur durch die ständige Rückmeldung kann das Kind den korrekt gebildeten Laut erlernen. Die Form und das Ausmaß der Korrektur sollten dabei auf die Persönlichkeit, Befindlichkeit und die Reaktionen des Kindes abgestimmt werden. Bei vielen Kindern ist die direkte Korrektur möglich. Es wird vorher abgesprochen, in welchem Spiel auf welche Weise die

Therapeutin das Kind auf Fehler aufmerksam macht. Das Kind hat so die Möglichkeit, sich auf die Korrektur einzustellen, und es kann sein Einverständnis, aber auch seinen Widerspruch zum Ausdruck bringen. Meistens akzeptieren die Kinder Absprachen selbstverständlich und problemlos. Bei der Korrektur genügt es oft schon, das Kind zur nochmaligen Benennung des Zielwortes aufzufordern, damit die Artikulation fehlerfrei ist. Die Therapeutin kann das Zielwort aber auch selber nochmal korrekt wiederholen. Sie fordert das Kind auf, genau hinzuhören und das Wort nachzusprechen. Auf diese Weise werden auditive und taktil-kinästhetische Rückkopplungsprozesse aktiviert.

Bei zurückhaltenden Kindern mit einem starken Störungsbewußtsein sind direkte Korrekturverfahren ungünstig. Durch sie wird das Kind bewußt auf seine Fehler hingewiesen und noch stärker verunsichert. Es genügt, wenn die Therapeutin den Laut, die Silbe, das Wort oder den Satz selber noch einmal wiederholt und den Ziellaut dabei betont (corrective Feedback). Diese Rückmeldung der Therapeutin erfolgt auf eine annehmende bejahende Weise. Durch die Wiederholung erhält das Kind eine auditive Rückmeldung des korrekt gesprochenen Lautes, so daß ein Vergleich zur eigenen Lautproduktion möglich ist.

e) Spontansprachebene
Optimale Voraussetzungen für die Übertragung in die Spontansprache werden geschaffen, wenn bereits in der Übungssprache auf Wort- und Satzebene ein hohes Maß an Geläufigkeit der Artikulation erreicht wurde, z.B. durch Automatisierung und Abbau von Überbetonung (vgl. Franke 1987, S. 38). Dazu gehört auch, daß die Übungswörter nicht ausschließlich aus Substantiven bestehen. Verben, Adjektive und Funktionswörter (z.B. Fragewörter, Präpositionen, Pronomen) werden in der Spontansprache häufig gebraucht. Sie sollten deshalb in die spielerischen Übungen miteinbezogen werden.

Bei der Übernahme des Ziellautes ins freie Sprechen kommt der auditiven Eigenkontrolle eine große Bedeutung zu. Um sich selber kontrollieren und korrigieren zu können, muß das Kind lernen, eigene Fehler zu erkennen. Diese Fähigkeit wird in den Hörübungen zur Lautdiskrimination gefördert.

4.2.3 Die Lautdiskrimination

Nicht nur, wenn eine auditive Unaufmerksamkeit, eine Lautdifferenzierungsschwäche oder eine Lautagnosie vorliegt, muß die auditive Wahrnehmungsfähigkeit für Sprachlaute gefördert werden. Übungen zur auditiven Unterscheidung einzelner Laute gehören grundsätzlich zur Therapie des Stammelns. Dabei kann der Umfang insgesamt, die Art, die Dauer und die Intensität der einzelnen Hörübungen unterschiedlich sein. Bei Kindern, denen die Lautunterscheidung nicht schwerfällt, genügt es, nur einige kurze Übungen durchzuführen. Basiert das Stammeln hingegen auf einer auditiven Wahrnehmungsstörung oder resultiert sie aus einer Schalleitungsstörung, können umfangreichere Maßnahmen mit vielen Teilschritten und Hilfen erforderlich sein, bevor es dem Kind gelingt, einzelne Sprachlaute auditiv zu unterscheiden.

Da die Lautentwicklung im normalen Spracherwerb sowohl über die auditive Eigenwahrnehmung als auch über die auditive Fremdwahrnehmung erfolgt, werden bei der Lautdiskrimination Übungen zum Fremdhören und zum Eigenhören durchgeführt. Die Übungen zum Fremdhören gehen den Übungen zum Eigenhören voraus, da sie für das Kind leichter sind. Beim Fremdhören (interpersonale Kreisprozesse) gibt die Therapeutin verschiedene Laute, Silben oder Worte vor; das Kind soll nach jedem Item entscheiden, ob der Ziellaut darin enthalten war. Auf diese Weise übt es, das Standardmuster des Lautes auditiv zu erkennen und im Gedächtnis zu behalten. Beim Eigenhören (intrapersonale Kreisprozesse) beurteilt das Kind bei sich selber, ob der Ziellaut auf Laut-, Silben-, Wort- oder Satzebene korrekt gebildet wurde. Es lernt, auf seine eigene Lautproduktion zu achten und sie mit dem vorgegebenen Standardmuster zu vergleichen.

Die Übungen zur Lautdiskrimination werden normalerweise auf derselben linguistischen Ebene durchgeführt wie die Übungen zur Lautfestigung. Sie beginnen auf Lautebene und werden parallel zur Lautfestigung auf Silben-, Wort- und Satzebene fortgeführt.

a.) Lautdiskrimination auf Lautebene

Fremdhören:
Prinzipiell gilt, daß es schwieriger ist, klangähnliche Laute, die Laute einer Lautgruppe, z.B. Reibelaute, Nasallaute oder Verschlußlaute (vgl. Kap.III. 1.1.1), auditiv zu unterscheiden als klangunähnliche Laute - Laute die einer anderen Lautgruppe angehören.

Bei den Übungen zur Lautdiskrimination werden deshalb zuerst unähnliche Laute vorgegeben; beim Ziellaut /k/ wären dies z.B. /m/, /n/, /r/, /l/. Am leichtesten ist die Unterscheidung des Ziellautes zu den Vokalen oder nur zu einem oder wenigen anderen unähnlichen Konsonanten. Erst wenn das Kind den Ziellaut aus unähnlichen Lauten heraushören kann, gibt die Therapeutin ähnliche Laute vor; bei /k/ z.B. /t/, /p/, /b/, /d/, /g/.

Lautdiskrimination bei unähnlichen oder ähnlichen Lauten:
Die Therapeutin und das Kind sitzen sich gegenüber. Die Therapeutin hält ihr Mundbild mit der Hand oder einem Blatt bedeckt; das Mundbild würde visuell aufmerksamen Kindern genügen, um den Laut zu erkennen. Die Therapeutin gibt Einzellaute vor und das Kind entscheidet, ob es sich um den Ziellaut oder um einen anderen Laut handelt. Dabei nickt das Kind bejahend mit dem Kopf, wenn ein Ziellaut vorliegt bzw. es schüttelt den Kopf bei den anderen vorgegebenen Lauten.

Lautdiskrimination zwischen Ziellaut und fehlgebildetem Ersatzlaut:
Bei Lautersetzungen (Paralalien) kann der Ziellaut dem Ersatzlaut gegenübergestellt werden, z.B. sollen /k/ als Ziellaut und /t/ als Ersatzlaut auditiv unterschieden werden können. Wenn das Kind Schwierigkeiten bei der auditiven

Diskrimination hat, ist es sinnvoll, multisensoriell zu arbeiten und verschiedene Hilfen einzusetzen. Möglich sind:

- Visuelle Verdeutlichungen der Artikulationsstellen durch Bildkarten, auf denen die Mundbilder der beiden Laute (Mundquerschnitte) abgebildet sind
- das nochmalige gezielte Üben der beiden Laute vor dem Spiegel, wobei nicht nur auf die Klangdifferenz, sondern auch auf die unterschiedliche Bildungsweise hingewiesen wird (taktil-kinästhetische Unterscheidung)
- Lautsymbolbilder als auditive Gedächtnishilfe einführen, z.B. tropfender Wasserhahn für /t/ und hämmernder Specht für /k/
- Schrift, z.B. die Buchstaben /t/ und /k/, als auditive Erinnerungshilfe bei ältern Vorschulkindern, die sich für die Buchstaben interessieren

Eigenhören:
Wenn der Laut über das Fremdhören erkannt wird, können auch Übungen zum Eigenhören hinzugenommen werden. Dazu bietet es sich an, Lautfestigungsübungen auf Lautebene mit Eigenhörübungen zu kombinieren.

So wird das Kind z.B. beim Spiel ‚Schlittenfahren /sch/' aufgefordert, nach der Bildung des Ziellautes zu entscheiden, ob es den den Laut korrekt gesprochen hat.

Da Übungen zur Lautdiskrimination viel Konzentration erfordern, führe ich sie meist am Anfang der Therapiestunde durch. Die Konzentrationsfähigkeit des Kindes gilt als Orientierung für die Dauer der Übung. Um Ablenkungen weitmöglichst auszuschalten, wird während der Hörübung nur wenig gesprochen. Dennoch sollte das Kind eine Rückmeldung bekommen, ob die von ihm getroffene Entscheidung richtig ist. Dies kann z.B. geschehen, indem das Kind bei jeder korrekten Entscheidung Teile eines Spieles seiner Wahl (Puzzleteile, Murmeln, Spielkarten, Spielsteine u.a.) bekommt. Das Spiel wird im Anschluß an die Hörübung mit dem Kind und eventuell einem Elternteil gemeinsam gespielt.

b.) Silbenebene
Übungen zur auditiven Diskrimination auf Silbenebene werden erst durchgeführt, wenn der Ziellaut auf Lautebene auditiv sicher erkannt werden kann. Der Übungsablauf auf Silbenebene entspricht dem auf Lautebene.

c.) Wortebene
Fremdhören:
Die Therapeutin gibt verschiedene Worte vor, das Kind entscheidet, ob der jeweilige Ziellaut im Wort enthalten ist. Je nachdem, in welcher Position der Ziellaut auf Wortebene gefestigt wird, wählt die Therapeutin Wörter aus, in denen der Ziellaut in An-, In- oder Auslautposition steht. Diese drei Formen können auch gemischt vorgegeben werden. Zudem sind auch auf Wortebene Lautdiskriminationsübungen zwischen dem Ziellaut und dem Ersatzlaut möglich. Ersetzt das Kind den zu erlernenden Laut durch einen anderen, z.B. /k/ durch /t/, kann die Diskriminationsfähigkeit des Kindes verbessert werden, indem die

Therapeutin, nach vorheriger Ankündigung, korrekte und fehlerhafte Wörter vorgibt (z.B. Koffer - Toffer). Das Kind entscheidet, ob das Wort richtig oder falsch gesprochen war.

Eigenhören:
Van Riper & Irwin (1976) haben ein Konzept vorgelegt, daß als audiopädische Methode bekannt geworden ist.

Sie unterscheiden drei verschiedene Formen des Feedbacks beim Eigenhören, die sich alle drei auf Wort- und Satzebene einsetzen lassen:

- Verzögertes Feedback: Die Zielwörter werden während des Übens bei der Lautfestigung auf Cassette aufgenommen. Dabei ist es günstig, ein Spiel zu wählen, in dem ausschließlich das Kind spricht. Die Cassette wird abgehört. Das Kind soll nach jedem Wort beurteilen, ob der Ziellaut im Wort richtig oder falsch gesprochen war.
- Simultanes Feedback: Das stammelnde Kind soll lernen, sich selber während des Sprechaktes zuzuhören. Nach jedem gesprochenen Ziellautwort, z.B. bei Memory, beurteilt es, ob das Wort korrekt artikuliert war. Die Therapeutin bestätigt oder korrigiert die Entscheidung des Kindes.
- Antizipatorisches Feedback: Die Aufmerksamkeit des Kindes richtet sich auf einen erwarteten Laut. Das Kind soll sich vor dem Sprechen des Wortes überlegen, ob im Wort ein Ziellaut enthalten ist und sich dann vornehmen, ihn korrekt zu sprechen.

Die drei Formen des Feedbacks bauen aufeinander auf. Das antizipatorische Feedback ist nur möglich, wenn das Kind bei der Lautproduktion schon ziemlich sicher ist. Beim Eigenhören auf Wortebene setze ich das simultane Feedback am häufigsten ein, wobei die Übungen spielerisch gestaltet sind. So spielen wir z.B. Umzug. Es gibt ein T-Haus und eine K-Haus; alle Einrichtungsgegenstände mit /t/ kommen in das T-Haus, alle mit /k/ in das K-Haus.

d.) Satzebene
Fremd- und Eigenhörübungen werden zunächst in kurzen, dann in länger und freier werdenden Sätzen und schließlich in kleinen Geschichten und in der Spontansprache durchgeführt.

Fremdhören:
Das Kind erhält ein Medium, z.B. eine Trommel; es schlägt kurz darauf, wenn es den Ziellaut bei der Therapeutin hört. Je nachdem, auf welcher Schwierigkeitsstufe geübt wird, spricht die Therapeutin in kurzen Sätzen, sie erzählt in freien Sätzen zu Bildkarten oder spricht völlig spontan indem sie dem Kind etwas erzählt.

Eigenhören
Auf Satzebene empfielt es sich, über das verzögerte Feedback einzusteigen. Das Kind erzählt z.B. eine Bildergeschichte. Diese wird auf Cassette aufgenommen.

Folgende Übungsmöglichkeiten bieten sich an:

- Therapeutin und Kind hören sich die Cassette gemeinsam an. Die Therapeutin stoppt die Cassette nach jedem Satz. Das Kind soll beurteilen, ob ein Ziellaut in dem Satz enthalten war und das jeweilige Wort nennen.
- Das Kind stoppt die Cassette selber, wenn es ein Wort mit einem Ziellaut gehört hat.
- Die Cassette wird nur gestoppt, wenn ein Wort falsch artikuliert wurde. Das Kind verbessert sich dann selber.

Das simultane und antizipatorische Feedback kann auf Satzebene ebenfalls eingesetzt werden:

- Farbige Fotos von alltäglichen Situationen (Kinder beim Fußballtraining, Kinder beim Kuchen backen u.a.) liegen der Therapeutin und dem Kind vor. Im Wechsel holt sich jeder ein Bild und erfindet eine Geschichte dazu. Auf dem Tisch liegen viele Steinchen (Muggelsteine). Bei jedem Ziellaut, der in der Kurzgeschichte vorkommt, wird ein Steinchen während des Erzählens gezogen.

Übungen zur Lautdiskrimination wurden in der Therapie mit stammelnden Kindern lange vernachlässigt. Erst spät hat man erkannt, welche Bedeutung die auditive Eigenkontrolle und die auditiven intra- und interpersonalen Kreisläufe für die Korrektur fehlgebildeter oder falsch eingesetzter Laute haben. Durch die Hörübungen wird der Transfer des erlernten Lautes ins freie Sprechen enorm erleichtert. Die auditive Eigenwahrnehmung ist eine Voraussetzung für die Kontrolle und die Korrektur der eigenen Aussprache. Sie muß so lange aufrecht erhalten werden, bis der Ziellaut in der Spontansprache richtig gebildet werden kann und automatisiert ist.

4.2.4 Mundmotorik

Durch ein vorbereitendes und die Therapie begleitendes mundmotorisches Funktionstraining soll die Beweglichkeit, insbesondere der Zunge und der Lippen, gesteigert werden. Oft erfordert die Bildung von Sprachlauten schwierige und miteinander kombinierte Bewegungsabläufe. Für das Aussprechen des /sch/ muß das Kind die Lippen runden, den Unterkiefer leicht vorverlagern, die Zunge hinter die oberen Schneidezähne legen und die Luft über die Zunge durch den Mund führen.

Vor der Anbahnung eines Lautes ist es deshalb sinnvoll, die erforderlichen Einzelbewegungen zu üben. Die mundmotorischen Übungen aktivieren die Artikulationsmuskulatur, verbessern die Grundspannung und die allgemeine Beweglichkeit, sie dienen dem Spannungsaufbau, verbessern das kinästhetische Empfinden und schulen die Koordinationsfähigkeit, die Geschicklichkeit und die Genauigkeit der Bewegungen.

Mundmotorische Übungen umfassen:
- Lippenübungen: z.B. Lippen verstecken, Lippen vorstülpen, Lippen spitzen (Kußmund)

- Zungenübungen: z.B. Zunge geht nach oben, unten, links, rechts, die Zunge kreist auf den Lippen, Zungenberg (wie beim /k/), Zungenstempeln (hinter die oberen Schneidezähne), Zungenschnalzen (zu einem Lied)
- Kieferübungen: z.B. Kauen wie ein Kamel und den Unterkiefer vorschieben, Zähne klappern (Klapperschlange)
- Übungen zur Luftstromlenkung (Pusteübungen): Z.B. Anblasen einer Feder, Seifenblasen pusten, Japanbälle auf dem Tisch hin und her pusten, ohne daß sie herunterfallen, Wangen aufpusten

Günstig ist es, mundmotorische Übungen mit Gesamtkörperbewegungen zu verbinden, sodaß der ganze Körper miteinbezogen ist.

Die mundmotorische Förderung wird nicht schematisch und isoliert ausschließlich vor dem Artikulationsspiegel durchgeführt. Ich verbinde mundmotorische Übungen mit lustigen und interessanten Spielen oder Versen, die zur Mitarbeit motivieren und die kindlichen Bedürfnisse ansprechen.

Spielideen:
- Frau Zunge: Die Therapeutin erzählt die Geschichte von Frau Zunge. Frau Zunge schaut aus ihren Haus heraus (Zunge möglichst weit aus dem Mund herausstrecken). Es ist schönes Wetter und sie beschließt Frau Nase zu besuchen (Zunge geht nach oben zur Nase). Sie ist nicht zu Hause. Deshalb geht Frau Zunge zum Herrn Kinn (Zunge geht in Richtung Kinn), aber er ist auch nicht da. Frau Zunge beginnt ihr Haus zu Putzen. Zuerst fegt sie das Dach aus (Zunge bewegt sich am Gaumen hin und her), dann wischt sie den Staub auf den Möbeln weg (die Zunge geht vor, hinter und auf den oberen Schneidezähnen hin und her) usw.
- Würfelspiele, wobei auf dem Spieleplan verschiedene mundmotorische Übungen aufgezeichnet sind, z.B. Turnübungen der Affen im Urwald
- Turnübungen der Zunge auf Musik (Cassette mit Kinderliedern)
- Spiele mit Bildkarten, auf denen verschiedene Übungen abgebildet sind

Weitere Übungsmaterialien und viele Spielideen finden sich bei Franke (1987), von Schwerin (1993), Fried & Christmann (1987) und Brüggebors (1991).

Die pädagogische Sprechtherapie des Stammelns muß von Kind zu Kind ganz unterschiedlich gestaltet sein. Spezifische und allgemein ausgerichtete Fördermaßnahmen greifen ineinander und ergänzen sich.

Die Therapieschwerpunkte ergeben sich aus den spezifischen Störungen des Kindes und den vermuteten Bedingungsfaktoren. Liegt ein sensorisches Stammeln vor, kann es notwendig sein, intensiv im Bereich der auditiven Wahrnehmung zu arbeiten. Ist die auditive Aufmerksamkeit, Lokalisation und Diskrimination nicht nur für Sprache, sondern für auch Geräusche unzureichend, empfiehlt sich zunächst ein Basistraining. Sind Artikulationsstörungen auf eine myofunktionelle Störung zurückzuführen, gilt es, die mundmotorischen Fähigkeiten insgesamt zu verbessern und die Zungenruhelage und das korrekte Schluckmuster anzubahnen, bevor an den Lauten gearbeitet wird. Bei einem motorisch bedingten Stammeln kann es erforderlich sein, psychomotorische Fördermaßnahmen durchzuführen, damit sich zunächst die Grob- und Feinmotorik verbessert, bevor die Mundmotorik gefördert wird.

Für die Behandlung aller Formen des Stammelns gleichermaßen gilt, daß das soziale Umfeld des Kindes berücksichtigt und in die Förderung miteinbezogen werden sollte.

5. Einbeziehung des sozialen Umfeldes

5.1 Elternarbeit

Die Sprach- und Sprechfähigkeit und Einschränkungen dieser Fähigkeit sind nicht nur Gegebenheiten einer individuellen Persönlichkeit, sie sind ganz wesentlich von Umwelt- und Umfeldfaktoren abhängig, sowohl in ihrer Verursachung und in ihren Folgen als auch in bezug auf eine erfolgreiche sprach- und sprechtherapeutische Förderung.

Die Eltern und Geschwister sind in aller Regel die engsten Bezugspersonen für das Kind und seine wichtigsten Gesprächspartner. Durch die Familie wird das Kind in seiner Persönlichkeits-, Sprach- und Allgemeinentwicklung geprägt. Das Kind beeinflußt seinerseits aber auch die Familienmitglieder. Die Familie ist ein lebendiges, dynamisches, wechselseitiges Beziehungssystem[14] - die Familienmitglieder wirken auf das Kind ein und das Kind wirkt auf die Familie ein. Die ganzheitlich interaktionistische Sichtweise betont, daß nicht nur die Eltern das Kind beeinflussen, „sondern auch das Kind durch sein Verhalten das elterliche Erziehungsverhalten verändert, so daß letztlich kreisförmige Interaktionsprozesse ohne Anfang und Ende ablaufen" (Grohnfeldt 1987b, S. 6)

Sprachauffälligkeiten bei Kindern verändern die Interaktion und Kommunikation: Für das Kind ist es schwierig, Mitteilungen in Wörter zu fassen, für den Partner/ die Partnerin ist es problematisch zuzuhören und die sprachlichen Botschaften zu verstehen. So kann es leicht passieren, daß das Kind entmutigt wird. Die Frustration steigert sich noch, wenn Eltern versuchen dem Kind durch gutgemeinte Ratschläge zu helfen, z.B. indem sie es verbessern, zum langsamen Sprechen ermahnen, oder es Wörter bzw. Sätze wiederholen lassen. Sowohl die Erziehung als auch die Beziehung können darunter leiden.

Aufgabe der Therapeutin ist es deshalb, nicht nur die funktionale, sondern auch die emotionale Seite des Sprach- und Sprechproblems für Eltern und Kinder zu sehen. Sie informiert die Eltern einerseits über die normale Sprachentwicklung, über die sprachlichen Störungen und die Möglichkeiten der Therapie und der

---

14 Die Erkenntnisse der Familientherapie zeigten die Bedeutung des Systems Familie, seine Struktur, Funktion und Beziehungsdynamik auf (vgl. Berg 1992), (vgl. Satir 1988), (vgl. Schneewind 1991).

häuslichen Förderung, geht anderseits aber auch auf die Sorgen, die Betroffenheit und die indiviuellen Probleme der Eltern ein. Die Bemühungen der Therapeutin richten sich darauf, die Eltern zu unterstützen, ihnen zu helfen die Entwicklung ihres Kindes zu fördern und ihr Erziehungsverhalten dahingehend zu beeinflussen, daß es die Wirksamkeit der therapeutischen Maßnahmen unterstützt.

Die Bereitschaft der Eltern zur Zusammenarbeit kann unterschiedlich sein. Sie hängt von der Einstellung der Eltern zu ihrem Kind und zur Sprach- oder Sprechstörung ab, von ihren Erwartungen an die Sprach- und Sprechtherapie und von ihrer Bereitschaft, ihr eigenes Verhalten zu überprüfen und gegebenenfalls auch zu verändern. In der Regel geben die Eltern der Therapeutin zu verstehen, ob sie mitarbeiten wollen, oder ob ihr Einsatz damit beendet ist, daß sie das Kind zu einer Fachkraft bringen, die die Therapie durchführt.

Ich beginne die sprach- und sprechtherapeutischen Fördermaßnahmen im allgemeinen mit einem Elterngespräch. So entstehen erste Kontakte zu den Eltern und grundlegende Informationen über die Entwicklung des Kindes, sein Verhalten, die sprachliche Störung, seine Vorlieben und Abneigungen können erfragt werden. Sie erleichtern es, sich auf das Kind einzustellen und die Therapie zu planen.

In den Elterngesprächen kann aber auch die Beratung der Eltern im Vordergrund stehen oder die Einbeziehung der Eltern in die therapeutische Förderung. Mit diesen zwei zentralen Bereichen der Elternarbeit befassen sich die folgenden Ausführungen.

5.1.1 Inhalte der Elternberatung

Für die Therapie mit sprachauffälligen Kindern ist eine intensive förderbegleitende Eltern- bzw. Bezugspersonenberatung notwendig. Diese Beratung umfaßt Gespräche über die normale Sprachentwicklung, über die Störungen des Kindes, über die Therapie sowie über bestehende Probleme und Schwierigkeiten und den sprachlichen Umgang der Eltern mit ihrem Kind.

a) Informationen zur Sprachentwicklung, zu Sprachauffälligkeiten und zur Therapie

Diese Gespräche dienen der Weitergabe von fachlichem Wissen über die normale Sprachentwicklung des Kindes, sowie der Aufklärung der Eltern über die vorliegenden Sprachauffälligkeiten bei ihrem Kind. Dabei geht es nicht darum, die sprachlichen Defizite des Kindes aufzuzeigen. Vielmehr gilt es, den Eltern eine realistische Einschätzung über die sprachlichen Störungen ihres Kindes und über seine Entwicklungsmöglichkeiten zu vermitteln. Liegt bei einem Kind ein isoliertes Stammeln vor, müssen die Eltern nicht mit bleibenden Störungen rechnen. Handelt es sich hindessen um Stottern oder um Näseln (z.B. bedingt durch eine Lippen-Kiefer-Gaumenspalte), ist es möglich, daß sich gewisse Störungen nur langsam oder gar nicht verbessern. Die Erfahrungen aus der Therapie mit stotternden Kindern haben gezeigt, daß bei einem Drittel der Kinder die

Störung völlig abgebaut werden kann, bei einem Drittel Verbesserungen erreicht werden und bei einem weiteren Drittel das Stottern bestehen bleibt. Solche Informationen helfen den Eltern ihre Erwartungshaltung zu relativieren.

In den Gesprächen zwischen Eltern und Therapeutin wird zudem über die Therapieinhalte und die Vorgehensweise in der therapeutischen Förderung gesprochen. Eltern meinen oft, daß in der Sprach- und Sprechtherapie ausschließlich ‚geübt' wird. Es fällt ihnen schwer zu verstehen, warum die Übungen in Spiele eingebettet sind. Sie halten ihr Kind zur Disziplin an und erlauben keinerlei Spontaneität. Die Therapeutin sollte den Eltern zu erklären, daß die spielerische Gestaltung motivierend wirkt, den kindlichen Bedürfnissen entspricht und die Freude und Eigeninitiative am Umgang mit der Sprache weckt und fördert.

b) Besprechen von Problemen

Aufgabe der Therapeutin ist es auch, die Eltern mit ihren Sorgen, Einstellungen und Haltungen anzunehmen und ihre Bemühungen um das Kind anzuerkennen. Einfühlendes Verstehen und Emphathie sollten den Umgang der Therapeutin mit den Eltern bestimmen. Auf dieser Basis ist es für Eltern einfacher, Sorgen und Probleme (z.B. psychische Belastungen, Verhaltensauffälligkeiten des Kindes, eigene Ängste) anzusprechen, sich auf die Hinweise und Anregungen der Therapeutin einzulassen und eine zunehmend realistische sachliche Haltung bezüglich der sprachlichen Auffälligkeiten ihres Kindes aufzubauen. Das Finden einer gemeinsamen sachlichen Haltung zum Sprach- oder Sprechproblem ermöglicht es den Eltern, eine neutralere Postition einzunehmen. Es fällt ihnen leichter, Wege und Möglichkeiten der Verbesserung zu erkennen, selber daran mitzuarbeiten und neben den sprachlichen Auffälligkeiten an ihrem Kind auch andere Seiten zu sehen.

In den Gesprächen verbalisieren Eltern auch Schuldgefühle. Weisen die eigenen Kinder Sprachauffälligkeiten auf, stellen sich bei Eltern häufig Schuldgefühle ein, sie meinen, sie seien schuld daran, daß es ihnen nicht gelungen ist, dem Kind die Sprache als Kulturgut zu vermitteln. Gefühle der Hilflosigkeit und des Versagens entstehen. In solchen Fällen sollte die Therapeutin versuchen, die Eltern zu entlasten und ihnen hifreich zur Seite zu stehen, auch wenn einzelne Verhaltensweisen der Eltern dem Kind gegenüber vielleicht wirklich ungünstig waren.

Die Gespräche befassen sich auch mit ganz praktischen Problemen. Fragen zur Organisation, zum Üben, zur Einschulung können besprochen werden; Operationen, ein Kindergartenwechsel und anderes stehen beispielsweise an.

Durch den Austausch mit den Eltern können aktuelle Schwierigkeiten geklärt und adäquate Lösungen gesucht und gefunden werden.

c) Anregungen für den Umgang mit sprachauffälligen Kindern

Für den Umgang mit sprachauffälligen Kindern ist es wichtig, daß die Eltern annehmend zuhören, sich dem Kind zuwenden, Blickkontakt aufnehmen, sich auf die Höhe des Kindes hinunterbeugen und versuchen, seine sprachlichen Äußerungen zu verstehen und darauf einzugehen. Es sollte eine emotional warme Atmosphäre bestehen, die sich dadurch auszeichnet, daß die Eltern dem Kind Ruhe und Zeit für seine Äußerungen lassen ohne es zu unterbrechen oder zu korrigieren. Nur so kann das Kind Freude an der Kommunikation entwikkeln und eventuell vorhandene Vermeide- und Rückzugstendenzen abbauen.

Das Sprachvorbild und Sprachangebot der Eltern muß auf den sprachlichen Entwicklungsstand des Kindes und nicht etwa auf sein Lebensalter abgestimmt sein. Bei Kindern mit Sprachentwicklungsstörungen, Wortschatzeinschränkungen oder Sprachverständnisstörungen ist ein einfaches Sprachangebot seitens der Eltern erforderlich, das eine Stufe über der spontanen Sprachproduktion des Kindes ansetzt; verwendet das Kind Zweiwortsätze, spricht der Erwachsene überwiegend in einfachen kurzen Dreiwortsätzen.

Das correktive Feedback ist, wie auch die Modelliertechniken, eine Methode der verbesserten Rückmeldung, bei der die Äußerung des Kindes vom Erwachsenen lediglich in korrekter Form wiederholt wird.

Wyatt (1973) unterscheidet drei Formen des correktive Feedback:

- Semantisches Feedback: Die Eltern erklären die Bedeutung eines Wortes bzw. bieten dem Kind die korrekte Bezeichnung an. Beispiel: Kind: ‚Oh ein Käfer'. Erwachsener: ‚Ja, eine Spinne'.
- Syntaktisch-morphologisches Feedback: Fehlerhafte Wort- oder Satzformen werden mit grammatikalisch richtigen Wendungen ergänzt bzw. die Wörter und Sätze werden in die richtige Form gebracht. Beispiel: Kind: ‚Der Mann Auto fahren'. Erwachsener: ‚Ja, der Mann fährt Auto'.
- Phonematisch-phonologisches Feedback: Das fehlgebildete Wort wird nicht korrigiert, aber die Bezugsperson bietet das korrekt gesprochene Wort an und betont dabei den fehlartikulierten, falsch eingesetzten oder ausgelassenen Laut. Beispiel: Kind: ‚Ich gehe in den *T*indergarten'. Erwachsener: 'Du willst in den *K*indergarten'.

Durch das correktive Feedback haben Eltern die Möglichkeit, die sprachlichen Äußerungen ihres Kindes aufzugreifen, sie zu erweitern und zu korrigieren, ohne daß sie das Kind auf Fehler hinweisen müssen und die Beziehung zum Kind durch ein ständiges Verbessern belasten.

5.1.2 Mitarbeit der Eltern

Die Einbeziehung der Eltern in die Therapie ermöglicht es ihnen, verschiedene Fördermöglichkeiten kennenzulernen und die Entwicklung ihres Kindes selbst aktiv zu unterstützen, indem sie seine sprachlichen Kompetenzen durch Übungen und sprach- und sprechfördernde Rückmeldungen erweitern. Sie sehen, wie die Therapeutin mit dem Kind kommuniziert, wie sie mit Aussprachefehlern, Syntaxproblemen oder dem Stottern des Kindes umgeht, welche Formen des

Feedbacks sie einsetzt und wie sie die Aufmerksamkeit des Kindes auf Sprache lenkt.

Dabei ist es meiner Ansicht nach die Aufgabe der Therapeutin, die Eltern in ihrer Elternrolle zu unterstützen und sie nicht als Co-Therapeuten[15] einzusetzen. Therapeutische Übungen sollten zu Hause nur in einem begrenzten Umfang durchgeführt werden. Sie dürfen die Eltern-Kind-Interaktion nicht völlig bestimmen. Eltern sind schließlich primär Eltern und keine Co-Therapeuten.

Die Aufgaben für zu Hause werden mit den Eltern und dem Kind gemeinsam geplant und besprochen (z.B. Art der Durchführung, Zeiteinteilung, Dauer). Dabei bestimmt das Kind, welche Aufgaben es bekommen möchte; es entscheidet mit, denn ohne seine Motivation, seine Mitarbeit und seine Zustimmung sind gezielte Sprach- oder Sprechübungen nicht möglich.

Ich habe überwiegend positive Erfahrungen damit gemacht, Eltern und Kinder aktiv in die Therapie miteinzubeziehen und ihnen einige Anregungen für häusliche Übungen zu geben. Da die Therapie in der Regel nur einmal wöchentlich stattfindet, schreitet sie schneller voran, wenn Eltern Spiele und Übungen zu Hause noch einmal wiederholen[16]. In Einzelfällen kann es allerdings besser sein, von Hausaufgaben abzusehen, beispielsweise wenn die Eltern ein ungünstiges Sprachvorbild geben (z.B. lispelt die Mutter selber) oder wenn die Eltern-Kind-Beziehung durch das Üben zu stark belastet wird.

Die Elternarbeit stellt viele Anforderungen an die Therapeutin. Zunächst ist es wichtig, einen guten Kontakt zu den Eltern aufzubauen und die Zusammenarbeit zu initiieren, sofern dies möglich ist. Außerdem sollte die Therapeutin den Eltern Informationen zur Verfügung stellen, sie miteinbeziehen und anleiten, für Fragen und Sorgen offen sein und ihnen helfen ihr sprachauffälliges Kind optimal zu fördern.

5.2 Kindergarten

Der Kindergarten gehört für die meisten Kinder im Vorschulalter zum unmittelbaren Umfeld. Neben den Eltern sind die Erzieherinnen oft die ersten außerfamiliären Bezugspersonen des Kindes.

Der Kindergarten „ergänzt und unterstützt die Erziehung des Kindes in der Familie. Er soll die gesamte Entwicklung des Kindes fördern" (Ministerium für Kultus und Sport/ Baden-Württemberg 1981, S. 4). Zum Erziehungs- und Bil-

15 In der Literatur finden sich zur Rolle der Eltern als Co-Therapeuten unterschiedliche Positionen und Modelle. Detlef Prinz, Johannes Tiesler & Patricia Prinz beziehen die Eltern in ihre 'verhaltenstherapeutische Elternanleitung' als Co-Therapeuten mit ein. Dupuis (1984, S. 37ff.) bewertet die Forderung ‚Eltern als Co-Therapeuten' eher kritisch.

16 Wiedl & Ohm (1980) haben emprisch nachgewiesen, daß die sprachlichen Fördererfolge bei aktiver Elternbeteiligung günstiger ausfallen.

dungsauftrag des Kindergartens gehört es, die sprachlichen Kompetenzen des Kindes zu erweitern. Dem Kindergarten kommt deshalb sowohl für die Förderung im präventiven Bereich als auch für die Förderung sprachauffälliger Kinder eine große Bedeutung zu.

Obwohl diese Bedeutung wahrgenommen wird[17] und verschiedene interdisziplinäre Formen der Zusammenarbeit (z.B. Gespräche mit Erzieherinnen, Besuche des Kindergartens, Elternabende und Fortbildungen der Erzieherinnen durch Logopäden/-innen, Sprachpädagogen/-innen oder Sprachheillehrer/-innen) angestrebt und durchgeführt werden, sind die Möglichkeiten, die der Kindergarten für die sprach- und sprechtherapeutische Förderung bietet, bei weitem noch nicht ausgeschöpft. Das Motto „Heraus aus dem Behandlungszimmer, hinein ins Spielzimmer, in den Turnraum und in die reale Gruppensituation", das Schmidke (1990, S. 213) im Zusammenhang mit seiner empirischen Arbeit zur integrativen Sprach- und Sprechförderung formuliert hat, konnte sich bisher nur ansatzweise durchsetzen. Dabei zeigen viele Erzieherinnen großes Interesse an der Zusammenarbeit.

Die integrierte Sprach- und Sprechtherapie im Kindergarten beinhaltet meines Erachtens zahlreiche und positive Möglichkeiten der therapeutischen Förderung sprachauffälliger Kinder. Sie sollte so gestaltet sein, daß selbständige Logopäden/-innen, Sprachheillehrer/-innen oder Logopäden/-innen bzw. Sprachpädagogen/-innen, die im ambulanten Dienst tätig sind, bei Bedarf in die Kindergärten gehen. Vor Ort muß zunächst eine genaue Befunderhebung unter Berücksichtigung der Bedingungsfaktoren durchgeführt werden. Anschließend besprechen die Erzieherinnen und die Therapeutin ein Förderkonzept, das sich aus spezifischen und allgemein ausgerichteten Förderangeboten zusammensetzt. So können grundlegende sensorische, motorische und kognitive Basisfunktionen aufgebaut und soziale und emotionale Komponenten ebenso berücksichtigt werden wie die spezifischen sprachlichen Störungen. Abhängig von der jeweiligen Situation, der Anzahl der betroffenen Kinder und den individuellen Störungen wird entschieden, ob und welche Förderkleingruppen zusammengestellt werden und welche Angebote mit der ganzen Gruppe, mit der Kleingruppe oder mit dem Kind alleine erfolgen.

Aufgabe der Therapeutin ist es, ein- bis zweimal wöchentlich die spezifische Sprach- und Sprechtherapie in der Einzelsituation und in Kleingruppen mit sprachauffälligen Kindern durchzuführen. Dabei hospitiert die Erzieherin anfangs, um die verschiedenen Spiele und Übungen kennenzulernen. Die Erzieherin wird dann in die Therapie miteinbezogen, damit sie einzelne Therapieinhalte und Übungen aufgreifen und mit dem entsprechenden Kind bzw. der Förderkleingruppe beispielsweise während des Freispiels selbständig wiederholen und festigen kann. Es sind Spiele zur Wortschatzerweiterung, zur Verbesserung

17 (vgl.. Baumann & Günther, 1994), (vgl. Blersch & Holtz 1988), (vgl. Fried 1987), (vgl. Kleinert-Molitor 1986), (vgl. Schmidt-Denter 1987), (vgl. Schmidtke 1990).

der Grammatik, zur Lautanbahnung oder Lautfestigung, sowie mundmotorische Übungen, auditive Übungen z.B. zur Lautunterscheidung, rhythmische Bewegungsspiele u.a.

Selbstverständlich bezieht die Therapeutin in die Einzel- und Kleingruppentherapie auch die Eltern mit ein. Die Förderung sprachauffälliger Kinder im Kindergarten kann und soll die Mitarbeit der Eltern nicht ersetzen. Informationen, Beratungen und eventuell auch Elternabende mit allen Eltern können angeboten werden.

Der Erzieherin stehen verschiedene Möglichkeiten zur sprachlichen Förderung offen. Zum einen kann sie spezifische sprach- und sprechtherapeutische Übungen und Spiele mit einzelnen Kindern oder in Förderkleingruppen durchführen; zum anderen kann sie die gesamte Kindergartengruppe miteinbeziehen und die sprach- und sprechfördernden Angebote in die pädagogische Kindergartenarbeit integrieren. Die Rhythmik und die Psychomotorik eignen sich z.B. für die ganze Gruppe. Regel & Wieland (1984) haben mit der psychomotorischen Arbeit im Kindergarten sehr gute Erfahrungen gemacht. Sie wiesen darauf hin, daß der Psychomotorik für das soziale, emotionale, motorische und sensorische Lernen bei allen Kinder eine wichtige Funktion zukommt.

Im Kindergarten bieten sich aber noch weitere Situationen, die zum vielfältigen und interessanten sprachlichen Austausch im Rahmen des Tagesablaufs anregen. Die Erzieherin hat die Möglichkeit, sachliche Fragen zu stellen, Kinderfragen aufzugreifen, die Kinder verstärkt zur sprachlichen Kommunikation während des Freispiels anzuregen, sie kann ihr eigenes Verhalten und das der Kinder sprachlich begründen und zudem die Sprechfreudigkeit der Kinder wecken und Sprache als Ausdrucks- und Verständigungsmittel erlebbar werden lassen. Spiele, Geschichten, Bilderbücher, Rollenspiele, Handpuppenspiele u.a. bieten weitere Anregungen zur sprachlichen Förderung.

All diese Situationen, Medien und Materialien eignen sich, um den Wortschatz erweitern, Begriffe zu festigen, das Sprachverständnis zu fördern und die Kommunikationsfähigkeit insgesamt zu verbessern. Der Kindergarten ist Bestandteil des natürlichen Umfeldes des Kindes. Durch räumliche Gegebenheiten, Material, Fachpersonal und die natürlichen kommunikativ-interaktiven Spiel- und Gruppensituationen bietet er viele Gelegenheiten zur handlungsorientierten und alltagsbezogenen Förderung sprachauffälliger Kinder.

Durch die Zusammenarbeit mit der Therapeutin, weiß die Erzieherin, welche Bereiche aus sprach- und sprechtherapeutischer Sicht auf welche Weise bei den einzelnen Kindern gefördert werden können.

Dabei sollte das sprachliche Vorbild der Erzieherin kindgemäß, einfach, betont und auf die jeweiligen sprachlichen Probleme ausgerichtet sein. Wichtig ist, daß die Erzieherin die Kinder annimmt, sich ihnen liebevoll zuwendet, ihre sprachlichen Äußerungen ernst nimmt, ruhig auf die Kinder eingeht, Blickkontakt aufnimmt und es versteht die Aufmerksamkeit der Kinder bei der Sprach- und Sprechförderung zu wecken.

Alles in allem sehe ich die Vorteile der integrativen sprach- und sprechtherapeutischen Förderung

- im frühzeitigen Erkennen sprachauffälliger Kinder durch sensibilisierte und gut informierte Erzieherinnen, die mögliche Störungen der Sprache und des Sprechens bemerken und Hilfsangebote initiieren,
- in der Möglichkeit die Sprachüberprüfung und Therapie in einer für das Kind gewohnten Umgebung durchzuführen,
- in der Einbeziehung der Erzieherinnen und der Eltern in die Therapie,
- in den vielschichtigen handlungsorientierten alltagsbezogenen Möglichkeiten, die der Kindergarten bietet,
- in einer umfassenden allgemein ausgerichteten präventiven Sprach- und Sprechförderung der ganzen Gruppe, in der wichtige Entwicklungsbereiche und Basisfunktionen gefördert werden können,
- sowie in gezielten Übungen in Förderkleingruppen und in der Einzelsituation mit sprachauffälligen Kindern.

Ob und inwieweit eine solche Konzeption umsetzbar ist, hängt neben der Bereitschaft der Therapeutinnen und der Erzieherinnen von vielen weiteren Faktoren ab. Die jeweiligen Träger des Kindergartens müssen einverstanden sein, entsprechende Stellen sollten geschaffen und besetzt werden, was angesichts des Mangels an Logopäden/-innen bzw. Sprachtherapeuten/-innen nicht selbstverständlich ist, die Finanzierung der Therapie muß abgesichert werden, so daß auch selbständige Logopädinnen tätig werden könnten und Eltern sollten die integrative Förderung mit unterstützen und befürworten.

6. Zusammenfassung

Die pädagogische Sprach- und Sprechtherapie ist ein Ansatz, der die ganzheitlich und interaktional ausgerichtete Förderung sprachauffälliger Kinder befürwortet und auf einem umfassenden Verständnis des normalen Spracherwerbs basiert. Sprach- und Sprechstörungen werden nicht als isolierte Lerndefizite verstanden, sondern im Zusammenhang mit sensorischen, motorischen, kognitiven, sozial-emotionalen und sozio-kulturellen Bedingungsfaktoren gesehen. Unterschiedliche Entwicklungsbereiche und sprachliche Basisfunktionen werden deshalb in das Behandlungskonzept miteinbezogen.

Ein ganzheitlich ausgerichtetes Konzept ermöglicht es, *allgemein ausgerichtete Fördermaßnahmen* mit *spezifischen sprachlichen Übungen und Spielen*, die auf den individuellen sprachlichen Entwicklungsstand des Kindes ausgerichtet sind, zu kombinieren. Dabei wird das *soziale Umfeld* des Kindes miteinbezogen.

Diese drei wesentlichen Elemente der sprach- und sprechtherapeutischen Förderung wurden in diesem Kapitel getrennt dargestellt. In der praktischen Umsetzung greifen sie ineinander. Die Medien, Materialien und Spiele, die als allgemein ausgerichtete Maßnahmen beschrieben wurden, können auch in der individuell ausgerichteten Sprach- und Sprechtherapie gezielt eingesetzt werden.

Die Auswahl der einzelnen Angebote in der Einzel- oder Kleingruppenförderung richtet sich nach den Bedürfnissen, Interessen, der Persönlichkeit des Kindes sowie nach seinem Entwicklungsstand und den jeweiligen individuellen Störungen. Das Behandlungskonzept muß auf diese Faktoren ausgerichtet sein und dabei mögliche Bedingungshintergründe berücksichtigen und in die Förderung mit aufnehmen.

Die Sprach- und Sprechtherapie sollte nicht nur isoliert im Therapiezimmer unter Ausschluß des familiären, sozialen und kulturellen Umfeldes erfolgen. Ich halte es für wichtig, sie in die vertraute Lebenswelt des Kindes zu integrieren, indem das soziale Umfeld in die Therapie miteinbezogen wird. Dabei bietet sich der Kindergarten als Einrichtung, die die meisten Kinder im Vorschulalter besuchen, an. Sowohl die Förderung im präventiven Bereich als auch die gezielte Förderung sprachauffälliger Kinder ist durch die kooperative Zusammenarbeit von Eltern, Erzieherinnen und Therapeutinnen besser möglich. Im Kindergarten finden sich viele interessante handlungs- und alltagsorientierte Interaktions-, Sprech- und Sprachlernsituationen, die sich für die Sprach- und Sprechförderung bestens eignen. Eine mehrdimensionale Förderung, die auch komplexen Beeinträchtigungen gerecht wird und vielschichtige Lernprozesse in Gang setzt, ist auf diese Weise realisierbar. Ich befürworte deshalb für Kinder im Vorschulalter die integrierte pädagogische Sprach- und Sprechtherapie im Kindergarten.

Mancherorts arbeiten Sprachpädagogen/-innen, Sprachheillehrer/-innen und Logopäden/-innen schon integrativ in Kindergärten. Projekte dieser Art sind aber immer noch eher die Ausnahme. Im Interesse der sprachauffälligen Kinder ist es jedoch wünschenswert, daß sich Förderangebote dieser Art noch weiter ausbreiten, damit frühzeitige Hilfen möglich sind bevor sich Sprach- und Sprechstörungen negativ auf die Persönlichkeitsentwicklung und Entfaltung des Kindes auswirken.

Literaturverzeichnis

Affolter, F.: Wahrnehmungsprozesse, deren Störung und Auswirkung auf die Schulleistungen, insbesondere Lesen und Schreiben. In: Zeitschrift für Kinder- und Jugendpsychatrie (1975), H. 3, S. 223-234.

Affolter, F.: Wahrnehmungsstörungen. In: Haupt, U. & Jansen, G.W. (Hrsg.): Pädagogik der Körperbehinderten. Berlin 1983, S. 298-307.

Affolter, F.: Wahrnehmung, Wirlichkeit, Sprache. Villingen-Schwenningen 1988.

Affolter, F. & Bischofberger, W.: Wahrnehmung und Sprache. In: Grohnfeldt, M. (Hrsg.): Grundlagen der Sprachtherapie. Handbuch der Sprachtherapie, Bd. 1. Berlin 1989, S. 213-221.

Amrhein, F.: Bewegungs-, Ausdrucks-, Wahrnehmungs- und Kommunikationsförderung mit Musik. In: Zeitschrift für Heilpädagogik (1993), H. 9, S. 570-589.

Arbeiterwohlfahrt, Bezirksverband Weser-Ems e.V. (Hrsg.): Werscherberger Sprachfibel. Zur Behandlung von Stammelfehlern. Oldenburg 1993.

Arentsschild, O.: Sprach- und Sprechstörungen. In: Biesalski, P., & Frank, F. (Hrsg.): Phoniatrie - Pädaudiologie. Stuttgart 1994, S. 114-192.

Augustin, A.: Die sensorische Integrationstherapie von Ayres im Vergleich mit der Entwicklung der Sensomotorik nach Piaget. In: Doering W. & Doering, W. (Hrsg.): Sensorische Integration. Anwendungsbereiche und Vergleich mit anderen Fördermethoden/ Konzepten Dortmund 1990, S. 143-203.

Ayres, J.: Lernstörungen, Sensorisch Integrative Dysfunktion. Heidelberg 1979.

Ayres, J.: Bausteine der kindlichen Entwicklung. Heidelberg 1984.

Bahr, R. & Nondorf H.: Praxis sprachtherapeutischen Spielens. In: Die Sprachheilarbeit, 33. Jg. (1988), H. 6, S. 291-296.

Bahr, R. & Nondorf, H.: Grundlagen und Beispiele komplexer Sprachentwicklungsförderung in Sprach-Handlungs-Spielräumen. In: Grohnfeldt, M. (Hrsg.): Störungen der Grammatik. Handbuch der Sprachtherapie, Bd. 4. Berlin 1991, S. 144-167.

Bauer, H.: Hilfen für behinderte Kinder. Stuttgart 1980.

Baumann, W. & Holtz, G.: Kooperation zwischen Sprachheilambulanz und Kindergarten. In: Die Sprachheilarbeit, 33. Jg. (1994), H. 1, S. 4-12.

Baumgartner, S.: Empirische Untersuchung zur Schichtzugehörigkeit sprachbehinderter Schulkinder. In: Heese, G. & Reinartz, A. (Hrsg.): Aktuelle Beiträge zur Sprachbehindertenpädagogik. Berlin 1981, S. 58-77.

Benderoth, B.: Lieder und Spiele als Anlaß zur Bewegung. In: Irmischer, T. & Irmischer, E. (Hrsg.): Bewegung und Sprache. Schorndorf 1988, S. 170-173.

Berg I.K.: Familienzusammenhalt(en). Ein kurztherapeutisches und lösungsorientiertes Arbeitsbuch. Dortmund 1992.

Bertz, F.: Das Competition Modell - ein brauchbares Sprachverarbeitungsmodell für die Sprachheilpädagogik. In: Die Sprachheilarbeit, 38 Jg. (1993), H. 1, S. 14-23.

Bill, H.: Bedeutung von Singen, Spielen und Tanzen für die Sprachheilarbeit auf der Grundlage der sensorischen Integration. In: Irmischer, T. & Irmischer, E. (Hrsg.): Bewegung und Sprache. Schorndorf 1988, S. 167-169.

Bleidick, U.: Die Sprache in der Behindertenpädagogik. In: Zeitschrift für Heilpädagogik 42. Jg. (1991), H. 11, S. 759-776.

Bleidistel, A.: Neurolinguistische Aspekte des Spracherwerbs und des Sprachgebrauchs. Bochum 1992.

Blersch, M. & Holtz, A.: Sprachliche Entwicklungsförderung mit Vorschulkindern - Ein Erfahrungsbericht. In: Die Sprachheilarbeit, 33. Jg. (1988), H. 2, S. 65-70.

Bloom, L.: Das Sprechenlernen. In: Prillwitz, S. & Jochens, B. & Stosch, E. (Hrsg.): Der kindliche Spracherwerb. Braunschweig 1975, S. 131-142.

Boenninghaus, H.-G.: Hals-Nasen-Ohrenheilkunde. Berlin 1980.

Böhme, G.: Klinik der Sprech-, Sprach- und Stimmstörungen. Stuttgart1983.

Bostel, M.: Training der Wahrnehmung und Motorik. In: Knura, G. & Neumann, B. (Hrsg.): Pädagogik der Sprachbehinderten. Handbuch der Sonderpädagogik. Berlin 1982, S. 324-337.

Boving, C.: Von der Geburt zum ersten Spracherwerb. In: Gipper, H. (Hrsg.): Kinder unterwegs zur Sprache. Düsseldorf 1985, S. 87-107.

Brack, U.B.: Spracherwerb und Imitationslernen. Weinheim 1977.

Brand, I & Breitenbach, E. & Maisel V.: Erziehung und Förderung in den schulvorbereitenden Einrichtungen für behinderte Kinder. Würzburg 1987.

Brand, I.: Bewegung und Sprache im Sinne der sensorischen Integrationsförderung. In: Irmischer, T. & Irmischer, E. (Hrsg.): Bewegung und Sprache. Schorndorf 1988, S. 96-102.

Brand, I.: Förderung integrationsgestörter Kinder im Schulunterricht. Ist das möglich? In: Doering, W. & Doering, W. (Hrsg.): Sensorische Integration. Anwendungsbereiche und Vergleich mit anderen Fördermethoden/ Konzepten. Dortmund 1990, S. 49-85.

Brand, I & Breitenbach, E. & Maisel V.: Diagnose und Therapie im Erstunterricht. Würzburg 1988.

Braun, O.: Grundlagen pädagogischen Handelns bei Sprachbehinderten. In: Die Sprachheilarbeit 25. Jg.(1980), S. 110-128.

Braun, O. & Homburg, G. & Teumer, J.: Sprachtherapeutische Berufe. Dortmund 1991.

Breckow, J.: Zusammenarbeit mit Eltern von sprachbehinderten Kindern im Früh- und Elementarbereich. In: Die Sprachheilarbeit 32. Jg. (1987) H. 3, S. 119-128.

Breckwo, J.: Elternarbeit und Gesprächsführung. In: Grohnfeldt, M. (Hrsg.): Grundlagen der Sprachtherapie. Handbuch der Sprachtherapie Bd. 1. Berlin 1989, S. 281-297.

Breckow, J.: Lebensproblemzentrierte Kommunikationsförderung - Verbindung von theoretischer Grundlegung und Realisierungsmöglichkeiten. In: Die Sprachheilarbeit, 36. Jg. (1991), H. 2, S. 52-61.

Brügelmann, H.: Teilchen-, Wellen- oder Feldmodelle des Schriftspracherwerbs. In: Forum Logopädie (1993), H. 2, S. 2-8.

Brügelmann, H. & Drecoll, F.: Schriftspracherwerb durch Schriftsprachgebrauch: Computer als Lernumgebung für „Schrift als zweite Sprache". In:

Brügelmann, H. (Hrsg.): Wie wir recht schreiben lernen. Konstanz 1994, S. 53-59.
Brüggebors, G.: So spricht mein Kind richtig. Entwicklungen und Störungen beim Sprechenlernen. Wie Eltern und Erzieher helfen können. Hamburg 1991.
Bruner J.S. & Sherwood, V.: Das Erlernen von Regelstrukturen in den frühsten Spielen von Mutter und Kind. In: Flitner, A. (Hrsg.): Das Kinderspiel. München 1978, S. 158ff.
Bruner, J.S.: Wie das Kind lernt sich sprachlich zu verständigen. In: Zeitschrift für Pädagogik 23. Jg. (1977), S. 829- 845.
Bruner, J.: Mutter-Sprache. In: Psychologie heute, (1980), H. 9, S. 60-67.
Bruner, J.: Wie das Kind sprechen lernt. Stuttgart 1987.
Bühler, K.: Sprachtheorie. Jena 1934.
Chipman, H. & Dannenbauer, F.M.: Kleine Kinder verstehen anders: Zum Problem der Erfassung kindlicher Strategien des Sprachverständnisses. In: Günther, K-B. (Hrsg.): Sprachstörungen. Probleme ihrer Diagnostik bei mentalen Retardierungen, Entwicklungsdysphasien und Aphasien. Heidelberg 1988, S. 103-116.
Chomsky, N.: Sprache und Geist, in: Prillwitz, S. & Jochens, B. & Stosch, E. (Hrsg.): Der kindliche Spracherwerb. Braunschweig 1975, S. 23-73.
Chomsky, N.: Studien zu Fragen der Semantik. Frankfurt 1978.
Chomsky, N.: Aspekte der Syntax-Theorie. Frankfurt 1983.
Clahsen, H.: Die Profilanalyse. Berlin 1986.
Clahsen, H.: Normale und gestörte Kindersprache. Düsseldort 1988.
Clahsen, H.: Die Untersuchung des Spracherwerbs in der generativen Grammatik. In: Der Deutschunterricht 42. Jg. (1990), S. 8-18.
Clark, E.: Konventionalität und Kontrast beim Erwerb des Wortschatzes. In: Seiler, T. & Wannenmacher, W. (Hrsg.): Begriffs- und Wortbedeutungsentwicklung. Berlin 1985.
Clausnitzer, R. & Clausnitzer, V.: Zusammenhänge zwischen Sigmatismen, fehlerhaftem Schluckmodus und Zahn- und Kieferstellungsanomalien. In: Die Sprachheilarbeit. 36. Jg. (1991), H. 1, S. 14-16.
Cohen, S.E. et al: Frühgeborene. Kognitive Entwicklung bis zum neunten Lebensjahr. In: Frühförderung interdisziplinär (1987), H. 6, S. 49-61.
Dannenbauer, F.M.: Spezielle Probleme der Sprachtherapie bei dysphasischen Kindern. In: Deutsche Gesellschaft für Sprachheilpädagogik (Hrsg): Spracherwerb und Spracherwerbsstörungen. Hamburg 1987, S. 31-61.
Dannenbauer, F.M.: Patholinguistische Phänomene der Entwicklungsdysphasien als Zielbereiche für die Sprachdiagnostik. In: Günther, K.B. (Hrsg.): Sprachstörungen. Probleme ihrer Diagnostik bei mentalen Retardierungen, Entwicklungsdysphasien und Aphasien. Heidelberg 1988, S. 69-102.
Dannenbauer, F.M.: Ist der kindliche Dysgrammatismus grammatisch? Zu den Sprachproblemen entwicklungsdysphasischer Kinder. Die Sprachheilarbeit 34. Jg. (1989), H. 4, S. 151-168.
Dannenbauer, F.M.: Grammatik, in: Baumgartner, S., Füssenich, I. (Hrsg.): Sprachtherapie mit Kindern. München 1992, S. 123-203.
Dannenbauer, M. F. & Kotton-Sederqvist, A.: „Kasperl" oder „dafe"? Zum Problem der Repräsentationen in der phonologischen Prozeßanalyse. In: Die Sprachheilarbeit 32. Jg. (1987), H. 2, S. 77-85.

Dannenbauer, F.M. & Künzig, A.: Aspekte der entwicklungsproximalen Sprachtherapie und des Therapeutenverhaltens bei entwicklungsdysphasischen Kindern. In: Grohnfeldt, M. (Hrsg.): Störungen der Grammatik. Handbuch der Sprachtherapie, Bd. 4. Berlin 1991, S. 167-190.

Dietel, B. & Kassel, H.: Diagnostik von Teilleistungsstörungen. Neuropsychologisch-psycholinguistisch orientierte Diagnose und Therapie von Lese-Rechtschreibschwächen. In: Zeitschrift für Heilpädagogik (1993), H. 5, S. 297-316.

Doering,W. & Dering, W.: Sensorische Integration. Anwendungsbereiche und Vergleich mit anderen Fördermethoden/ Konzepten. Dortmund 1990.

Drosdowski, G. et al. (Hrsg.): Duden. Fremdwörterbuch. Mannheim 1982.

Dupuis, G.: Einbeziehung der Eltern in die Sprachförderung. In: Hinteregger, F. & Meixner, F. (Hrsg.): Sprachheilpädagogik in Vorschule und Grundschule. Frankfurt 1984, S. 36-39.

Eckel, W.: Hamburger Bilderserie zur Sprachförderung. Pulheim 1993.

Eckert, R.: Frühförderung im sprachlichen Bereich: Ansätze zur Prävention und Rehabilitation von Sprachentwicklungsstörungen. In: Olbrich, I. (Hrsg.): Frühförderung behinderter und von Behinderung bedrohter Kinder. Dortmund 1985, S. 107-129.

Eckert, R.: Psychomotorische Förderung sprachentwicklungsgestörter Kinder. Die Förderung von Entwicklung und Kommunikation. In: Irmischer, T. & Irmischer, E. (Hrsg.): Bewegung und Sprache. Schorndorf 1988, S. 103-108.

Eckert, R.: Merkmale und Interventionsmöglichkeiten des Pädagogen/ Therapeuten in der Integrierten Entwicklungs- und Kommunikationstherapie. In: Grohnfeldt, M. (Hrsg.): Grundlagen der Sprachtherapie. Handbuch der Sprachtherapie Bd. 1. Berlin 1989, S. 267-277.

Eggert, D.: Psychomotorische Förderung durch Musik. In: Irmischer, T. & Irmischer, E. (Hrsg.): Bewegung und Sprache. Schorndorf 1988, S. 156-162.

Eggert, D. & Lütje, B. & Johannknecht, A.: Die Bedeutung der Psychomotorik für die Sprachbehindertenpädagogik. In: Die Sprachheilarbeit, 35. Jg. (1990a), H. 2, S. 106-120.

Eggert, D., & Lütje, B. & Johannknecht, A.: Die Bedeutung der Psychomotorik für die Sprachbehindertenpädagogik. Teil II. Inhalte, Zielsetzungen und Methoden der psychomotorischen Förderung sprachbehinderter Kinder. In: Die Sprachheilarbeit 35. Jg. (1990b), H. 5, S. 230-244.

Engelkamp, J.: Sprache, Wahrnehmen und Denken. In: Bosshardt, H.G. (Hrsg.): Perspektiven auf Sprache. Interdisziplinäre Beiträge zum Gedenken an Hans Hörmann. Berlin 1986, S. 111-186.

Englbrecht, A.: Lernbehinderungen verhindern. Frankfurt 1991.

Erikson, E.H.: Identität und Lebenszyklus. Frankfurt 1980.

Esser, G. et al.: Auditive Wahrnehmungsstörungen und Fehlhörigkeit bei Kindern im Schulalter. Stimme-Sprache-Gehör (1987), H. 1, S. 10-16.

Ferguson, C.A.: Baby talk as a simplified register. In: Ferguson, C.A. & Snow, C. (Eds.): Talking to children: Language input and acquisition. Cambridge 1977, S. 209-235.

Fiedler, P. & Standop, R.: Stottern. Ätiologie - Diagnose - Behandlung. Weinheim 1986.

Flehmig, I.: Aspekte sensorischer Integrationsentwicklung von Bewegung und Sprache. In: Irmischer, T. & Irmischer, E. (Hrsg.): Bewegung und Sprache. Schorndorf 1988, S. 9-12.
Flores D'Arcais, G.: Konzeptuelle Strukuren und das mentale Lexikon. In: Bosshardt, H.G. (Hrsg.): Perspektiven auf Sprache. Interdisziplinäre Beiträge zum Gedenken an Hans Hörmann. Berlin 1986, S. 130-186.
Franke, K.: Material zur Lautunterscheidung T - K. In: Forum des Deutschen Bundesverbandes für Logopädie e.V. (1992), H. 2, S. 29.
Franke, U.: Logopädisches Handlexikon. München 1984.
Franke, U.: „Nun sag doch was!" - Srechangst bei Kindern. In: Lotzmann, G. (Hrsg.): Sprechangst in ihrer Beziehung zu Kommunikationsstörungen. Berlin 1986, S. 75-89.
Franke, U.: Artikulationstherapie bei Vorschulkindern. Diagnostik und Didaktik. München 1987.
Fried, L.: Prävention bei Sprachproblemen junger Kinder: Evaluation von Sprachfördermaßnahmen. In: Kluge, N. & Fried, L. (Hrsg.): Spielen und Lernen mit jungen Kindern. Frankfurt 1987, S. 223-245.
Fried, L. & Christmann, M.: Neue Übungen und Spiele zur Lautunterscheidung. Weinheim 1987.
Fritsch, J.: Zielsetzungen und Technik des Rollenspiels im Vorschulalter. Eine Analyse der didaktischen Literatur von Vorschulerzieherinnen. In: Kluge, N. & Fried, L. (Hrsg.): Spielen und Lernen mit jungen Kindern. Neuere Ergebnisse frühpädagogischer Forschung. Frankfurt 1987, S. 167-202.
Fritz, J.: Theorie und Pädagogik des Spiels. Weinheim 1991.
Fritze, C. et al.: Hören - auditive Wahrnehmungsförderung. Dortmund 1976.
Frostik, M.: Bewegungserziehung - Neue Wege der Heilpädagogik. München 1973.
Frostik, M.: Wahrnehmungstraining. Dortmund 1974.
Frostik, M. & Maslow, P.: Lernprobleme in der Schule. Stuttgsart 1978.
Furth, H.: Intelligenz und Erkennen. Die Grundlagen der genetischen Erkenntnistheorie Piagets. Frankfurt 1972.
Füssenich, I.: Semantik. In: Baumgartner, S. & Füssenich, I. (Hrsg.): Sprachtherapie mit Kindern. Grundlagen und Verfahren. München 1992, S. 80-122.
Füssenich, I. & Schoor, U.: Interdisziplinäre Sprachbehindertenpädagogik - vom Kinde her gesehen. In: Lotzmann, G. (Hrsg.): Verbale und nonverbale Kommunikationsstörungen. Interdisziplinarität bei Diagnose und Therapie. Weinheim 1989, S. 100-120.
Garliner, D.: Myofunktionelle Therapie in der Praxis. München 1982.
Geißner, H.: Über die Gesprächsfähigkeit Sprachgestörter - sprechwissenschaftliche Aspekte therapeutischer Kommunikation. In: Lotzmann, G. (Hrsg.): Verbale und nonverbale Kommunikationsstörungen. Interdisziplinarität bei Diagnose und Therapie. Weinheim 1989, S. 16-32.
Geissbühler, S.: Bilderbücher werden lebendig durch Beobachten, Bewegung, Basteln. Stuttgart 1984.
Geissbühler, S.: Bewegung und Spiel. Bilderbuchgeschichten, Lieder, Verse als Grundlage für Bewegungsspiele in Wohnzimmer, Wald, Wasser und auf der Wiese. Stuttgart 1987.

Gellinek Ch.: Elementare Linguistik. Grundzüge der Sprachwissenschaft. Frankfurt 1980.
Ginsburg, H. & Opper, S.: Piagets Theorie der geistigen Entwicklung. Stuttgart 1991.
Gipper, H.: Kinder unterwegs zur Sprache. Düsseldorf 1985.
Gipper, H.: Kinder unterwegs zur Sprache. In: Wagner, K.: (Hrsg.): Wortschatz-Erwerb. Bern 1987.
Glathe, B. & Krause-Wichert, H. et al.: Rhythmik - Grundlagen und Praxis. Wolfenbüttel 1981.
Gollwitz, G.: Sprachförderung und Kommunikationsförderung in musischen Einheiten. Regensburg 1992.
Gössel, J.: Früherfassung und Frühförderung (sprach-) behinderter und von (Sprach-) Behinderung bedrohter Kinder. Ein Beispiel im Aufgabenbereich interdisziplinärer Zusammenarbeit. In: Grohnfeldt, M. (Hrsg.): Grundlagen der Sprachtherapie, Handbuch der Sprachtherapie, Bd. 1. Berlin 1989, S. 135-160.
Götte, R.: Sprache und Spiel im Kindergarten. Handbuch zur Sprach- und Spielförderung mit Jahresprogramm und Anleitung für die Praxis. Weinheim 1981.
Graichen, J.: Zum Begriff der Teilleistungsstörungen. In: Lempp, R. (Hrsg.): Teilleistungsstörungen im Kindesalter. Stuttgart 1979, S. 43-62.
Graichen, J.: Neurophysiologie der Gedächtnisfunktionen bei Spracherwerbsstörungen. In: Deutsche Gesellschaft für Sprachheilpädagogik (Hrsg.): Spracherwerb und Spracherwerbsstörungen. Hamburg 1987, S. 125-147.
Graichen, J.: Neuropsychologische Perspektiven. In: Grohnfeldt, M. (Hrsg.): Grundlagen der Sprachtherapie. Handbuch der Sprachtherapie, Bd. 1. Berlin 1989, S. 113-132.
Grimm, H.: Psychologie der Sprachentwicklung, Bd. 1. Allgemeine Grundlagen und Entwicklung grammatischer Formen. Stuttgart 1977a.
Grimm, H.: Psychologie der Sprachentwicklung, Bd. 2. Entwicklung der Semantik und der sprachlichen Kommunikation. Stuttgart 1977b.
Grimm, H.: Zur Frage der sprachlichen Wissenskonstruktion. Erwerben dysphasische Kinder die Sprache anders? In: Oksaar, E. (Hrsg.): Spracherwerb - Sprachkontakt - Sprachkonflikt. Berlin 1984, S. 30-53.
Grimm, H.: Ontogenese der Sprache als Fortsetzung nichtsprachlichen Handelns. In: Bosshardt, H.G. (Hrsg.): Perspektiven auf Sprache. Interdisziplinäre Beiträge zum Gedanken an Hans Hörmann. Berlin 1986, S. 166-186.
Grimm, H.: Sprachentwicklung: Voraussetzungen, Phasen und theoretische Interpretationen. In: Oerter, R. & Montada, L. (Hrsg.): Entwicklungspsychologie. Weinheim 1987, S. 578-636.
Grimm, H.: Entwicklungsdysphasie - kein einheitliches Konstrikt. In: Heilpädagogische Forschung 15. Jg. (1989), S. 3 - 14.
Grimm, H.: Über den Einfluß der Umweltsprache auf die kindliche Sprachentwicklung. In: Neumann, K. & Charlton, M. (Hrsg.): Spracherwerb und Mediengebrauch. Tübingen 1990.
Grimm H.: Kognition - Grammatik - Interaktion: Entwicklungspsychologische Interpretationen der Entwicklungsdysphasie. In: Grohnfeldt, M. (Hrsg.): Störungen der Grammatik. Handbuch der Sprachtherapie, Bd. 4. Berlin 1991, S. 83-112.

Grohnfeldt, M.: Grundlagen der Therapie bei sprachentwicklungsgestörten Kindern. Berlin 1985.
Grohnfeldt, M.: Zur Therapie sprachentwicklungsgestörter Kinder aus pädagogischer Sicht. In: Deutsche Gesellschaft für Sprachheilpädagogik (Hrsg): Spracherwerb und Spracherwerbsstörungen. Hamburg 1987a, S. 148-164.
Grohnfeldt, M.: Menschenbilder in der Sprachbehindertenpädagogik. Situationsanalyse und Perspektiven zur Weiterentwicklung unter besonderer Berücksichtigung der Sprachtherapie. In: Die Sprachheilarbeit 32. Jg. (1987b), H.1, S. 1-9.
Grohnfeldt, M.: Merkmale der pädagogischen Sprachtherapie. In: Grohnfeldt, M. (Hrsg.): Grundlagen der Sprachtherapie, Handbuch der Sprachtherapie, Band 1. Berlin 1989, S. 13-31.
Grohnfeldt, M.: Aussprachestörungen als Teilbereich gestörter Sprachentwicklung sowie in sich geschlossenes Erscheinungsbild. In: Grohnfeldt, M. (Hrsg.): Störungen der Aussprache. Handbuch der Sprachtherapie, Bd. 2. Berlin 1990, S. 3-20.
Grohnfeldt, M.: Störungen der Semantik als vernachlässigtes Teilgebiet gestörter Sprachentwicklung. In: Grohnfeldt, M. (Hrsg.): Semantik. Handbuch der Sprachtherapie, Bd. 3. Berlin 1991, S. 3-18.
Grohnfeldt, M.: Störungen der Sprachentwicklung. Berlin 1993.
Grundner, E. & Mertz, T.: Psychomotorik als Grundlage einer ganzheitlichen Sprachförderung. In: Lotzmann, G. (Hrsg.): Psychomotorik in der Sprach-, Sprech- und Stimmtherapie. Stuttgart 1992, S. 199-212.
Grziwotz, F.: Spiele zur Stammlerbehandlung. Regensburg 1993.
Günther, K.B.: Vergleich der symbolischen und nonsymbolischen visuellen Wahrnehmungsfähigkeit bei sprachentwicklungsgestörten und hörgeschädigten Vorschulkindern und ihre sprachtherapeutische Relevanz. In: Füssenich, I. & Gläß, B. (Hrsg.): Dysgrammatismus. Theoretische und praktische Probleme bei der interdisziplinären Beschreibung gestörter Kindersprache. Heidelberg 1987, S. 238275.
Günther, H.: Die Bedeutung der auditiven Wahrnehmung im Rahmen der kindlichen Sprachentwicklung. In: Forum Logopädie (1992), H. 3, S. 1-7.
Günther, K.B.: Probleme der sprachlichen Entwicklung bei fünf- bis siebenjährigen Kindern. Sprach- und entwicklungspsychologische Grundlegung. Weinheim 1980.
Günther, W.: Auditive Wahrnehmung und Schriftspracherwerb. In: Forum Logopädie (1992), H. 3, S. 7-13.
Günther, W. & Günther, H.: Auditive Wahrnehmungsdiagnostik und Einsatz von Medien zur Hörerziehung. Überlegungen im Rahmen differentieller Sprachdiagnostik bei sprachauffälligen Kindern. In: Zeitschrift für Heilpädagogik, 38. Jg. (1987), H. 7, S. 488-502.
Günther, W. & Günther, H.: Dysfunktionen auditiver Wahrnehmung und Störungen der Sprachentwicklung. Frankfurt 1988.
Günther, W. & Günther, H.: Diagnose auditiver Störungen bei Sprachauffälligkeiten und LeseRechtschreibschwierigkeiten im Primarbereich. In: Die Sprachheilarbeit 37. Jg. (1992), H. 1, S. 5-19.
Gutzmann, A.: Das Stottern und seine gründliche Behandlung durch ein methodisch geordnetes und praktisch erprobtes Verfahren. Berlin 1879.

Hacker, D.: Zum Problem phonologischer Störungen im Kindesalter. In: Deutsche Gesellschaft für Sprachheilpädagogik (Hrsg): Spracherwerb und Spracherwerbsstörungen. Hamburg 1987, S. 201-217.
Hacker, D.: Fallbericht: Phonologische Störungen. In: Grohnfeldt, M. (Hrsg.): Störungen der Aussprache. Handbuch der Sprachtherapie, Bd. 2. Berlin 1990, S. 75-88.
Hacker, D.: Phonologie. In: Baumgartner, S. & Füssenich, I. (Hrsg.): Sprachtherapie mit Kindern. Grundlagen und Verfahren. München 1992, S. 15-79.
Hammer, J.: Sprachstörungen und ihre Beziehungen zu ausgewählten Dimensionen aus den Bereichen Wahrnehmung, Motorik, Intelligenz. Würzburg 1992.
Hansen, D.: Sprachwissenschaftliche Aspekte abweichenden Grammatikerwerbs. In: Günther, K.B. (Hrsg.): Sprachstörungen. Probleme ihrer Diagnostik bei mentalen Retardierungen, Entwicklungsdysphasien und Aphasien. Heidelberg 1988, S. 184-225.
Harden, M.: Zur kommunikativen Kompetenz dysgrammatisch sprechender Kinder. Tübingen 1989.
Hardmeier-Hauser, S.: Kinder mit Sprachentwicklungsstörungen. Ein sprachtherapeutisches Konzept für die Arbeit mit Kind, Familie und Umfeld. Biel 1993.
Hay, G.: Zum Einfluß von Präpositionalphrasen auf die Nachsprechleistung dysgrammatisch sprechender Kinder. In: Füssenich, I. & Gläs, B. (Hrsg.): Dysgrammatismus 1987, S. 62-75.
Heidtmann, H.: Kindermedien. Stuttgart 1992.
Hensle, U.: Einführung in die Arbeit mit Behinderten. Psychologische, pädagogische und medizinische Aspekte. Heidelberg 1988.
Herrmann, T.: Allgemeine Sprachpsychologie. Grundlagen und Probleme. München 1985.
Herrmann, T. & Grabowski, J.: Sprechen. Psychologie der Sprachproduktion. Heidelberg 1994.
Hildebrand-Nilshon, M: Die Entwicklung der Sprache: Phylogenese und Ontogenese. Frankfurt 1980.
Holste, U.: Was verstehen wir unter integrierter bzw. integrativer Sprachheilarbeit. In: Viebrock, H. & Holste, U. (Hrsg.): Therapie. Anspruch und Widerspruch. Bremen 1991, S. 60-69.
Homburg, G.: Spielen und Handeln in der Didaktik der Sprachbehinderten. In: Deutsche Gesellschaft für Sprachheilpädagogik e.V. (Hrsg.): Konzepte und Organisationsformen zur Rehabilitation Sprachbehinderter. Hamburg 1983.
Homburg, G.: Konvergenz von grundschul- und sprachpädagogischer Arbeit. In: Die Sprachheilarbeit 38. Jg. (1993), H. 6, S. 279-297.
Hoppe, H.: Pädagogische Funktion und Implikation des Kinderspiels. In: Kreuzer K.J. (Hrsg.): Handbuch der Spielpädagogik Bd. 1. Düsseldorf 1984.
Hörmann, H.: Meinen und Verstehen. Frankfurt 1978.
Hüttemann, J.: Sprachstörung und Kommunikation aus handlungstheoretischer Sicht. Diagnostische und therapeutische Aspekte eines handlungsorientierten Konzeptes zur Patholinguistik. Tübingen 1990.
Jakobson, R.: Kindersprache, Aphasie und allgemeine Lautgesetze. Frankfurt 1973.

Kaltenbacher, E.: Strategien bei kindlichen Syntaxerwerb. Eine Entwicklungsstudie. Tübingen 1990.
Kaltenbacher, E.: Die Entwicklungsdysphasie aus sprachpsychologischer Sicht. In: Springer L. & Kattenbeck, G. (Hrsg.): Aktuelle Beiträge zu kindlichen Sprech- und Sprachstörungen. München 1986, S. 83-98.
Karloff, S.: Mundmotorikbilder. In: Forum des Deutschen Bundesverbandes für Logopädie.V. (1992), H. 2, S. 17-21.
Kesper, G. & Hottinger, C.: Mototherapie bei sensorischen Integrationsstörungen. München 1999.
Kilens, K.: Die Behandlung von Sprachentwicklungsstörungen. In: Knura, G. & Neumann, B. (Hrsg.): Pädagogik der Sprachbehinderten. Handbuch der Sonderpädagogik. Bd. 7. Berlin 1982, S.174-208.
Kiphard, E.J.: Zum Problem der Bewegungsstörungen in der Lernbehindertenschule. In: Rieder, H. (Hrsg.): Bewegungslehre des Sportes. Dortmund 1975, S. 123-134.
Kiphard, E.J.: Motopädagogik. Dortmund 1979.
Kiphard, E.J.: Dyspraxie - das Problem kindlicher Handlungsstörungen. In: Doering, W. & Doering, W. (Hrsg.): Sensorische Integration. Anwendungsbereiche und Vergleich mit anderen Fördermethoden / Konzepten. Dortmund 1990, S. 37-48.
Kittel, A.: Myofunktionelle Therapie. In: Grohnfeldt, M. (Hrsg.): Störungen der Aussprache. Handbuch der Sprachtherapie, Bd. 2. Berlin 1990, S. 106-120.
Kittel, A.: Myofunktionelle Therapie. Idstein 1998.
Klagsbrun, F.: Der Geschwisterkomplex. Ein Leben lang Liebe, Haß, Rivalität und Versöhnung. Frankfurt 1993.
Kleinert Molitor, B.: „Früher konnte ich noch nicht mal ‚Marmelade' sagen". 10 Jahre Frühförderung konkret. In: Die Sprachheilarbeit 31. Jg. (1986), H. 5, S. 241-253.
Kleinert-Molitor, B.: Bewegen - Spielen - Sprechen. Psychomotorisch orientierte Sprachförderung als pragmatische Forcierung sprachlichen Lernens. In: Deutsche Gesellschaft für Sprachheilpädagogik (Hrsg): Spracherwerb und Spracherwerbsstörungen. Hamburg 1987, S. 247-273.
Kleinert-Molitor, B.: Psychomotorisch orientierte Sprachförderung. Intention, Konzeption, Realisation. In: Irmischer, T. & Irmischer, E. (Hrsg.): Bewegung und Sprache. Schorndorf 1988, S. 109-119.
Kleinert-Molitor, B.: Das Spielgeschehen als Sprachlernort - Psychomotorisch orientierte Sprachentwicklungsförderung. In: Grohnfeldt, M. (Hrsg.): Grundlagen der Sprachtherapie. Handbuch der Sprachtherapie Bd. 1. Berlin 1989, S. 222-251.
Kleinert-Molitor, B.: Sprachbildung im Spiel - Zu einigen Grundgedanken und Problempunkten einer psychomotorisch orientierten Sprachentwicklungsförderung. In: Lotzmann, G. (Hrsg.): Psychomotorik in der Sprach-, Sprech- und Stimmtherapie. Stuttgart 1992, S. 99-136.
Klicpera, C. et al: Wieweit haben sprachentwicklungsgestörte Kinder spezielle Probleme beim Lesen und Schreiben? In: Die Sprachheilarbeit 38 Jg. (1993), H. 5, S. 231-244.
Kluge, N.: Die Wiederentdeckung des kindlichen Spiels in der neueren Spielpädagogik. In: Kluge, N. & Fried, L. (Hrsg.): Spielen und Lernen mit jungen

Kindern. Neuere Ergebnisse frühpädagogischer Forschung. Frankfurt 1987, S. 109-136.
Knura, G.: Grundfragen der Sprachbehindertenpädagogik. In: Knura, G. & Neumann, B. (Hrsg.): Pädagogik der Sprachbehinderten. Handbuch der Sonderpädagogik. Berlin 1982, S. 3-66.
Knura, G. & Neumann, B.: Methoden der Sprachtherapie. In: Knura, G. & Neumann, B. (Hrsg.): Pädagogik der Sprachbehinderten. Handbuch der Sonderpädagogik. Berlin 1982, S. 161-173.
Kolzowa, M.: Untersuchungen zur Sprachentwicklung. In: Der Kinderarzt (1975), H. 6, S. 643-648).
Konerding, U.: Wahrnehmung, Interaktion, Wirklichkeit und Sprache. In: Konerding, U. & Kowalski A. (Hrsg.): Einbindung des Affolterkonzeptes in die logopädische Praxis. Aufbau basaler perzeptivkognitiver Lernvoraussetzungen bei zentralen Sprachstörungen. Unveröffentlichtes Vortragsmanuskript auf der Jahrestagung des Bundesverbands für Logopädie. Ulm 1991.
König, S.: Singspiele und Reigen. Stuttgart 1980.
Kroppenberg, D.: Sprachliche Beeinträchtigungen unter sonderpädagogischem Aspekt. Berlin 1983.
Leischner, A.: Aphasien und Sprachentwicklungsstörungen. Klinik und Behandlung. Stuttgart 1987.
Lempp, R.: Frühkindliche Hirnschädigung und Neurose. Stuttgart 1978.
Lenneberg, E.H.: Biologische Grundlagen der Sprache. Frankfurt 1972.
Lindner, K.: Sprachliches Handeln bei Vorschulkindern. Linguistische Studien zur Organisation von Interaktion. Tübingen 1983.
List, G.: Plädoyer für mehr Beschäftigung mit kindlicher Sprachaneignung im Fremdsprachenunterricht. In: Die neuen Sprachen (1981), H. 6, S. 563-577.
Loidl, H.: Das Bilderbuch in der Sprachförderung und Sprachtherapie. In: Hinteregger, F. & Meixner, F. (Hrsg.): Sprachheilpädagogik in Vorschule und Grundschule. Frankfurt 1984, S. 103-106.
Lotz, R.: Störung von Wahrnehmungsprozessen als mögliche Erklärung für fehlende oder verzögerte Sprachentwicklung. In: Deutsche Gesellschaft für Sprachheilpädagogik e.V. (Hrsg.): Störungen der Sprachentwicklung. Hamburg 1977, S. 42-48.
Löwe, A.: Hörenlernen im Spiel. Berlin 1981.
Lübbe, H.: Soziologische Aspekte einer Theorie des Spracherwerbs. Eine empirische Studie über den verzögerten Spracherwerb eines Zwillingspaares. Freiburg 1984.
Lührs, K.: Spracherwerb und Sprachlernen. Zum Nativismus in der modernen Zweitsprachenerwerbsforschung. Köln 1985.
Lurija, A.R. & Judowitsch F.J.: Die Funktion der Sprache in der geistigen Entwicklung des Kindes. Düsseldorf 1970.
Malson, L. & Itard, J. & Mannoni, O.: Die wilden Kinder. Frankfurt 1972.
Marcu, P.: Aspekte deiktischen Verhaltens bei sprachgestörten Kindern. Tübingen 1992.
Mc Neill, D.: Das Universalienproblem. In: Prillwitz, S. & Jochens, B. & Stosch, E. (Hrsg.): Der kindliche Spracherwerb. Braunschweig 1975, S. 74-112.

Metzeler, H.: Wahrnehmungsförderung bei sprachbehinderten Kindern. Hinteregger, F. & Meixner, F. (Hrsg.): Sprachheilpädagogik in Vorschule und Grundschule. Frankfurt 1984, S. 112-118.
Middeldorf, V.: Zungenpressen (tongue thrust) - was steckt dahinter? In: Grohnfeldt, M. (Hrsg.): Störungen der Aussprache. Handbuch der Sprachtherapie Bd. 2. Berlin 1990, S. 93-105.
Ministerium für Kultus und Sport Baden-Württemberg (Hrsg.): Lebensraum Kindergarten. Pädagogische Anregungen für Ausbildung und Praxis. Freiburg 1981.
Montada, L: Die geistige Entwicklung aus Sicht Jean Piagets. In: Oerter, R. & Montada, L. (Hrsg.): Entwicklungspsychologie. Weinheim 1987, S. 413-462.
Montessori, M.: Kinder sind anders. Stuttgart 1987.
Montessori, M.: Die Entdeckung des Kindes. Freiburg 1989a.
Montessori, M.: Das kreative Kind. Der absorbierte Geist. Freiburg 1989b.
Motsch, H.J.: Arbeiten mit Sprachbehinderten. In: Spiess W. & Motsch, H.J. (Hrsg.): Heilpädagogische Handlungsfelder. Bern 1986, S. 73-124.
Motsch, H.J.: ‚Pädagogische Logopädie' in der Schweiz. In: Die Sprachheilarbeit 33. Jg. (1988), H. 5, S. 213-221.
Motsch, H.J.: Sprach- und Kommunikationstherapie? Kommunikationstheoretische Grundlagen eines geänderten sprachtherapeutischen Selbstverständnisses. In: Grohnfeldt, M. (Hrsg.): Handbuch der Sprachtherapie. Bd. 1. Grundlagen der Sprachtherapie. Berlin 1989, S.73-95.
Nagl-Jancak, E. & Thabet, E.: Laß dir Zeit - Stottern will verlernt sein. Über Entwicklungsstörungen bei Kindern. Frankfurt 1989.
Naville, S.: Vom Strich zur Schrift. Ideen und Anregungen zum graphomotorischen Training. Dortmund 1992.
Nelson, L. et al: Making sense. The acquisitation of shared meaning. Orlando 1985.
Nußbeck, S.: Beschreibung und Altersnormen der Sprachentwicklung. In: Knura, G. & Neumann, B. (Hrsg.): Pädagogik der Sprachbehinderten. Berlin 1982, S. 653-667.
Oksaar, E.: Spracherwerb im Vorschulalter. Einführung in die Pädlinguistik. Stuttgart 1987.
Olbrich, I.: Studienentwurf zum Thema „Sprachaktivierung durch Förderung der Taktilmotorik": Wir betasten Dinge aus unserer Umwelt, ordnen sie in Gruppen und finden Oberbegriffe. In: Olbrich, I. (Hrsg.): Frühförderung behinderter und von Behinderung bedrohter Kinder. Dortmund 1985, S. 162-180.
Olbrich, I.: Psychomotorische Sprachentwicklungsförderung in der Integrierten Sprach- und Bewegungstherapie. Aspekte integrativer, ganzheitlicher Sprachentwicklungsförderung. In: Die Sprachheilarbeit 32. Jg. (1987), H. 2, S. 59-68.
Olbrich, I.: Die integrative Sprach- und Bewegungsförderung - ein Förderkonzept in Theorie und Praxis. In: Irmischer, T. & Irmischer, E. (Hrsg.): Bewegung und Sprache. Schorndorf 1988, S. 127-134.
Olbrich, I.: Die integrierte Sprach- und Bewegungstherapie. Eine pragmatische Konzeption zur ganzheitlichen Förderung sprachentwicklungsgestörter und psychogen beeinträchtigter Kinder. In: Grohnfeldt, M. (Hrsg.): Grundlagen

der Sprachtherapie. Handbuch der Sprachtherapie Bd. 1. Berlin 1989, S. 252-266.
Olbrich, I.: Auditive Wahrnehmung und Sprache. Dortmund 1989a.
Papousek, H.: Entwicklung der Lernfähigkeit im Säuglingsalter. In: Nissen, G. (Hrsg.): Intelligenz, Lernen und Lernstörungen. Berlin 1977, S. 89-107.
Papousek, H.: Frühe menschliche Kommunikation: Biologisches Erbe und Entwicklungspotential. In: Viebrock, H. & Holste, U. (Hrsg.): Therapie. Anspruch und Widerspruch. Bremen 1991, S. 70-83.
Papousek, M. & Papousek, H.: Frühentwicklung des Sozialverhaltens und der Kommunikation. In: Remschmidt, M. (Hrsg.) Neuropsychologie des Kindesalters. Bd. 2, Stuttgart 1981.
Papousek, M. & Papousek, H.: Stimmliche Kommunikation im frühen Säuglingsalter als Wegbereiter der Sprachentwicklung. In: Keller, H. (Hrsg.): Handbuch der Kleinkindforschung. Berlin 1989.
Pechstein, J.: Sozialpädiatrische Zentren. In: Gutachten und Studien der Bildungskommision, Bd. 35. Stuttgart 1975.
Pelz, H.: Linguistik für Anfänger. Hamburg 1984.
Peter, T. & Eggert, D.: DIAS. Ein diagnostisches Inventar auditiver Alltagssituationen. Hannover 1989.
Peukert. K.W.: Sprachspiele für Kinder. Programm zur Sprachförderung in Vorschule, Kindergarten, Grundschule und Elternhaus. Stuttgart 1973.
Piaget, J.: Psychologie der Intelligenz. Zürich 1964.
Piaget, J.: Nachahmung, Spiel und Traum. Stuttgart 1969.
Piaget, J.: Der Aufbau der Wirklichkeit beim Kinde. Stuttgart 1974.
Piaget, J.: Sprechen und Denken des Kindes. Düsseldorf 1975 a.
Piaget, J.: Urteil und Denkprozeß des Kindes . Düsseldorf 1975b.
Piaget, J: Das Erwachen der Intelligenz beim Kinde. Stuttgart 1975c.
Piaget, J.: Meine Theorie der geistigen Entwicklung. Frankfurt 1983.
Piaget, J. & Inhelder, B.: Die Psychologie des Kindes. Frankfurt 1972.
Poeck, K.: Klinische Neuropsychologie. Stuttgart 1982.
Poeck, K.: Sprech- und Sprachstörungen bei neurologischen und psychatrischen Krankheiten. In: Biesalski, P. & Frank, F. (Hrsg.): Phoniatrie - Pädaudiologie. Stuttgart 1994, S. 193-226.
Pretzell, E.: Sprach- und Sprecherziehung mit Kindern. Mainz 1980.
Price, A.: Die Bedeutung der anpassenden motorischen Reaktionen für die sensorische Integration. In: Doering, W. & Doering, W. (Hrsg.): Sensorische Integration. Anwendungsbereiche und Vergleich mit anderen Fördermethoden/ Konzepten. Dortmund 1990, S. 26-36.
Prinz, D. & Tiesler, J.A. & Prinz, P.: Verhaltenstherapeutische Elternanleitung. Eltern als CoTherapeuten für ihre behinderten Kinder. In: Hellbrügge, T. (Hrsg.): Klinische Sozialpädiatrie. Ein Lehrbuch der Entwicklungsrehabilitation im Kindesalter. Berlin 1981, S. 522-532.
Rauh, H.: Frühe Kindheit. In: Oerter, R., Montada, L. (Hrsg.): Entwicklungspsychologie. Weinheim 1987, S. 131-203.
Richter, E.: So lernen Kinder sprechen. Die normale und die gestörte Sprachentwicklung. München 1984.
Rieder, K.: Sprachfördernde Übungen und Spiele. München 1980.
Romonath, R.: Vokalische Fehlrealisationen bei sprachgestörten Kindern. In: Die Sprachheilarbeit 39. Jg. (1994), H. 3, S. 127-139.

Rothweiler, M.: Subjekt-Verb-Kongruenz und Verbstellung. Düsseldorf 1989.
Satir, V.: Selbstwert und Kommunikation: Familientherapie für Berater und zur Selbsthilfe. München 1988.
Schäfer, H.: Die neue Bildwortserie. In: Die Sprachheilarbeit 20. Jg. (1975), S. 22-27.
Schäfer, H.: Bildwortserie zur Lautagnosieprüfung und zur Schulung des phonematischen Gehörs. In: Die Sprachheilarbeit 18 Jg. (1973), S. 83-89.
Scherer, U.: Sprechakte als Interaktionsverhalten. Hamburg 1990.
Schilling, F.: Spielen - Malen - Schreiben. Marburger graphomotorische Übungen. Dortmund 1990.
Schlenker-Schulte, C. & Schulte, K.: Stammlertherapie auf phonetischer Grundlage. In: Grohnfeldt, M. (Hrsg.): Störungen der Aussprache. Handbuch der Sprachtherapie, Bd. 2. Berlin 1990, S. 21-61.
Schliep, M.: Sprachbehinderung und psychosoziale Deviation. In: Heese G., Reinartz, A. (Hrsg.): Aktuelle Beiträge zur Sprachbehindertenpädagogik. Berlin 1981, S. 78- 93.
Schlote, W.: Sprache und Sprachstörungen - Neuroanatomie und Neurophysiologie. In: Radigk, W. (Hrsg.): Sprache und Sprachstörungen. Neurologie - Sprachheilpädagogik - Linguistik. Dortmund 1988.
Schmidt-Denter, U.: Kognitive und sprachliche Entwicklungsförderung im Vorschulalter. In: Oerter, R. & Montada, L. (Hrsg.): Entwicklungspsychologie. Weinheim 1987, S. 815-853.
Schmidt-Denter, U.: Soziale Entwicklung. Ein Lehrbuch über soziale Beziehungen im Laufe des menschlichen Lebens. München-Weinheim 1988.
Schmidtke, R.: Möglichkeiten und Grenzen integrativer Sprachförderung. Entwicklung und Erprobung eines Konzeptes im Rahmen einer Kleingruppenförderung sprachentwicklungsgestörter Kinder. Frankfurt 1990.
Schneewind, K.A.: Familienpsychologie. Stuttgart 1991.
Schneider, M.: Rhythmisch-musikalische Erziehung bei Sprachbehinderten. In: Grohnfeldt, M. (Hrsg.): Störungen der Aussprache. Handbuch der Sprachtherapie Bd. 2. Berlin 1990, S. 208-220.
Scholz, H.-J.: Überlegungen zur Behandlung phonologischer Störungen. In: Deutsche Gesellschaft für Sprachheilpädagogik (Hrsg): Spracherwerb und Spracherwerbsstörungen. Hamburg 1987, S. 360 - 372.
Scholz, H.-J.: Die phonologischen Störungen - Konzept, Analyse und Therapie. In: Grohnfeldt, M. (Hrsg.): Störungen der Aussprache. Handbuch der Sprachtherapie, Bd. 2. Berlin 1990, S. 62-74.
Schönweiler, R.: Audiometrische, sprachliche, entwicklungspsychologische und soziodemographische Befunde bei 1300 sprachauffälligen Kindern und deren Bedeutung für ein individuelles Rehabilitationskonzept. In: Sprache - Stimme - Gehör (1993), H. 1, S. 6-11.
Schwarting, J.: Klingende Geschichten für Vorschul- und Grundschulkinder. Salzburg 1976.
Schwarz, C.: Systematische Logopädie: Grundlagen für die Erkennung und die Behandlung von Störungen des menschlichen Sprachvermögens. Stuttgart 1985.
Seeman, M.: Sprachstörungen bei Kindern. Berlin 1965.

Seiler, T. & Wannenmacher, W.: Begriffs- und Bedeutungsentwicklung. In: Oerter, R., Montada, L. (Hrsg.): Entwicklungspsychologie. Weinheim 1987, S. 463 - 505.
Sinclair-De-Zwart, H.: Entwicklungsbezogene Psycholinguistik. In: Prillwitz, S. & Jochens, B. & Stosch, E. (Hrsg.): Der kindliche Spracherwerb. Braunschweig 1975, S. 113-143.
Skinner, B.F.: Verbal Behavior. New York 1957.
Slama-Cazacu, T.: Das Verhältnis von Denken und Sprache bei Vorschulkindern (3-7 Jahre). Berlin 1984.
Slobin, D.: Cognitive prerequisites for the development of grammer. In: Leuninger H. & Miller, M. & Müller F. (Hrsg.): Linguistik und Psychologie. Bd. 2, Frankfurt 1974.
Slobin, D.: The cross-linguistic study of language acquisition. Hillsdale 1985.
Smith, S. & Thyme, K.: Die Akzentmethode und ihre theoretischen Voraussetzungen. Flensburg 1980.
Schöler, H. & Dahlbert, C. & Schäle, H.: Neue Forschungsergebnisse zum kindlichen Dysgrammatismus. In: Grohnfeldt, M. (Hrsg.): Störungen der Grammatik. Handbuch der Sprachtherapie, Bd. 4. Berlin 1991, S. 54 - 82.
Spiecker-Henke, M. & Knuow, J.: Zusammenhänge bei Atem-, Stimm- und Sprachstörungen von Kindergartenkindern. Hamburg1977.
Springer, S. & Deutsch, G.: Linkes - rechtes Gehirn: Funktionelle Asymetrien. Heidelberg 1987.
Stachowiak, F.: Spracherwerb, Semantik und menschlicher Kortex - vom lautbegabten zum sprachbegabten Wesen. In: Deutsche Gesellschaft für Sprachheilpädagogik (Hrsg.): Spracherwerb und Spracherwerbsstörungen. Hamburg 1987, S. 391-411.
Steinsträter, C.: Zur kindlichen Sprechhandlungsfähigkeit. Analyse eines Korpus spontaner Sprechsprache einer Fünfjährigen. Frankfurt 1990.
Stern, D.: Die Lebenserfahrung des Säuglings. Stuttgart 1993.
Stern, C. & Stern W.: Die Kindersprache. Eine psychologische und sprachtheoretische Untersuchung. Leipzig 1922.
Stöcklin-Meier, S.: Sprechen und Spielen. Alte und neue Wortspiele mit Fingern, Händen, Füßen, Schatten und Requisiten. Ravensburg 1980.
Szagun, G.: Zusammenhänge zwischen semantischer und kognitiver Entwicklung. In: Grohnfeldt, M. (Hrsg.): Handbuch der Sprachtherapie Bd. 3. Semantik. Berlin 1991, S. 37-53.
Szagun, G.: Sprachentwicklung beim Kind. Eine Einführung. München-Weinheim1993.
Teumer, J. et al.: Untersuchungen zu spezifischen Bereichen der Leistungsfähigkeit stammelnder und nichtstammelnder Fünfjähriger. In: Heese, G. & Reinartz, A. (Hrsg.): Aktuelle Beiträge zur Sprachbehindertenpädagogik. Berlin1981, S. 241-276.
Tischler, B. & Moroder-Tischler, R.: Musik aktiv erleben. Musikalische Spielideen für die pädagogische, sonderpädagogische und therapeutische Praxis. Frankfurt 1990.
Troßbach-Neuner, E.: Gesprochene Sprache im Aufbau phonematischer Bewußtheit. In: Die Sprachheilarbeit 38. Jg. (1993), H. 1, S. 24-34.
Tröster, H.: Einstellungen und Verhalten gegenüber Behinderten. Konzcpte, Ergebnisse und Perspektiven sozialpsychologischer Forschung. Bern 1990.

Van Riper, C. & Irwin, I.: Artikulationsstörungen. Diagnose und Behandlung. Berlin 1984.
Vater, W. & Bondzio, M.: Vom ersten Laut zum ersten Wort. Bonn 1994.
Vester, F.: Denken, Lernen, Vergessen. Was geht in unserem Kopf vor, wie lernt das Gehirn, und wann läßt es uns im Stich? München 1994.
Villegas de Posada, C.: Frühkindliche Kommunikation. Kognitive Voraussetzungen der Sprachentwicklung. Bochum 1981.
Von Schwerin, A.: Sprache haben - sprechen können. Hilfen für sprachauffällige und sprechauffällige Kinder im Kindergarten. Praxisbuch Kindergarten. Freiburg 1993.
Von Humboldt, W.: Über die Verschiedenheit des Sprachaufbaus und ihren Einfluß auf die geistige Entwicklung des Menschengeschlechts. In: Preussische Akademie der Wissenschaften (Hrsg.): Ges. Schriften, Bd. 7, Berlin 1903.
Wehr, S.: Theorien und Forschungsergebnisse zur metasprachlichen Entwicklung. In: Die Sprachheilarbeit 39. Jg. (1994), H. 4, S. 288-296.
Weigl, I.: Beziehungen zwischen Sprachperzeption, Handlung und Sprachproduktion im Spracherwerbsprozeß. Experimentelle Untersuchung zum Spracherwerb bei Kindern im 2. Lebensjahr. In: Füssenich, I. & Gläß, B. (Hrsg.): Dysgrammatismus. Theoretische und praktische Probleme der interdisziplinären Beschreibung gestörter Kindersprache. Heidelberg1987, S. 111-141.
Weinert, S.: Spracherwerb und implizites Lernen. Studien zum Erwerb sprachanaloger Regeln bei Erwachsenen, sprachunauffälligen und dysphasisch-sprachgestörten Kindern. Göttingen 1991.
Weismann, H.: Das Schattenspiel. Ein Medium in der Sprachtherapie. In: Forum für Logopädie (1994), H. 4, S. 11-12.
Welling, A.: Aussprachestörung und Schriftspracherwerb als pädagogische Problem - Aspekte eines Konzeptes zur Förderung von Kindern mit sprachlicher Beeinträchtigung in der Schule. In: Die Sprachheilarbeit 33 Jg. (1988), H. 4, S. 167-177.
Wendlandt, W.: Sprachstörungen im Kindesalter. Materialien zur Früherkennung und Beratung. Springer, L. & Schrey-Dern, D. (Hrsg.). Stuttgart 1992.
Westrich, E.: Der Stammler. Der Erlebensaspekt in der Sprachheilpädagogik. Bonn 1982.
Whorf, B.L.: Sprache - Denken - Wirklichkeit. Hamburg 1984.
Wiedl, K. & Ohm, D.: Lebensweltorientierte Sprachförderung bei Vorschulkindern aus sozialen Randgruppen. In: Zeitschrift für Empirische Pädagogik (1980), H. 4, S. 261-276.
Wirth, G.: Sprachstörungen, Sprechstörungen, kindliche Hörstörungen. Köln 1994.
Wohlfarth, R.: Auf der Schwelle zur Sprache. Förderung des frühen Spracherwerbs durch gemeinsames Handeln. Ein Beitrag zur Geistigbehindertenpädagogik, Bad Honnef 1985.
Wulff, J.: Akustische und motorische Probleme bei der Sprach- und Stimmbehandlung. Hamburg 1963.
Wyatt, G.L.: Entwicklungsstörungen der Sprachbildung und ihre Behandlung. Stuttgart 1973.
Wygotski, L.S.: Denken und Sprechen. Frankfurt 1986.

Zawichowski, H.: Sprachförderung durch musikalische Erziehung. Hinteregger, F. & Meixner, F. (Hrsg.): Sprachheilpädagogik in Vorschule und Grundschule. Frankfurt 1984, S. 129-135.
Zilcher, R.: Optische und akustische Wahrnehmungsförderung sprachentwicklungsverzögerter Kinder im Leselernprozeß. Würzburg 1992.
Zimmer, D. E.: So kommt der Mensch zur Sprache. Über Spracherwerb, Sprachentstehung und Sprache und Denken. Zürich 1988.
Zimmermann, E.: Wir spielen Schattentheater. Stuttgart 1980.
Zollinger, B.: Spracherwerbsstörungen. Grundlagen der Früherfassung und Frühtherapie. Stuttgart 1991.
Zollinger, B.: Förderung des Sprachverständnisses als Integration symbolischer und kommunikativer Prozesse. In: Grohnfeldt, M. (Hrsg.): Semantik . Handbuch der Sprachtherapie, Bd. 3. Berlin 1991a, S. 110-128.